全国高等中医药院校中医微创针法"十三五"创新教材

中医微创针刀治疗学

主　　编	郭长青				
副主编	宓士军	陈文精	梁　文	吕亚南	张　彪
	马志光	杨　茜	宋青山	宣立宗	陈　勇
	段朝阳	王树东	李瑞国	翟宏业	高　月
	胡　波	赵　莉	孙祯杰	谢占国	张　义
	郭　妍	周　钰	秦保和	刘乃刚	
编　　委	吴永超	赵党军	王尚智	李庆茹	刘　新
	丁海成	王　丰	胡国强	何定芳	李元平
	袁世平	莫建军	任树军	王际振	周天美
	卢永军	杨建瑞	蔡铃光	张　向	张静莎
	李振虎	王永康	周怀东	王希强	于淑义
	陈　朋	周晓宁	陈贵全	李石良	王海东
	任旭飞	刘建民	舒　琦	杨　雪	史晓伟
	刘方明				

中国中医药出版社

·北京·

图书在版编目（CIP）数据

中医微创针刀治疗学 / 郭长青主编 .—北京：中国中医药出版社，2019.12
全国高等中医药院校中医微创针法"十三五"创新教材
ISBN 978-7-5132-5976-7

Ⅰ . ①中⋯　Ⅱ . ①郭⋯　Ⅲ . ①针刀疗法—中医学院—教材
Ⅳ . ① R245.31

中国版本图书馆 CIP 数据核字（2019）第 279858 号

中国中医药出版社出版

北京经济技术开发区科创十三街 31 号院二区 8 号楼
邮政编码　100176
传真　010-64405750
廊坊市晶艺印务有限公司印刷
各地新华书店经销

开本 787×1092 1/16　印张 24.75　字数 535 千字
2019 年 12 月第 1 版　2019 年 12 月第 1 次印刷
书号　ISBN 978 -7-5132-5976-7

定价　128.00 元
网址　www.cptcm.com

社 长 热 线　010-64405720
购 书 热 线　010-89535836
维 权 打 假　010-64405753

微信服务号　zgzyycbs
微商城网址　https://kdt.im/LIdUGr
官 方 微 博　http://e.weibo.com/cptcm
天猫旗舰店网址　https://zgzyycbs.tmall.com

如有印装质量问题请与本社出版部联系（010-64405510）
版权专有　侵权必究

全国高等中医药院校中医微创针法"十三五"创新教材

编审编委会

全国高等中医药院校中医微创针法"十三五"创新教材

总 主 编　董福慧（中国中医科学院教授）
　　　　　吴汉卿（北京中医药大学特聘专家）
副总主编　郭长青（北京中医药大学教授）
　　　　　田纪钧（北京特色东方医药研究院教授）
　　　　　邵水金（上海中医药大学教授）

前　言

中医微创针法，是在传统九针的基础上发展创新而逐渐形成的新型学科，是东西方医学共同关注的新型学科，自20世纪60年代以来，中医界不少名家传承创新，发明了中医微创针具，如新九针、针刀、水针刀、铍针、刃针、长圆针、筋骨针、拨针、银质针等，并形成了各有特色的中医微创针法。中医微创针法在治疗筋骨伤病、脊柱相关病及临床疑难病疗效独特，具有良好的临床应用前景和推广价值。

随着中医药法的实施，为更好地传承弘扬中医微创针法，我们组织和规划了全国高等中医药院校中医微创针法"十三五"创新教材。

在本套教材的规划过程中，我们认真听取了相关院校和相关专业专家的意见，结合中医微创针法的实践，加强顶层设计和组织管理，并酌情借鉴、参考全国高等中医药院校相关专业教学大纲，拟定了各分册创新教材的教学大纲和编写大纲，旨在培养高等中医药院校学生及医护工作者，使其能够学习掌握中医微创针法的基本理论、基本知识和基本技能，更好地服务于临床。由来自北京中医药大学、上海中医药大学、广州中医药大学、南京中医药大学、河南中医药大学等30多所高等中医药院校的40多位知名专家学者组成编委会，合力编写了这套全国高等中医药院校中医微创针法"十三五"创新教材。本套教材是在国家中医药管理局认定的中医微创技术中，选取部分优秀针法组成，包括《中医常用腧穴解剖学》《中医微创针法解剖学》《十四经筋解剖与临床》《中医微创铍针疗法》《中医微创针刀治疗学》《中医微创水针刀疗法》《中医筋骨三针疗法》《中医微创刃针治疗学》《中医微创水针埋线疗法》《中医微创穴位埋线疗法》等教材。

本套教材的出版，既可供中医药院校教学使用，也可供西医院校开设本学科课程教学使用，还可作为针灸推拿、针刀、骨伤专业教学及临床医师参考使用。因为中医微创针法是以中医理论为指导，结合西医学的诊疗标准，所以对学生学习、掌握该类中医微创针法，开拓新的医学思维模式可提供指导和帮助。

由于本套教材编写时间短，不足之处在所难免，希冀各相关院校专家教授及临床医师在使用过程中提出宝贵的意见，以便修订再版，使本套教材进一步完善，更适用于教学、科研与临床研究。

全国高等中医药院校中医微创针法"十三五"创新教材编委会
2018年3月21日

编写说明

为适应新形势下我国针刀医学教学改革的需要，我们通过总结全国历版针刀教材建设的经验，精心组织和规划了本教材。在教材规划过程中，我们认真听取了相关专家的意见，并结合针刀医学教育教学一线教师的反馈意见，加强顶层设计和组织管理，在旧版教材的基础上，进一步优化知识结构比例，把握好基础内容和专业内容的关系，旨在适应新时期中医药教育事业发展和教学手段变革的需要，彰显针刀医学教育理念，打造符合针刀医学教育教学规律的经典教材。

本教材坚持立足专业需求，保持内容的稳定性、先进性、适用性，希望广大师生通过使用本教材，掌握针刀医学学科的特点和重点，理解并努力处理好本学科发展中的继承与创新、理论与实践、基础与临床的关系。

本教材使用了李石良教授提供的部分图片，在此表示感谢。需要说明的是，尽管所有组织者与编写者竭尽心智，精益求精，本教材仍有一定的提升空间，敬请广大师生提出宝贵的意见和建议，以便今后修订和提高。

《中医微创针刀治疗学》编委会
2019年12月

目　　录

第一章 概 论

针刀医学最早发明于1976年，其来源于一种民间疗法，经过40多年的不断发展，已成为一门新兴学科，具有相对独立的理论依据、治疗手段和研究范畴。

第一节 针刀医学概述

针刀医学是基于现代针灸学和外科技术发展而成的一门新兴的交叉学科，既包括基础理论，也包括治疗技术。1976年朱汉章教授发明了针刀，其后经过40多年的风雨历程，针刀医学获得了快速发展，针刀医学理论不断得到充实，技术不断得到完善，积累了丰富的理论知识和临床经验，为学科发展奠定了理论和实践基础。

一、针刀医学的概念

针刀是集合了针灸针和手术刀二者的特点，以针刺的理念刺入人体组织，然后完成切开、牵拉以及机械刺激等操作的一系列治疗器械。

针刀疗法是在针刀医学理论的指导下，以针刀为主要工具，以解剖学为支撑，参考外科技术，形成的一种新的治疗方法。

针刀医学是一门以针刀医学理论为指导，以针刀器械为工具，以针刀疗法为手段来防治疾病的新兴学科，是一门研究针刀疗法的作用效应、作用机制以及作用规律的学科。

古代中医外科文献常见"针刀"并称或者"刀针"并称，这里的"针刀"和现在的针刀不是一个概念，而是当时针灸器械和外科手术器械的统称而已。如《严氏济生方·痈疽论治》云："疽之证甚恶，多有陷下透骨者，服狗宝丸，疮四边必起，依前法用乌龙膏、解毒散讫，须用针刀开疮孔，其内已溃烂，不复知痛，乃纳追毒丹于孔中，以速其溃。"《医方考·笔针》记载："李王公主患喉痈，数日痛肿，饮食不下。召到医官，尽言须用刀针溃破。公主闻用刀针，哭不肯治。痛迫，水谷不入，忽有一草泽医曰：某不用刀针，只用笔头蘸药痈上，霎时便溃。公主喜，令召之。方两次上药，遂溃出脓血一盏余，便宽，两日疮无事。令供其方，医云：乃以针系笔心中，轻轻划破而溃之尔，他无方也。"

针刀器械并非来自于古代镵针、铍针等带刃针具，也与这些古代带刃针具无相似性。

判断二者是否相似的依据不是外观，而是用途和使用方法。《灵枢·九针论》："镵针者，取法于巾针，去末寸半，卒锐之，长一寸六分，主热在头身也。"镵针形如箭头，主要用于浅刺出血，治疗头身热病及皮肤疾患等。《灵枢·九针论》："铍针，取法于剑锋，广二分半，长四寸，主大痈脓，两热争者也。"铍针是形如宝剑，两面有刃的针具，用于刺破痈疽，排出脓血。古代镵针和铍针用于放血和排脓，而针刀大多通过软组织松解用于治疗运动系统慢性损伤或经筋痹证，所以二者是没有关联的。

针刀医学是医学的一个新兴的分支学科。针刀医学并非脱离中西医凭空产生，而是以现有的医学研究成果为基础，为了满足临床需求，创新发展而成的一个相对独立的新的医学分支学科。

二、针刀医学的内容

（一）应用解剖学研究

高等中医药院校本科阶段解剖学课程设有正常人体解剖学和局部解剖学，二者都是医学生必备的解剖学基础，但不能完全满足针刀临床应用的需求。针刀医学所需的应用解剖学包含两个方面内容，即解释针刀治疗机制和指导针刀治疗操作。

针刀医学常以软组织为切入点，从软组织与神经、血管、骨、关节的关系角度解释疾病的发生和针刀治疗的机制。软组织改变确实可对相关的神经、血管、骨、关节产生不良影响，而且对病变的软组织进行干预以后可产生治疗作用。针刀治疗过程的基础是穿刺，国内外学者在这方面作了大量有益的探索，积累了相当多的经验可供针刀疗法课堂教学使用，例如人体表面解剖学、触诊解剖学、断层解剖学、手术入路解剖学等。这些研究成果虽均可为针刀治疗提供帮助，但并非为针刀治疗量身定做。解剖学是个古老的成熟学科，解剖学在当代的发展主要是满足各种各样的临床需求，所以针对针刀医学临床实际需求进行解剖学研究是针刀医学的重要内容。

（二）针刀器械研究

针刀器械是针刀治疗所依赖的主要工具，对于针刀治疗来说具有至关重要的作用。最初的针刀器械由注射针头发展而来，经过朱汉章教授以及广大医学工作者的共同努力，形成了多种不同类型、不同材质、不同用途甚至不同流派的针刀器械。为了不断满足临床需求，方便治疗操作，提高治疗效果，减少不良反应，针刀器械不断得到改良，比如近年来产生了专门用于治疗腱鞘炎的镰形针刀和推割刀、用于骨减压的骨减压针刀，以及用于临床带教的双柄针刀等。

与此同时，人们也在不断探索针刀治疗辅助设备，辅助设备的出现能够有效提高针刀治疗的有效性、便利性和安全性。为了提高针刀刺入的准确性，有人提出了不同的针刀可视化方案，例如利用计算机模拟人体组织介导进针路径，以及利用X线或超声介导进针路径。为了提高针刀治疗的便利性，有人设计了针刀治疗床和针刀治疗椅，有人设计了针刀专用手术套装。

（三）针刀适应证研究

针刀疗法有特定的适应证范围，对于适应证的把握是针刀治疗的前提。根据目前发表的针刀文献来看，针刀疗法的适应证非常广泛，但优势病种相对集中。据统计，截至2016年，发表的针刀文献涉及疾病284种。文献最多的前12种疾病依次是颈椎病、膝关节骨性关节炎、腰椎间盘突出症、腱鞘炎、肩周炎、第3腰椎横突综合征、足跟痛症、肱骨外上髁炎、颈源性疾病、背腰腿痛、神经卡压、筋膜炎，这些疾病的文献数量均在100篇以上，占文献总数的68.7%。针刀疗法的适应证广泛，但分布不均，优势病种相对集中，主要为肌肉骨骼和结缔组织疾病，值得临床推广应用。

针刀医学是一门新学科，人们对其适应证和优势病种认识不一，对适应证的夸大和缩小同时存在，这可能与针刀医学的发展历史比较短和规范化程度不高有关。但也可以认为，针刀疗法的适应证和优势病种还有很大的拓展潜力，因此针刀治疗适应证和优势病种是动态的，将随着深入研究而不断改变。所以应当采取科学的研究方法，本着大胆假设、小心论证的科学态度来看待针刀治疗的适应证。随着医学的发展，针刀适应证可能发生变化，不断的筛选适应证和优势病种是针刀医学的重要任务。

（四）针刀应用技术研究

针刀应用技术是针刀治病的具体手段，包括针刀治疗方案的优化以及标准化方案的制定和修订。针刀诊疗技术是针刀治病的重要手段，包括术前准备、定点方式、进针方式、操作手法、术后手法和康复等方面。针对不同的适应证和优势病种，不断优化针刀治疗的流程和方案是针刀医学的重要任务。经过长期的临床应用，针刀治疗的术前准备、定点方式、进针刀方法、针刀操作、术后手法和康复等技术都在不断优化，更加符合实际。随着针刀器械的逐步改良和治疗经验的逐渐积累，我们相信一定会逐渐形成针对特定疾病的标准化方案，甚至对标准化方案进行修订。

（五）针刀基础研究

基础研究是认识自然现象，揭示自然规律，获取新知识、新原理、新方法的研究活动。基础研究不能直接解决临床问题，但它是应用技术的基石，直接决定着应用技术的发展水平。只有不断加深对人体病变规律以及针刀治疗的作用效应、作用机制和作用规律的了解，才能不断优化针刀应用技术，解决更多的临床问题。针刀疗法最常见的适应证是慢性软组织损伤，经过不断的基础研究，人们对软组织的生理功能、病变规律有了一定的认识，指导针刀治疗的正是这些来自基础研究的成果。此外，人们也在逐渐展开针刀疗法对病变组织、器官的作用效应、作用机制和作用规律的研究，其结果也必然成为针刀治疗的指导理论。

三、针刀医学的特点

针刀医学的出现，在一定范围内填补了保守疗法和外科手术之间的空白。对于运动系统慢性损伤而言，一般有保守疗法和手术疗法两种，其中保守疗法有制动、非甾体类抗炎药、针灸推拿、局部封闭等，如果保守疗法效果不佳则只能选用手术疗法，但手术疗法患者痛苦比较大，对组织的损伤也比较大。针刀是针灸针和手术刀的结合。针灸针针刺伤口很小，但切开和分离作用很弱，手术刀切开分离作用很强，但创伤比较大。针刀能够完成一定的切开和分离等操作，但不会带来普通外科手术的创伤。可以认为，针刀在吸收了二者长处的同时避免了二者的不足，所以针刀治疗技术是介于保守疗法和外科手术之间的一种准手术疗法。针刀技术的出现，弥补了在治疗运动系统慢性损伤方面保守疗法和手术疗法之间的空白，也为运动系统慢性损伤的治疗带来了一种新的选择。

针刀医学既是对现代针灸学的复古，也是对传统针灸学的创新。针刀治疗的本质是经皮微创软组织松解术，传统针灸学当中具备这种治疗作用，但是在近现代随着针具和刺法的不断演变，传统针灸学当中的软组织松解技术逐渐淡出了人们的视野。针刀医学的兴起在客观上使得这一传统针灸学中已不广为人知的技术重新为人所知，从这个角度来说针刀医学是对现代针灸学的复古。针刀医学出现在当代，从现代的视角认识并治疗疾病，对经筋学说和经筋刺法进行了现代解读。古代针具以钝性松解为主，效果较弱且痛苦较大。针刀前端的平刃具有较强的锐性松解作用，且比传统针具针对性更强。另外古代针灸学没有系统的解剖学指导，但松解效果在一定程度上又与组织创伤成正比，因此在古代做软组织松解具有较高的盲目性和风险性，现代的针刀治疗有丰富的解剖学知识指导，因此安全性和有效性均有提高。所以针刀医学也是对传统针灸学的创新。

针刀医学推进了对经筋病和经筋疗法的认识，推进了经筋疗法的进步，推进了针灸学的发展。现代针灸学对经筋和经筋病的重视程度远不及对经脉的重视程度，现代的针具和刺法并未发挥出治疗经筋病的最佳效果。针刀器械和针刀治疗技术不但给人们提供了新的视角去认识经筋和经筋病，同时也从现代医学的角度对传统针具和经筋刺法的实质进行了解释，根据临床规律研制开发了针刀器械和针刀治疗技术，这无疑提高了人们对经筋理论的重视程度，推动了传统经筋疗法的进步，使之更加符合时代的发展，同时在客观上推动了针灸学的发展，在未来可能成为针灸学发展的重要动力。

针刀医学立足于中西医交汇点，成为中医技术现代化的典范。中医经筋痹证与西医学运动系统慢性损伤相对应，经筋刺法与西医学的软组织松解术相对应，针刀医学是中西医殊途同归的交汇点。通过中西医各自的技术相互融合形成新技术，对于中医现代化具有示范作用。

【思考题】

1.什么是针刀？什么是针刀疗法？什么是针刀医学？

2.针刀是不是从古代铍针、镵针等带刃针具发展而来？

3.针刀医学有哪些特点？

第二节 针刀医学发展简史

一、针刀医学的产生

针刀医学的产生源于一个偶然的病例。1976年春，朱汉章教授接诊了一位外伤后掌指关节和指间关节屈伸功能障碍的患者。朱汉章教授判断其障碍可能是掌筋膜、肌腱等组织在损伤后发生粘连所致，后来用9号注射针头直接刺入有压痛而变得僵硬的瘢痕组织上进行耐心的松解，出针后用手法活动屈伸掌指关节和指间关节。经过治疗，患者手指伸屈自如。在这个病例的启示下，朱汉章教授想到了采用针型工具松解软组织粘连和挛缩的方法。为了实现这种治疗方法，研制工具成为必然。为了满足采用针刺的方式进行软组织松解，经过反复设计和试验，研制的新工具主体呈针形，直径1mm左右，头端有用于切开的平刃，尾端有用于捏持的扁平形针刀柄。该工具可以以类似针刺的方式刺入组织，在组织内既可以对粘连和挛缩进行小范围切开松解，也可以对其进行撬拨松解。因为该工具以类似针刺的方式刺入组织，在组织内进行软组织松解，也就是针灸针和手术刀的结合，所以该工具最后定名为针刀。

有了合适的针刀工具，针刀疗法这种经皮软组织松解术得以成规模使用，经过不懈的努力和探索，以朱汉章教授为首的一批临床医生在早期积累了一定的临床经验。1978年，这一全新的探索领域被江苏省卫生厅（现江苏省卫生健康委员会，下同）列入省重点卫生科研课题。1979年，朱汉章教授把自己探索所获得的经验和教训编辑成册，即15万字的《小针刀疗法》初稿。1980年，2年前立项的针刀科研课题通过了江苏省卫生厅组织的严格验收。1984年该项目通过专家鉴定，标志着针刀疗法这个新生事物的正式诞生。同年在江苏省卫生厅等单位的支持下，第一家以针刀疗法为特色的金陵中医骨伤科医院在南京的玄武湖畔创立了，针刀疗法也开始进入了大规模的临床应用阶段。

二、针刀医学的发展

自针刀疗法面向全国推广以来，经过多年的艰辛磨砺，针刀疗法从农村基层开始，逐渐向县、市、省级城市发展。从事针刀疗法的医生人数越来越多，其中既有乡村医生，也有医院的专家；针刀治疗从局部单一的软组织损伤病种开始，向多部位、复杂的软组织损伤性疾病进展。大批医务工作者通过针刀疗法临床应用取得多项研究成果，促使针刀疗法理论和临床操作技术日趋完善。

针刀医学的发展也表现在相关理论的不断充实。1992年，《小针刀疗法》由中国中医药出版社出版，朱汉章教授首次提出了针刀诊疗的四大基本理论的雏形。2001年，朱汉章教授编著的《针刀医学原理》由人民卫生出版社正式出版，明确和细化了指导针刀诊疗的基础理论，正式阐述了针刀医学的四大基础理论和六大组成部分。其中，四大基础理论提出了关于闭合性手术的理论，重新诠释了外科手术的含义和内容，阐述了对于慢性软组织损伤的和骨质增生的新认识，对困扰医学界的难题提出了新的看法。六大组成部分构成了针刀诊疗的大体框架。

2002年以后，科研成果"针刀医学（小针刀疗法）"和"针刀治疗骨性关节炎的临床实验研究"分别获得教育部提名与国家科学技术进步奖二等奖。2003年由国家中医药管理局组织的针刀疗法的临床研究成果鉴定会，将"针刀疗法"正式命名为"针刀医学"，与会专家建议针刀医学作为一门新兴学科进入大学的正规教育。2004年，由教育部组织的由4位院士参加的关于针刀医学原创性及其推广应用的研究鉴定会，进一步肯定了"针刀医学在理论、操作技术、器械方面都是原创性的成果，特别是在诊疗技术方面达到了世界领先水平"。2005年，"针刀松解法的基础研究"获国家重点基础研究发展计划（973计划）资助，此后的多项关于针刀医学的科研课题获得了国家自然基金、教育部和国家中医药管理局的资助，正式开启了对针刀医学的规范的实验研究。

2006年新世纪全国高等中医药院校创新教材《针刀医学》（上、下册）由中国中医药出版社出版，其后《针刀医学教材系列》（5本）又由中国中医药出版社出版发行。北京中医药大学等一批高校开展了针刀方向本科教育或针刀课程，并且开始招收针刀方向硕士研究生和博士研究生。2006年2月，香山科学会议召开了以"针刀医学发展与中医现代化"为题的第272次会议。目前针刀医学方向分别成为国家教育部重点学科和国家中医药管理局重点学科主要研究方向，成为国家中医药管理局重点研究室主要研究方向。截至2016年，国家知识产权网站上能检索的各种针刀专利达300多种。

三、针刀医学的推广和普及

（一）传播培训

1987年举办的第一期全国小针刀疗法培训班，标志着针刀疗法开始向全国正式推广应用。随着改革开放的步伐，这项新技术也走出国门，开始为世界人民的健康服务。朱汉章及其学生通过出国讲学和学术交流等方式，很快在泰国、马来西亚、新加坡、俄罗斯、乌克兰、日本、美国、印度尼西亚、澳大利亚、墨西哥、意大利、智利、巴西和南非等40多个国家和地区建立了针刀治疗中心和医疗点，并培养外籍医生500多人。在全面的推广应用和大量的临床实践，以及深入的理论探讨和学术交流的基础上，早期著作《小针刀疗法》一书，三易其稿，于1992年6月在中国中医药出版社以中、英文两种版本出版发行。其后该书被翻译成5种文字，在17个国家出版发行。1997年大型《针刀医学系列教学录像片》共15集相继出版发行，该片集普及班、提高班、研修班等内容为一体，以具体病例为中心，以针刀操作为主体，采用电化教学手段，在针刀操作规范化上作了新的贡献。

（二）学术交流

1990年"中国小针刀疗法研究会"成立，并在深圳召开了首届全国小针刀疗法学术交流会。这个学术团体的成立标志着小针刀学术思想开始形成。此后，国内外各地相继成立了各级各类针刀医学会，如1990年中华中医药学会针刀医学会成立，2004年世界中医药学会联合会针刀专业委员会成立，2009年中国针灸学会微创针刀专业委员会成立，2013年中国中医药研究促进会针刀专业委员会成立，2015年中国民族医药学会针刀医学分会成立。国内28个省、直辖市、自治区相继成立了针刀医学省级学会，国外有15个国家和地区也相继成立了针刀医学会。

（三）推广应用

截至2016年，发表在医学期刊上的针刀疗法文献达到1万篇以上，涉及病种已达284种，这说明针刀医学的临床应用非常广泛。针刀治疗技术被广泛应用于临床，应用机构覆盖全国30个省、直辖市、自治区的医疗机构。全国26个省、直辖市、自治区制定发布了针刀治疗收费标准，该诊疗技术已列入国家的公费医疗和医疗保险项目，并于1998年批准了针刀适应证范围内的78种疾病的针刀治疗的收费标准。

（四）高等教育

随着针刀医学的不断推广和普及，针刀医学已被引进高等医学教育。针刀医学所创立的基本理论和技术方法受到医学界的广泛关注，针刀医学的新理论、新方法已被60多种医学专著和教科书引述。针刀医学教材被纳入高等教育体系，多个高等中医药院校和高等西医院校开设了针刀医学课程，2003年针刀医学系开始成立，2003年针刀医学方向硕士研究生开始招生，2006年针灸推拿学针刀方向本科生开始招生，2007年针刀医学方向博士研究生开始招生，2009年针刀医学方向博士后开始招生。

第二章　针刀医学基础理论

基础理论是一个学科的基石，基础理论的完善和发展是一个学科发展壮大的必要条件。经过多年不懈探索，针刀医学基础理论已经初具雏形。早期的针刀医学提出了四大基础理论，后来经过了反复修改，随着研究的深入，基础理论得到不断的完善和补充。

第一节　软组织力学性能改变

朱汉章教授早期提出四大基础理论，高度重视慢性软组织损伤，认为粘连、瘢痕、挛缩、阻塞是慢性软组织损伤的四大病理因素。多数情况下针刀治疗是针对软组织进行松解，所以软组织的功能状态是针刀医学重点关注的对象之一。软组织主要包括肌肉、肌腱、筋膜、韧带等组织，是人体运动系统的重要组成部分。所以，软组织功能正常是维护运动系统的重要因素。外伤、劳损、不正确的用力方式等可造成急慢性软组织损伤。从中医角度来看，肌肉、肌腱、筋膜、韧带等组织皆属于经筋，具有束骨利关节的重要作用，经筋痹证常见转筋、疼痛等症状。在微观层面软组织的各种病理改变和适应性改变可在宏观层面引起软组织各方面性质的改变，其中与针刀治疗密切相关的有软组织挛缩、相对运动障碍、腔隙内压增高，上述三种改变称为软组织力学性能改变。

一、软组织挛缩

软组织挛缩可能包括两种情况。第一，在某种原因的作用下，组织张力增高或长度缩短，或两者同时存在。第二，软组织延伸性减弱。软组织的延伸性是指软组织能够被外力拉长的能力。延伸性是衡量软组织功能的重要指标之一，正常的延伸性对于关节活动功能具有重要意义。延伸性降低是软组织常见的改变之一。

疏松结缔组织常在关节固定制动、局部水肿和循环不良、创伤及炎症等情况下出现胶原成分增多，密度增大，形成较致密的结缔组织，造成挛缩。在关节固定制动的情况下，韧带因受不到牵拉会自动缩短而且失去弹性。跟腱挛缩是由于骨折、跟腱断裂、神经系统损伤等引起跟腱长期制动后，不能维持正常长度。纤维性修复以后产生的瘢痕可致挛缩。

（一）筋膜的收缩能力增强

人体的骨骼肌、平滑肌、心肌这些肌肉组织具有主动收缩功能，但由于含有α-平滑肌肌动蛋白这种收缩蛋白，筋膜、韧带、肌腱等结缔组织也具有主动收缩能力，这种收缩能力与平滑肌收缩比较类似。

早在1993年就有学者发现，在等长牵张粘弹性检验中，胸腰筋膜能够产生长达数分钟的自主收缩，并且据此推测胸腰筋膜内可能含有具有自主收缩能力的成分；胸腰筋膜的这种收缩特点与内脏器官的平滑肌组织的收缩特点相似。而在愈合过程中的伤口、挛缩的掌腱膜、畸形足、冻结肩等病理性的挛缩筋膜中均已发现包含平滑肌肌动蛋白的收缩细胞。在这之前的1988年，人们已经发现挛缩的大鼠前交叉韧带中深染的平滑肌肌动蛋白含量明显增高，认为这与韧带挛缩有关。所以人们建议对腰背筋膜进行组织学检查，以寻找具有类似平滑肌细胞收缩性的筋膜内细胞。随后1996年德国学者通过电镜发现人类小腿筋膜胶原纤维之间镶嵌有平滑肌细胞。2002年又有学者发现肌腱中含有平滑肌肌动蛋白。2004年德国学者通过免疫组化的方式在人类尸体腰背筋膜中发现了包含α-平滑肌肌动蛋白的细胞，腰背筋膜中收缩细胞的平均密度是79个/mm^2，且青年人明显高于老年人，根据已知的平滑肌细胞和肌纤维母细胞的收缩能力推测，如此高密度的收缩细胞足以引起明显的筋膜收缩，甚至形成慢性骨筋膜室综合征。2006年有学者发现筋膜内收缩细胞的数量与身体活动的多少呈正相关，筋膜的初始刚度与基质水合作用有关。

在组织损伤的修复过程中，损伤的局部可出现一种特化的成纤维细胞——肌纤维母细胞，其胞浆内出现了α-平滑肌肌动蛋白。α-平滑肌肌动蛋白为平滑肌细胞所固有，是平滑肌细胞收缩的结构基础。肌纤维母细胞可以称为"带有肌肉的结缔组织细胞"，它们具有表达α-平滑肌肌动蛋白基因的能力和收缩能力。这类细胞既可以看作具有收缩能力的平滑肌细胞，又可以看作带有平滑肌特性的成纤维细胞，被认为是成纤维细胞向肌细胞转化的中间形态，又称为成肌纤维细胞。成肌纤维细胞的收缩能力与α-平滑肌肌动蛋白的基因表达水平有关。随着修复过程的完成，肌纤维母细胞逐渐被成纤维细胞所代替。但若同时存在有某些病理状态，如局部微环境紊乱、细胞因子的调控作用失衡等，则肌纤维母细胞持续存在，分泌胶原并产生挛缩。目前，该细胞被认为与大多数组织挛缩有关。

如果筋膜、韧带、肌腱等的主动收缩功能调控机制失常，可导致筋膜等组织的收缩功能异常，例如掌腱膜内α-平滑肌肌动蛋白表达过度可导致掌腱膜挛缩。压力性尿失禁是中老年女性常见的疾病，其由于盆底结构松弛所致。盆底由多层肌肉和筋膜组成，耻尾肌是最重要的支持结构。研究发现，压力性尿失禁患者的耻尾肌组织中α-平滑肌肌动蛋白含量明显减少，因此压力性尿失禁的发生可能与耻尾肌组织中α-平滑肌肌动蛋白含量减少所导致的盆底肌肉退行性改变有关。

（二）筋膜、韧带、肌腱硬化

筋膜、韧带、肌腱等组织在宏观层面可以出现瘢痕、肥厚、粘连、力学性能改变等，其原因是在微观层面细胞、纤维、基质等成分发生改变。王长峰等发现脊髓型颈椎病患者黄韧带弹力纤维含量下降、排列紊乱、胶原纤维含量增加，黄韧带厚度和Ⅰ、Ⅱ型胶原含量的比值与对照组比较有显著性差异。这种固有结缔组织成分的改变应当属于"纤维化"或"硬化"范畴。

很多研究显示，筋膜的刚度与年龄相关。Alnaqeeb等人对结缔组织的选择性染色和图像进行分析，结果显示：生长早期和衰老期大鼠的趾长伸肌和比目鱼肌肌外膜增厚，而肌束膜厚度在衰老期也出现增长；这些肌肉的刚度在大鼠一生中持续增长；大鼠趾长伸肌的刚度增长与肌内膜、肌束膜以及整个肌肉胶原的增长和年龄增长呈正相关；由于结缔组织的增加，衰老期肌肉表现出了刚度的增高。Roger发现犬髌韧带总胶原含量随年龄增加而减少，而不溶于胃蛋白酶的胶原含量随年龄增长而增多，且与髌韧带刚度正相关。Kelly发现老年大鼠的膈肌和肋间肌的刚度均比成年大鼠高。Wolfartha认为老年雌性大鼠肌僵硬并非由于神经反射引起，而是由于肌肉中无弹性的胶原纤维取代了退化的肌纤维引起。Gajdosik发现老年妇女踝关节最大被动背屈角度、最大阻抗扭矩以及小腿三头肌的延展性、平均被动弹性刚度等指标均比年轻妇女下降。Rosant发现老年大鼠肌肉刚度常数比对照组增大，认为肌肉的被动弹性随年龄改变。Grosset发现青春前期儿童小腿三头肌的刚度随年龄增长而增长。Yingxin Gao发现28~30月龄大鼠的胫骨前肌肌外膜刚度比4月龄大鼠要大得多，并认为是除了超微结构、厚度和胶原纤维的尺寸之外的其他原因导致了肌外膜刚度的增高。

筋膜、韧带、肌腱等组织硬化的原因可能是损伤修复的结果，也可能是代偿性改变的结果。人们重视脊柱和关节的失稳，强调失稳产生的危害。关节和脊柱失稳出现以后，人体的代偿功能发挥作用，可能伴随出现关节和脊柱的"再稳定过程"，甚至产生关节和脊柱的"过稳状态"。"再稳定过程"和"过稳状态"属于人体的代偿功能，用于抵消失稳。关节和脊柱的稳定性因素包括内源性稳定和外源性稳定两部分，前者由关节面、关节囊、韧带或椎间盘、小关节、韧带构成，后者主要指关节或脊柱周围的肌肉。"再稳定过程"和"过稳状态"既可能涉及骨，也可能涉及韧带、关节囊、肌肉等软组织。

"再稳定过程"和"过稳状态"在骨的表现是骨赘形成。关节边缘或椎体前后缘的骨赘形成增大了椎骨之间的接触面积，有利于关节和脊柱的稳定，甚至形成骨桥，骨桥可以使相邻的椎骨失去相对运动。随着椎间盘退变，纤维环松弛，椎体间连接失稳，当椎体运动时，纤维环作用于关节软骨尤其是周边关节软骨的应力增大，刺激关节软骨细胞增生，经软骨内钙化和骨化进而化生为骨赘。一个退变的椎间隙，其上下椎体边缘往往形成明显的骨赘，而这往往是颈椎病和腰椎病发病的椎间隙。

"再稳定过程"和"过稳状态"在软组织的表现是组织学和力学状态的改变。颈椎病患者颈部韧带、筋膜的硬化和钙化是十分多见的。余家阔等发现家兔经过4个月低头固定以后，关节囊韧带止点钙化，纤维软骨层增厚，潮线向韧带方向推进，韧带本身发生玻璃样改变并出现异位纤维软骨岛，项韧带发生玻璃样改变，韧带中纤维细胞数明显减少，变性后的纤维呈灰白色，彼此互相粘连成梁状，失去正常的纤维结构；电镜下未见项韧带中轮廓清晰的细胞器。颈椎动力性平衡失调以后，关节突关节的应力重新分布，关节囊受到牵拉，早期松弛，一段时间后关节囊增生肥厚，呈玻璃样改变。这些组织学变化最终可表现为生物力学改变，赵定麟将韧带的纤维增生与硬化解释为人体的自然保护作用，张印斗等认为韧带的退变主要表现为韧带本身的纤维增生与硬化，后期形成钙化，由于韧带硬化与钙化可直接起到局部制动作用，从而增加了颈椎的稳定性，减缓了颈椎病的进一步发展，所以慢性骨关节炎或颈、腰椎病患者多可表现为关节和脊柱活动度降低。这可以解释项韧带钙化在颈椎病诊断中的定位价值。韧带、筋膜在组织学上是相似的，类似情况同样可能发生在脊柱和关节附近的肌筋膜中。

"再稳定过程"和"过稳状态"多数情况下有利于脊柱和关节稳定性的恢复，但少数情况下骨赘和力学状态改变的软组织会对神经和血管构成刺激。例如颈椎骨赘能够压迫脊髓或颈神经根，颈部牵系结构能够压迫椎动脉，腰部骨筋膜室压力增高能够压迫脊神经后支等，颈部深筋膜浅层的变形、增生、粘连、钙化对血管和神经的刺激和压迫是颈椎病发病原因中的一个重要原因。所以当"再稳定过程"和"过稳状态"下力学状态改变的软组织对神经和血管构成刺激时，就需要针刀松解软组织，解除对神经和血管的刺激。

（三）静息肌张力增高

人体静息肌张力是指骨骼肌（肌筋膜）在静息状态下受到牵张时所表现出的张力，它来源于骨骼肌固有的粘弹性，与牵张反射无关。肌细胞的兴奋与收缩已经得到了充分的认识，但是其本身固有的粘弹性却一直未被重视。人体姿势由中枢神经系统与骨骼、肌肉、筋膜系统共同控制，其中静息肌张力是骨骼肌低水平的被动性紧张，是对外来牵张的抵抗作用，对于保持平衡状态下的姿势稳定性等具有重要意义；与之相反，肌肉收缩是在神经控制下的主动活动，是高水平的主动性紧张，能够增加姿势的稳定性。静息肌张力的增高就意味着肌筋膜延伸性的下降。

肌肉结缔组织参与构成静息肌张力。静息肌张力主要来源于肌原纤维静息张力、肌细胞骨架、肌肉结缔组织三部分，其中肌肉结缔组织占有重要地位，肌肉结缔组织的改变直接影响静息肌张力。肌肉结缔组织是指肌外膜、肌束膜和肌内膜。肌肉结缔组织具有多种特殊功能，例如能够介导机械信号向肌细胞传递，促成肌肉的发展和神经分布，引导肌细胞的增殖和生长，整合肌肉收缩力。不同肌肉结缔组织蛋白表达的时间和比例不同。在生物力学方面，肌肉结缔组织构成了肌肉的骨架并保证肌肉结构的完整性，保证力的传递，参与肌肉的缓冲，使肌肉自身产生的力和外界作用于肌肉的力安全有效地在整个组织中传导，并且这取决于它合理的成分和结构。肌肉中的结缔组织结构越多，并联弹性元的弹力出现得就越早，肌肉收缩后的合张力也就越大，且有学者发现肌肉挛缩与肌肉结缔组织的纤维化有关。所以肌纤维及肌肉结缔组织的各自特性及二者的相互作用决定了整个肌肉的特性。

正常的延伸性是健康软组织的重要特性之一，所以正常范围内的静息肌张力具有重要临床意义。静息肌张力是维持人体预紧张和低水平稳定功能的重要发起者，正常的静息肌张力能够以最小的能量消耗来维持放松状态下的人体直立，因此对于骨骼肌肉系统乃至相关的神经和血管等的功能具有重要意义。

静息肌张力的异常改变可能是一些疾病中被忽视的因素，在临床评价中值得重视。临床经验显示，部分人群肌肉不易放松，而易于出现张力增高的表现，在具有某些骨骼肌肉系统症状的患者身上可触及明显增高的静息肌张力，例如在紧张性头痛患者的斜方肌上部、退行性腰椎间盘疾病和强直性脊柱炎患者的腰背部伸肌经常可以触及硬结。关节僵硬常与肌肉延伸性下降有关。很多研究提示，针对静息肌张力的有氧运动和肌肉拉伸能够有效地改善症状，其效果与现代物理疗法、肌肉协调和力量训练相似。肌筋膜综合征和扳机点可能与静息肌张力有关。肌筋膜综合征是一种局部疼痛性疾患，可由按压触发点引发。触发点通常是骨骼肌中可触及的结节，在结节周围存在一个局部性骨骼肌紧张带。

根据上述静息肌张力的定义和临床意义不难看出，静息肌张力与中医经筋痹证、以痛为腧等概念有密切关系。目前研究重点集中在经络、腧穴、毫针、电针等方面，对于经筋、阿是穴等方面的关注很少。针刀治疗一般是寻找软组织硬结进行切开松解，提示针刀对肌肉结缔组织的切开松解可能降低了局部肌肉的静息肌张力。

二、相对运动障碍

在运动当中，人体肌肉、肌腱、韧带、筋膜、神经、骨之间存在相对运动，如在肢体活动过程中，神经可与周围组织之间发生相对滑动，肌腱与腱鞘之间可出现相对滑动，但相对运动可因某些原因出现相对运动障碍。

（一）组织粘连

组织粘连是常见的相对运动障碍。组织遭到破坏以后，即使是具有一定再生能力，其修复过程也不可能由实质细胞单独完成，而是首先通过肉芽组织增生，溶解吸收坏死组织和异物，填补组织缺损，最后肉芽组织转变为以纤维结构为主的瘢痕组织，修复便告完成。肉芽组织由新生薄壁的毛细血管以及增生的成纤维细胞构成，并伴有炎细胞浸润，肉眼观察表现为鲜红色、颗粒状、柔软湿润、形似鲜嫩的肉芽故而得名。肉芽组织中的成纤维细胞产生基质和胶原，早期基质较多，其后则胶原越来越多。随着时间的推移，肉芽组织逐渐成熟，产生越来越多的胶原纤维，逐渐发生玻璃样改变。至此，肉芽组织成熟为纤维结缔组织，并且逐渐转化为老化阶段的瘢痕组织。瘢痕组织是指肉芽组织经改建成熟形成的纤维结缔组织。此时组织由大量平行或交错分布的胶原纤维束组成。纤维束往往呈现玻璃样改变，纤维细胞稀少，组织内血管减少，大体上局部呈现收缩状态，颜色灰白或灰白半透明，质硬韧并缺乏弹性。瘢痕可发生粘连，当粘连发生在相对滑动的界面之间时便会影响相对运动。

手部外伤在现代社会中是很常见的损伤，严重的手部开放性损伤清创术后、特别是断裂肌腱吻合或修补术后的肌腱粘连是影响手功能恢复的关键因素，常因为术后肌腱的粘连而影响手的运动，造成患者劳动能力和生活质量下降，保守治疗和再手术治疗效果欠佳。在创伤时，手部软组织包括皮肤、皮下组织、筋膜及肌腱本身都可能同时受伤，手术复合之后，瘢痕会较多，功能恢复十分困难。若在手术中操作不细致或术后初期炎症反应及肿胀控制欠佳，渗出液会增加软组织粘连；术后早期的制动，可使粘连进一步增加。另外在肌腱手术时，无论何种缝合方法，都会使吻合部粗大、粗糙。以上三种因素结合在一起，足可使伤后的肌腱粘连、固定，严重影响手的运动功能。

突出的椎间盘与神经根粘连多见于腰椎间盘突出钙化、腰椎间盘突出破裂、腰椎间盘突出复发以及腰椎间盘突出症患者病史较长而反复多次行推拿牵引或接受骶管内封闭及融核治疗者。手术治疗在椎间盘突出的治疗中发挥关键作用，但手术会引发瘢痕组织形成，进而引发神经根等粘连，极大程度上限制了神经根活动，最终造成患者根性坐骨神经痛，病情迁延持续，对患者的预后造成严重的不良影响。

肩周炎患者盂肱关节囊表现为无菌性炎症，随着病变的进展，处于炎症状态的关节囊不是附着于肱骨头，而是形成粘连带，进而限制关节运动。关节囊的炎症反应由关节滑膜层逐渐向周围软组织浸润，范围不断扩展，当炎症发展到一定范围时，关节囊萎缩粘连到仅为健侧的一半时，疼痛即开始发作。

（二）腱鞘狭窄

一般由滑膜包绕的肌腱，在关节的屈面或是关节成锐角处，多有一个或一段由骨和纤维韧带构成的骨纤维管，形成滑车结构，以防止肌腱拉紧时出现弓弦或向侧方滑脱。肌腱在纤维韧带上长时间过度磨损发生创伤性炎症，肌腱发生水肿，可呈现葫芦状膨大。同时纤维韧带在炎症的作用下增厚，骨纤维管变得狭窄，呈束带样压迫肌腱。当膨大部分的肌腱通过狭窄的腱鞘时即可发生弹响或交锁。

三、腔隙内压增高

人体组织内存在很多腔隙，增生、肥大、组织水肿等可以增加腔隙内压力，腔隙内压力异常增高的情况比较多见。

（一）骨筋膜室内压增高

骨筋膜室综合征是常见的骨折并发症。骨筋膜室的室壁坚韧而缺乏弹性，如果创伤骨折的血肿和组织水肿使其室内内容物体积增加或外包扎过紧，局部压迫使骨筋膜室容积减小而导致骨筋膜室内压力增高，阻断室内血液循环，使骨筋膜室内的肌肉和神经组织缺血。肌肉组织缺血后，毛细血管通透性增加，大量渗出液进入组织间隙，形成水肿，使骨筋膜室内压力进一步增加，形成缺血—水肿—缺血恶性循环。骨筋膜室综合征一经确诊，应立即切开筋膜减压。早期彻底切开筋膜减压是防止肌肉和神经发生缺血性坏死的唯一有效方法。

（二）滑囊内压增高

滑囊是结缔组织中的囊状间隙，是由内皮细胞组成的封闭性囊，内壁为滑膜，有少许滑液，少数与关节相通，位于关节附近的骨突与肌腱或肌肉、皮肤之间。凡摩擦力或压力较大的地方，都可有滑囊存在，其作用主要是有利于滑动，从而减轻或避免关节附近的骨隆突和软组织间的摩擦和压迫。长期反复摩擦和压迫可引起创伤性滑囊炎，表现为滑膜充血、水肿，滑液增多并充盈滑囊。

鹅足滑囊炎是引起膝关节疼痛的常见病之一，鹅足滑囊位于鹅足与胫骨内侧副韧带之间，该处肌腱排列紧密，由于长期挤压、摩擦或损伤，导致滑囊内部乃至整个膝关节生物力学失衡，滑囊壁发生充血、水肿、渗出、增生、肥厚、粘连等无菌性炎症。滑囊液分泌增多，滑囊膨大，慢性期囊壁水肿、肥厚或纤维化，滑膜增生成绒毛状，有的滑囊底或肌腱内有钙质沉着，有的影响关节功能。

肩峰下滑囊炎大多数继发于肩关节周围组织的损伤和退行性变，尤以滑囊底部的冈上肌腱损伤、退行性变、钙盐沉积最为常见。肩峰下滑囊由于损伤和长期挤压、摩擦等机械性刺激，使囊壁发生充血、水肿，渗出增加，囊内压增高。

（三）骨内压增高

骨内压是指骨的血流动力在骨腔内或是骨质间隙内所产生的压力。骨内高压是指骨内血流动力学异常所造成的骨内压持续增高的一种病理过程。骨内高压症是指以骨内高压为病理改变，以局部骨关节顽固性疼痛为表现的一种病症。骨内高压可导致顽固性跟痛症、股骨头缺血性坏死等多种疾病，并与骨关节炎的发生关系密切，因而日益受到人们的重视。

骨内压增高是指在某些因素的影响下，骨内压高于正常生理状态的一种现象。其病因研究一直为人们所关注，目前骨内静脉淤滞学说已被大家公认是引起骨内高压的主要因素，而骨内微循环障碍是骨内高压的病理本质。一般来说，当骨髓微循环普遍扩张和骨髓腔内容物增加时，由于骨腔是一个相对密闭的硬壳腔隙，不能自行缓冲调节，因而造成骨内压力升高。在病理情况下，当骨内静脉引流受阻或发生阻塞时，就会引起骨内压持续性升高，髓内动静脉压差减小，骨内毛细血管血流量减少，血流处于淤滞状态，继而发生渗出、骨间质水肿等。后者又加重骨内静脉引流障碍和组织受压，从而引起一系列血流动力学和血液流变学发生变化，使血液淤滞进一步加重。骨内高压与骨内病理改变相互作用，互为因果，形成恶性循环，最终导致骨内高压的发生和发展。也正因为如此，骨内压常持续升高并长期存在，导致一系列临床症状。

【思考题】

1.软组织力学性能可以发生哪些改变？

2.关节和脊柱的"再稳定过程"有哪些意义？

第二节 软组织改变对人体力学的影响

软组织损伤的并发症包括营养性紊乱引起的肌萎缩、韧带松弛引起的关节不稳定、损伤性关节炎、关节周围骨化、关节内游离体等。所以，软组织"力学状态"改变不仅能够加重损伤局部病变，更重要的是通过对邻近的神经、血管、骨、关节等组织器官产生影响，参与多种疾病的发病过程。

一、对局部的影响

肌疼痛可引起肌紧张，肌紧张又使代谢产物潴留，加重肌疼痛，形成恶性循环，长期恶性循环必然引起肌纤维化。软组织纤维化又可增加局部张力，阻碍微循环引起疼痛，因此软组织疼痛与局部张力增高有关。肌筋膜疼痛综合征（Myofascial Pain Syndrome，MPS）是一种以慢性软组织源性疼痛且伴有一个或多个触发点（Trigger Points，TrP）为主要特征的一组临床症候群。该病在软组织疼痛患者中所占比例高达20%～95%。目前认为触发点形成机制尚不完全明确，但触发点局部肌组织的功能状态是清楚的。提出触发点概念以后，David Simon提出了对触发点的经典描述——能量危机（Energy Crisis）概念，指出肌纤维持续性收缩增加局部能量消耗的同时抑制了血液循环，局部缺血低氧导致组织释放血管活性物质，这些物质作用于伤害性感受器引起神经致敏而产生疼痛，且可刺激神经末梢乙酰胆碱释放。同时缺血使ATP供应不足，所以肌肉持续收缩。肌肉持续收缩，引起代谢增强，代谢产物蓄积，引起肌肉疼痛，导致组织缺血，如此反复恶性循环，最终形成能量危机。肌肉持续收缩形成紧张性肌纤维，多个紧张性肌纤维形成可触及的紧张带。

慢性骨筋膜间隔综合征是持续性的骨筋膜间隔内压增高导致的骨骼肌慢性缺血性损害。慢性骨筋膜间隔综合征患者的筋膜标本生物学表现为增厚、变坚韧，力学特点为轴向弹性形变下降，组织化学显示其纤维成分并无明显改变，但电镜下可见纤维桥链接。骨筋膜间隔结构坚韧，容易出现内部压力升高的现象。研究结果显示，当骨骼肌内压持续高达8mmHg时，即可发生慢性骨筋膜间隔综合征。骨筋膜间隔内部长期压力增高可引起静脉回流障碍，导致肌纤维缺血，甚至坏死及纤维化，产生疼痛，也可刺激穿经此筋膜室的神经，引起放射痛。有学者认为大部分软组织源性下腰痛是由腰骶部慢性骨筋膜间隔综合征所致。目前国内外治疗腰骶部慢性骨筋膜间隔综合征的有效方法是骨筋膜间隔切开减压术。骨筋膜间隔切开减压术治疗慢性骨筋膜间隔综合征的治疗效果是肯定的，但人们对其手术指征的争议还很多，有待进一步深入探讨。

二、对神经和血管的影响

人体肌筋膜等软组织具有很多功能，但其中容易被忽视的功能之一是通道功能，即为神经和血管提供走行通道并为其提供一定的保护功能。周围神经和血管走行于软组织或者软组织与骨构成的通道中，通常情况下该通道容纳并限制它们的活动，并提供保护作用，但是当通道内压力增高时，可刺激神经和血管。

广义的周围神经卡压综合征是指周围神经在其行程中任何一处受到卡压而出现感觉、运动等功能障碍。骨纤维管狭窄及软组织增生、肥厚、粘连可使经过该处的周围神经被挤压，引起神经血供障碍，造成不同程度的感觉及运动功能障碍。以正中神经（$C_5\sim T_1$）为例，神经在颈椎椎间孔处可因椎间孔狭窄而受压，下行至斜角肌间隙时可被斜角肌卡压，继续下行至喙突和胸小肌处时可被胸小肌卡压，继续下行至旋前圆肌处时可被旋前圆肌两头之间的腱弓卡压，继续下行至腕管时可被腕管卡压。本病可造成神经纤维发生脱髓鞘变化，甚至远端轴索崩解，髓鞘发生Waller变性，肢体活动时，处于狭窄通道内的神经纤维在机械刺激下发生慢性损伤性炎症，并加重水肿—缺血的恶性循环，进一步造成损害。

目前教科书列举的周围神经卡压综合征的种类很有限，例如腕管综合征、梨状肌综合征等。但周围神经卡压综合征并不局限于这些种类，特别是一些小的神经支，如脊神经后支卡压往往不被重视。陈维城等采用颈部深筋膜浅层钙化灶切除手术来治疗22例颈椎病患者，其主要症状有颈项酸痛、颈部转动不灵、肩臂酸痛、背部牵拉痛、背部沉重感、上肢麻木乏力、头痛头昏、眼球发胀等，22例患者术中均见钙化组织周缘或基底有小的神经血管束通过，术中尽量将神经血管束分离，粘连紧密者予以切断，6例切断者术后未见不良反应，结果只有3例无效。该作者认为在颈椎病的发病原因中，软组织的变形、增生、粘连、钙化对血管和神经的刺激和压迫是一个重要原因。Heine发现在人体深筋膜浅层有许多神经血管束的穿出点，其中部分与361个经穴的位置是重合的。外科医生Bauer发现在颈肩臂慢性疼痛患者身上穿出深筋膜浅层的神经血管束，被穿出点周围的环形纤维束紧紧卡压，使用微创外科的方法松解卡压后，患者症状显著改善。

腘动脉压迫综合征是因动脉与其周围的肌肉或肌腱、纤维组织束的位置关系异常导致动脉受压而引起的下肢缺血症候群。由于腘动脉及周围肌肉或纤维组织先天性发育异常，腘动脉受其周围肌肉、肌腱或纤维束压迫，引起相应的临床症状。外科手术松解被压迫的腘动脉是治疗该病的唯一方法。

椎动脉周边存在着的对椎动脉起限制固定作用的骨性以及软组织因素被称为椎动脉的牵系结构，而牵系学说是关于椎动脉型颈椎病发病机制的解释之一。Ebraheim等发现颈椎钩突、横突以及上关节突周围的关节囊、骨膜相互延续形成薄层的纤维筋膜鞘样结构，将椎动脉、静脉、神经包裹在内，而且在钩突与横突外膜之间存在一些纤维组织连接，称"钩突-椎动脉-脊神经复合体"，主要作用是固定椎动脉。而Chopard等将椎动脉走行途径形容为一个纤维性、骨性、肌性通道，椎动脉被固定其中，具有保护作用。瞿东滨在此基础上将椎动脉周边存在着的对椎动脉起限制固定作用的骨性以及软组织因素称为椎动脉的牵系结构，在颈椎运动或不稳情况下，纤维束带就可能激惹椎动脉。刘植珊等在行椎动脉减压术治疗椎动脉型颈椎病时发现，椎动脉外层被覆一层筋膜组织，在狭窄部位或横突孔出入口两侧可形成肥厚的纤维束带，因而导致椎动脉狭窄。武兴杰通过对成人尸体颈椎的解剖证实，纤维粘连带存在对椎动脉的机械性牵拉或压迫。

三、对骨和关节的影响

正常关节囊、韧带、肌肉、肌腱、支持带等关节周围软组织维持了脊柱和关节的稳定性，但这些软组织的变化可改变骨关节的力学平衡，参与骨赘形成，影响正常姿态，限制关节活动。

（一）参与骨赘形成

骨骼能承受骨组织的机械应变，并具有适应这些功能需要的能力，骨骼结构受应力的影响，负荷增加骨变粗，负荷减少骨变细，这一现象称之为Wolff定律。骨折的再塑过程也遵循这一定律。骨折后如有移位，在凹侧将有明显骨痂形成，其内部骨小梁将沿着应力的传递方向排列，而在凸侧将有骨的吸收。骨力求达到一种最佳结构，即骨骼的形态与物质受个体活动水平的调控，使之足够承担力学负载，但并不增加代谢转运的负担。软组织张力增高可刺激其在骨上的附着点形成骨赘。传统观点推断，椎体骨赘来自于椎体边缘韧带骨膜下的出血、机化和钙化。邱贵兴等通过动物实验发现，骨赘生长方向与末端附着的肌膜牵引方向一致，认为边缘骨赘可能是增厚挛缩的关节囊压力增加，刺激血管与相应的组织增生所致。近年来有专家根据实验结果，提出由于纤维环牵拉关节软骨的拉应力增大，刺激关节软骨细胞增生，进而化生为椎体边缘骨赘。

（二）影响正常姿态

肌肉失衡可能影响正常姿态，而姿态异常可能是骨骼肌肉系统疾病的早期因素之一。例如上交叉综合征常见于长期伏案工作或常进行超负荷训练的人士，主要表现为颈部生理弯曲减少或消失而导致头部不自觉地前倾，肩胛骨耸起、前移，胸椎曲度增加呈现驼背，看起来比实际身高矮小。患者可出现颈肩部肌肉酸痛僵硬，肩膀及下背出现酸痛，甚至胸闷、呼吸不顺，可影响生活质量和自信心。上交叉综合征的原因是肌肉失衡，有些肌肉紧张度过高，如胸大肌、胸小肌、背阔肌、肩胛提肌、斜方肌上束、胸锁乳突肌和斜角肌；有些肌肉则紧张度降低，比如菱形肌、斜方肌中下束、前锯肌、肩袖肌群、深层颈屈肌。强弱肌肉形成一个交叉，所以称作上交叉综合征。

下交叉综合征常见于腹型肥胖的人、孕妇、穿高跟鞋的人，主要表现为明显的骨盆前倾和腰椎过度前弯，由于重心前移，形成前凸后翘的姿态。经常处于骨盆前倾，腰椎过度前弯的状态，会增加腰椎和膝关节的压力，引起疼痛。其原因是肌肉紧张度不平衡。紧张度增高的肌肉有髂腰肌、竖棘肌、股直肌；紧张度降低的肌肉有腹肌、臀大肌、腘绳肌。强弱肌肉形成一个交叉，所以称作下交叉综合征。

（三）限制关节活动

软组织粘连、挛缩可限制关节运动。例如，屈指肌腱狭窄性腱鞘炎可出现肌腱与腱鞘的相对性狭窄，影响肌腱在腱鞘内的正常滑动。跟腱挛缩可限制踝关节背屈。关节僵直多继发于骨折出血后制动的时间过长，或者发生于滑膜切除术后及关节炎症后等。关节囊及关节内粘连、关节囊挛缩、韧带纤维化等，可使关节屈伸受限。

颞颌关节周围的肌肉、韧带等组织功能异常可导致颞下颌关节紊乱综合征，引起咀嚼与张口障碍、局部疼痛和关节弹响，严重者可引起颞颌关节强直。

（四）改变关节力学平衡

软组织挛缩可以改变关节力学平衡，加速关节退变。肌肉、韧带、支持带等都是关节和脊柱的稳定装置，但肌肉、韧带、支持带等功能异常可影响关节和脊柱的稳定性。以膝关节为例，髌骨外侧压迫综合征表现为髌骨外侧支持带挛缩，膝关节屈伸时髌骨的正常轨迹外移，髌骨关节软骨面压力分布不均，软骨及软骨下骨因负荷过大而受损，外科手术或者镜下松解外侧支持带可获得满意效果。关节囊挛缩是骨关节炎常见的病理变化之一，关节囊及关节周围软组织的继发性挛缩可能参与骨关节炎的发病过程。国外学者指出，髋关节骨关节炎导致关节外周肌群挛缩而出现肌张力过强，关节软骨遭受持续性肌张力过强，持续性肌肉牵拉逐渐形成进行性损害，从而加重骨关节炎的病理改变。杨述华等有针对性对髋关节周围肌肉行手术松解，取得满意疗效。

近年来越来越多的研究表明，颈椎病与椎周软组织病变的关系极为密切。颈椎的小关节囊、韧带、肌肉等软组织既参与内源性稳定也参与外源性稳定，因此软组织病变必然影响颈椎的稳定性。姜淑云等认为颈椎病患者颈部肌群生物力学性质发生变化，是颈椎病发生发展的关键环节。施杞等通过切除大鼠颈部肌群、切断兔颈棘上和棘间韧带的方法，分别建立了颈椎动力性平衡失调、静力性平衡失调颈椎病动物模型。罗才贵等研究显示，颈椎病模型家兔颈部肌肉Ca^{2+}-ATP酶活性较空白组显著降低。基于对软组织的重视，甚至有学者提出了"肌源性颈椎病期"的概念。

（五）影响人体整体力学结构

人体不同区域之间存在相互联系，某个区域发生的改变可以对其他区域或者整体的力学结构产生不良影响。胸椎周围的竖脊肌、多裂肌、腰方肌等肌筋膜紧张度过高会限制胸椎的活动度，胸椎活动度受限很容易影响到肩部、颈部、腰部及髋关节。在日常活动或体育运动中，胸椎活动度受限容易造成肩部、颈部、腰部及髋关节等部位的代偿动作，增加肩关节、颈椎及腰椎等部位的损伤风险，所以胸椎灵活性的改善对于普通人群，尤其是运动员非常重要。再比如，跟腱挛缩可导致踝关节背伸受限，因此造成无法完成下蹲动作。

四、对其他器官的影响

软组织力学性能变化，不仅体现在对神经、血管、骨、关节等组织器官的影响，还可能对运动系统以外的组织器官产生影响。体表瘢痕挛缩不仅可限制关节的运动功能，如果出现在特定部位还可影响人体的视觉美感。例如颈部是烧伤瘢痕最常发生的部位之一，颈部瘢痕挛缩既影响颈部功能也严重影响颈部美观。肛裂与内括约肌挛缩有关，肛裂的慢性炎症刺激使内括约肌长期处于挛缩状态，内括约肌挛缩和末端纤维化是肛管狭窄、疼痛、排便困难、溃疡久不愈合的主要原因。前列腺增生作为一种良性病变，是老年男性的常见病之一。前列腺包绕着尿道，前列腺包膜可以传递组织增生的扩张压力到尿道，压迫膀胱颈部或尿道，引起下尿路梗阻。

在此学说的指导下，采用针刀松解，可通过对病变软组织的松解，解除对骨、关节、神经、血管或者其他组织器官的影响，从而达到治疗目的。

五、针刀治疗的作用靶点

有人认为针刀治疗虽然伤口很小，但是也会形成小的损伤，特别是经反复针刀治疗的患者；根据病理学的常识，有创伤就有修复，创伤—修复—瘢痕，形成新的挛缩和粘连，导致病情加重。实际上针刀治疗的作用靶点是软组织的力学状态对人体生理功能的影响，并非软组织病理变化本身。针刀治疗的目的是改变软组织力学状态，即延长挛缩、分离粘连、减张减压等，从而解除对神经、血管、骨、关节等组织器官的不良影响，而非从根本上消除软组织瘢痕、粘连等病理改变。

例如颈部牵系结构和深筋膜是相互联系的，因此针刀治疗椎动脉型颈椎病就是通过针刀松解项部深筋膜而降低牵系结构张力，以解除对椎动脉的压迫。所以与外科手术不同，针刀不可能直接切除牵系结构，但能间接降低牵系结构的张力，解除对椎动脉生理功能的影响。即使针刀治疗后形成了新的瘢痕，但只要新的瘢痕组织不再影响神经、血管等的生理功能，就达到了治疗目的。

【思考题】

1.软组织力学性能改变可对人体产生哪些影响？
2.针刀治疗的作用靶点是什么？

第三章　基本针刀操作技术

基本针刀操作技术属于针刀治疗的基本技能，对于针刀治病具有重要意义。基本针刀操作技术包括调整患者体位、进针刀点的揣定、消毒与麻醉、进针刀规程、针刀入路、针刀松解方法、术后手法和康复技术等方面。

第一节　针刀治疗术前准备

一、患者的体位

针刀操作时患者应选择适当的体位。患者体位的选择是否适当，对于正确定点和操作都有很大的影响，而且还关系到治疗效果的好坏。如所选择的体位不适当，可造成医生治疗点确定困难，不便于操作，患者轻则引起疲劳，重则发生晕针。所以针刀操作时体位的选择，一方面要便于医生施术，同时应让患者感到舒适自然为原则；尽量选用一种体位，使所选取的治疗点都能操作治疗。临床常用的体位有仰卧位、侧卧位、俯卧位和俯伏坐位。凡体质虚弱、年老、精神过度紧张和初诊的患者，应首先考虑卧位。

（一）仰卧位（图3-1-1）

仰卧位适用于定点位于头、面、颈、胸、腹部和四肢等身体前方部位的患者。患者仰卧，头下垫枕，双手放在腹部或者身体两侧，腘窝下方可垫枕，使膝关节适当屈曲。

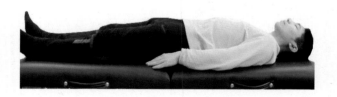

图3-1-1　仰卧位

（二）侧卧位（图3-1-2）

侧卧位适用于定点位于侧头、侧胸、侧腹、臂和下肢外侧等部位的患者。患者侧卧，头下垫枕，上肢放在身体前方，髋关节和膝关节微屈。

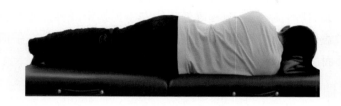

图3-1-2 侧卧位

（三）俯卧位（图3-1-3）

俯卧位适用于定点位于头、项、肩、背、腰、骶和下肢后面等部位的患者。患者俯卧，面部可放在治疗床前方的洞里以使颈部放松，上肢放在体侧或者从床的两侧垂下。

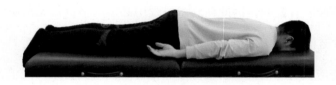

图3-1-3 俯卧位

（四）俯伏坐位（图3-1-4）

俯伏坐位适用于定点位于头顶、头后、项、肩、背部等部位的患者。俯伏坐位一般需要特制的针刀治疗椅或者靠背椅，令患者俯伏坐在特制的针刀治疗椅上，或者令患者倒坐在靠背椅上，双手并列放在椅背上，前额放在自己的手背上。

二、进针刀点的揣定

《难经·七十八难》有"知为针者信其左，不知为针者信其右"，即知晓针术的人重视押手的作用，不知晓针术的人只信赖刺手的作用，强调了揣穴的重要性。《灵枢·九针十二原》"右主推之，左主持而御之"也强调了揣穴的重要

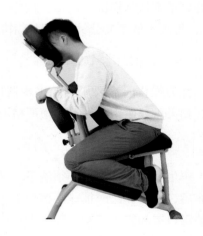

图3-1-4 俯伏坐位

性。"知为针者信其左"这一揣穴原则在针刀治疗中同样具有重要的指导意义，在保证针刀治疗安全性和有效性方面有着不可替代的作用。

（一）单指揣定

单指揣定操作时用左手拇指定位后，用指尖按压，适用于一般部位，并要避开神经、血管及重要脏器。如肩胛骨喙突、腕管等处需用左手拇指推开神经血管；如需在肋骨面上操作时，左手拇指触诊确定肋骨骨面并用指甲切压，针刀刀口线与左手拇指指甲面平行缓缓刺入，待抵达骨面后行针刀松解操作。

（二）双指揣定

双指揣定操作时用左手拇指、示指捏持固定需针刀松解的肌肉或病理性反应物，如条索、硬结等，适用于危险部位的病理性反应物，或者容易移动的病理反应物。如斜方肌中的条索结节常位于肺尖上方，且条索结节不容易固定，此时可用左手拇指、示指捏持固定容易活动的条索结节，右手持针刀准确刺入条索结节。

三、消毒与无菌操作

针刀治疗是有创操作，并且常在较深的组织中操作，如深部的肌肉、肌腱、骨膜上，有时甚至深达关节腔、骨髓腔，因此在施术过程中必须严格执行无菌操作要求。

（一）治疗室的消毒

进行针刀操作应具有专门的针刀治疗室，治疗室内应具备紫外线消毒灯、治疗床、治疗椅、器皿柜、操作台、急救设备等器具，应保证空气流动和合适的室温，地面和墙面应当容易清洁。治疗室内应保持清洁干燥，地面和治疗床可淋洒0.1%次氯酸钠溶液。治疗床上的床单要经常换洗、消毒，最好使用一次性床单。每日中午和晚上应紫外线空气消毒各1次，每次不低于30分钟。每日工作结束后彻底洗刷地面，每周大扫除1次。

（二）治疗器械的消毒

针刀操作时需要用到的手术器械有针刀、手套、洞巾、纱布等，最好选用一次性器械。如果重复使用器械，必须严格消毒灭菌，最好使用高压蒸汽消毒法。

（三）医生和助手的消毒

医生和助手治疗前必须洗手，须先用刷子和肥皂充分洗刷手掌背面和指甲缝，用清水洗净后，用75%乙醇棉球涂擦全手。操作时，医生和助手必须戴无菌橡胶手套，同时应戴上消毒口罩和帽子，穿上隔离衣；助手递消毒巾及针刀时，均应用无菌镊子钳夹，千万勿使器械污染。

（四）患者施术部位的消毒

标记治疗点以后，用碘伏棉球涂擦治疗点局部皮肤，应从中心点向外绕圈擦拭2遍，由内向外擦拭时应不留空隙，擦拭范围半径不低于10cm，然后覆盖无菌小洞巾，露出治疗点，使治疗点正对洞巾的洞口中间。消毒之处须避免接触污物，以防再次被污染。

（五）术中无菌操作

医生和护士均应严格执行无菌操作原则。医生洗手后不能接触未经消毒的物品，护士不可在治疗医生的背后传递针刀和其他用具。一支针刀只能在一个治疗点使用，一般不可在多个治疗点使用同一把针刀，以防感染。

（六）术后注意事项

治疗结束后，迅速用无菌敷料覆盖针孔，若同一部位有多个针孔，可用无菌纱布覆盖包扎。患者24~48小时内针孔不可沾水。

四、麻醉方法

针刀治疗前实施麻醉的作用是消除或减轻患者的疼痛和不适感，以确保针刀治疗操作能够安全顺利进行。针刀操作中以局部浸润麻醉较为常见。一般选用稀释后的0.25%~1%利多卡因注射液，每个治疗点注射1mL。2%利多卡因一次治疗总量不超过400mg。局麻药过量有中毒风险。治疗点消毒后，选取合适的皮内注射针吸取局醉药液，针头斜面紧贴皮肤，进入皮内以后推注局麻药液，造成白色的桔皮样皮丘，然后经皮丘刺入，分层注药。若需浸润远方组织，穿刺针应由上次已浸润过的部位刺入，以减少穿刺疼痛。注射局麻药液时应加压，使其在组织内形成张力性浸润，与神经末梢广泛接触，以增强麻醉效果。

【思考题】

1.消毒和麻醉有哪些注意事项？

2.如何揣定进针刀点？

第二节 针刀治疗技术

一、押手方法

（一）双指夹持棘突下压法（图3-2-1）

用途：用于颈椎、胸椎、腰椎关节突关节囊松解时的准确定位。

方法：医生左手环指与中指紧夹于定位椎体棘突（或棘突间隙）两侧，垂直下压，环指与中指指尖外侧缘即为定位椎体关节突关节囊定点处，临床操作针刀稍斜向内下与皮肤成夹角75°~80°刺入3~5cm即到关节突关节囊。

（二）三指一线等距下压法（图3-2-2）

用途：用于胸椎、腰椎关节突关节囊松解时的准确定位，尤其是体态偏胖，脂肪较厚的患者。

方法：医生左手中指与示指紧夹于定位椎体棘突（或棘突间隙）两侧，垂直下压，同时拇指在与中指、示指同一水线上距示指外侧2.5cm处同时下压，示指外侧与拇指之间的中点即为关节突关节囊进针点，临床操作针刀稍斜向内下与皮肤成夹角70°~80°刺入3~5cm即到关节突关节囊。

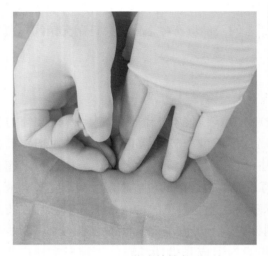 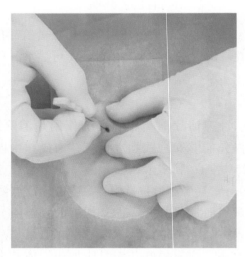

图3-2-1　双指夹持棘突下压法　　　　　　　图3-2-2　三指一线等距下压法

（三）拇示指夹持分压法（图3-2-3）

用途：用于肋骨、喙突、条索结节处松解时的准确定位。

方法：医生拇指与示指分夹于肋骨、喙突、条索结节处定位软组织两侧，向骨突方向下压，拇指、示指之间即为进针点，临床操作针刀指向骨突或条索结节中心。

（四）单指下压法（图3-2-4）

用途：用于软组织丰厚区明显的条索结节处松解时的准确定位。

方法：医生用拇指、示指或中指垂直下压或斜压条索结节处使其位置固定，临床操作针刀指向条索结节中心。

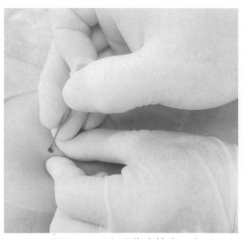

图3-2-3 拇示指夹持分压法

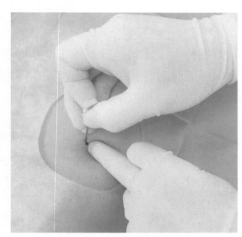

图3-2-4 单指下压法

（五）抓捏提起法（图3-2-5）

用途：用于浅层软组织区有明显的条索结节或片状粘连损伤代谢障碍，而深层有重要的脏器无法避开时，如肩井穴区处斜方肌损伤的松解、面部皮层肌肉的松解。

方法：以肩井穴区处斜方肌损伤的松解为例，医生用拇指、示指和中指弯曲，用力抓取肩井区斜方肌握于三指之间，使劳损的斜方肌位置固定安全，远离肺尖，临床操作针刀指向拇指、示指和中指抓取的肩井区斜方肌内条索结节。

（六）两指分张法（图3-2-6）

用途：用于疏松的浅层软组织区片状粘连损伤代谢障碍，需浅层松解者，如腘窝区浅筋膜松解、腹壁肌损伤的松解。

方法：医生用拇指、示指用力向外分推劳损疏松的软组织，使其位置相对固定，临床操作针刀斜刺指向拇指、示指分张开的软组织。

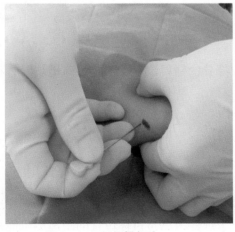

图3-2-5 抓捏提起法

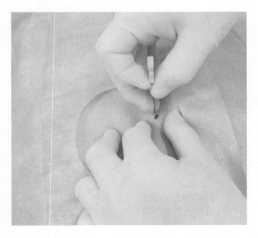

图3-2-6 两指分张法

二、针刀握持方法

针刀握持方法正确是针刀操作准确的重要保证。针刀在人体内可以根据治疗需求随时转动方向，而且对各种疾病的治疗刺入深度都有不同的规定。因此针刀的握持方法要求能够掌握针刀的方向和控制刺入的深度。

（一）三指持刀法（图3-2-7）

此法多用于4号针刀。医生用拇指、示指持针柄，以此作为动力点可做进退发力动作。中指抵针身，作为定向支点。小指抵于施术区皮肤作为操控支点，以控制针刀进入人体内的深度。

（二）四指持刀法（图3-2-8）

此法多用于3号针刀。医生用拇指、示指持针柄，以此作为动力点可做进退发力动作。中指、环指抵针身，作为定向支点。小指抵于施术区皮肤作为操控支点，以控制针刀进入人体内的深度。

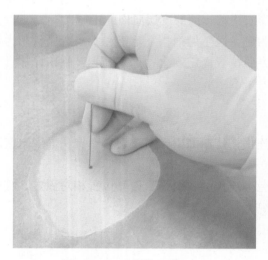

图3-2-7　三指持刀法

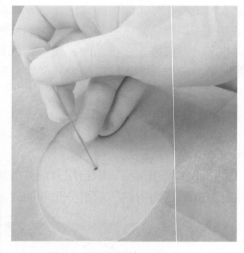

图3-2-8　四指持刀法

以上两种是基本的握持针刀方法，适用于大部分的针刀治疗。治疗特殊部位时，根据具体情况持针方法也应有所变化。

三、进针刀四步规程

（一）定点

定点即确定进针刀点，在进针刀部位用记号笔标记。针刀治疗的时候针刀要刺穿皮肤到达目标位置，因此要选择最佳的进针刀点。要求进针刀点与目标位置的距离尽可能短，同时进针刀路径要避开神经、血管等重要组织。准确定点是基于对病因病理的精确诊断，对进针刀部位解剖结构立体、微观的掌握。定点的正确与否，直接关系到治疗效果。

（二）定向

定向一方面是使刀口线尽可能和人体重要的血管、神经及肌肉纤维等走向平行，以尽可能减小不必要的损伤；另一方面是使针刀体和人体结构呈一定的角度。定向是在精确掌握进针刀部位结构的前提下，采取适当的手术入路，有效地避开重要的神经、血管和脏器，确保手术安全。

（三）加压分离

进针刀时以左手拇指下压进针刀点皮肤，同时横向拨动，使重要的血管、神经在挤压的作用下尽可能地被分离在指腹一侧，此时右手持针刀紧贴左手拇指甲缘刺入。加压分离是在浅层部位有效避开神经、血管的一种方法。

（四）刺入

在加压分离的基础上，右手持针刀快速地、小幅度地用力下压，使针刀瞬间穿过皮肤。穿透皮肤以后，针刀以缓慢的速度推进至目标位置，在推进的过程中不断轻轻抖动针刀，使之避开神经、血管，然后在目标位置根据需要进行治疗。刺入时，要防止针刀刺入过深而损伤深部重要的神经、血管和脏器，或超过病灶而损伤到健康组织。

四、针刀的入路

针刀的入路是指经定点到达目标位置的路径，是将针刀由体外经皮肤、皮下组织、筋膜、肌肉等解剖层次刺入并达到目标位置的方法。

（一）一般针刀入路

一般针刀入路是避开血管和神经。定点、定向、加压分离、刺入四步规程是治疗慢性软组织疾病普遍使用的入路方法。定好点后，将针刀针刃端放置在进针点后，刀口线和施术部位的神经、血管走行方向平行，无神经、血管处者则与肌肉纤维的走行方向平行，以左手的指端在进针点用力下压，由于神经和血管在活体组织中有一定的活动度，因此当指尖下压时，走行于其下方的神经、血管将向两侧移位，此时再将针刀快速刺入皮肤，进入体内，此时按压手仍保持按压状态，持针手持住针刀柄，边抖动边下压针身使针刀缓慢深入，要求边探索边进针，切忌鲁莽进针刀。

（二）以骨性标志为依据的针刀入路

骨性标志可以用手在体表精确触知或者用针刀在体内精确触知，如喙突、桡骨茎突、关节突、横突、肋骨等。这些骨性标志，除了具有定位意义外，也是针刀入路的重要参考。以骨性标志为依据的针刀入路的原则是针刀刃不离骨面以保证安全操作。在非直视的情况下，我们无法直接看到体内的神经和血管等重要组织，有时也无法判断针刀刃在体内的确切位置，这就给针刀治疗带来了安全隐患，但是我们仍然可以通过某些方法规避上述风险，例如以骨性标志为依据进针，移动针刀刃位置时针刀刃始终不离骨面，以骨面为导航引导针刀刃的移动。这种方法的优点如下：①有骨性标志为依据，可以有效地避免损伤神经和血管。骨性标志可以在体表精确触知，或者在体内用针刀精确触知，而一般骨性标志和神经血管的位置是相对固定的，这有利于避开神经和血管。②有骨性标志为依据，可以精确判断针刀刃在体内的位置，不至于造成因为位置不清而引起的意外，例如针刀刃始终不离开肋骨骨面可有效地避免气胸。

1.以骨突为标志的手术入路（图3-2-9）　骨突一般都是肌肉和韧带的起止点，也是慢性软组织损伤的好发部位。如果是骨突处附着的软组织（肌腱或韧带）病变，则按一般针刀入路，针刀直达骨面，然后再将针刀刃移至肌腱或韧带的附着处进行治疗。如果是腱鞘病变，则按腱鞘炎的手术入路和治疗方法。如果是骨突周围的滑囊病变，则根据滑囊的立体定位，先按一般针刀入路的方法刺入，穿过滑囊，针刀刃到达滑囊对侧的内侧壁就是靠近骨的一侧滑囊的内壁进行"十字"切开。

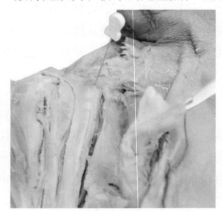

图3-2-9　以骨突为标志的手术入路

腕横韧带的附着点为手舟骨结节、豌豆骨、大多角骨和钩骨钩。针刀松解腕横韧带治疗腕管综合征时，以上述四个骨性标志为依据切开腕横韧带的附着点。进针时，以辅助手拇指按在进针刀点处，使针刀垂直于进针点皮肤表面，针刀刃与上肢纵轴平行，使针刀刃快速穿过皮肤、掌腱膜等组织，到达腕横韧带在上述四块骨的附着点处（图3-2-10A、B、C）。

腕管有九条肌腱以及神经和动、静脉通过，掌面有腕横韧带覆盖，且腕横韧带厚而坚韧。要想把腕横韧带松开，消除患者的临床症状，而又不破坏腕横韧带的完整性，保持它对屈肌腱的支持功能，同时还要做到手术安全，这就要采取特殊的手术入路方法。操作时令患者用力握拳屈腕，此时腕部有三条肌腱隆起，桡侧的一条就是桡侧腕屈肌腱，尺侧的一条是尺侧屈腕肌腱，这两条肌腱的内侧缘和远侧腕横纹的两个交点，正是腕横韧带近侧边缘的两端。沿着桡侧和尺侧腕屈肌腱内侧缘和远侧腕横纹的两个交点向远端移2.5cm左右，正是腕横韧带远侧边缘两端的内侧。这四个点即为针刀治疗腕管综合征的四个进针点，分别称为桡侧近心端点和尺侧近心端点，以及桡侧远心端点和尺侧远心端点，此四点分别为手舟骨结节、豌豆骨、大多角骨和钩骨钩体表的投影。进针时，以辅助手拇指按在进针点处，使针刀垂直于进针点皮肤表面，针刀与上肢纵轴平行，使针尖快速穿过皮肤、掌腱膜等组织，到达腕横韧带在上述四块骨的附着点处。因为在豌豆骨桡侧缘有尺神经和尺动脉紧贴尺侧腕屈肌腱走行，而在桡侧的进针点则有桡动脉的掌浅弓分支走行，因此操作时动作要轻柔，先试探后切割，并密切注意患者的反应。另外操作时应避免使针刀进入腕管。

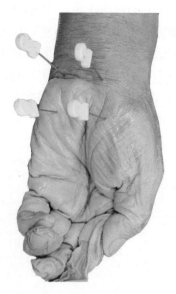

图3-2-10A 针刀刺入皮肤层

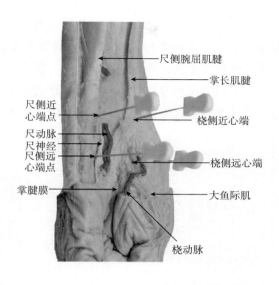

图3-2-10B 针刀穿过皮肤进入掌浅横韧带

尺侧腕屈肌腱
掌长肌腱
尺侧近心端点
桡侧近心端
尺动脉
尺神经
尺侧远心端点
桡侧远心端
掌腱膜
大鱼际肌
桡动脉

2.以肋骨为标志的手术入路 在治疗胸背部疾病的时候，肋骨虽潜藏于肌肉之内，但在针刀刺入浅层以后即达到肋骨平面，此时以肋骨为依据。当胸部的慢性软组织损伤性疾病不在肋骨表面而在肋骨之上下缘时，可让针刀刃先刺到病变部位最靠近肋骨上或肋骨边缘处，然后再移动针刀刃到病变部位，这样医生心中有数，能很好地掌握深度，也不会使针刃失控而刺入胸腔。

3.以横突为依据的手术入路（图3-2-11） 在治疗脊柱两侧，颈、胸、腰部慢性软组织损伤性疾病时，以横突这个骨性组织为依据，针刀刺入后当针刀刃到达横突以后，然后再移动针刀刃到病变组织部位进行治疗。这样可以做到心中有数，易掌握深度，而不会使针刀刃刺入胸腔、腹腔，也不会损伤颈椎横突前方的重要组织。

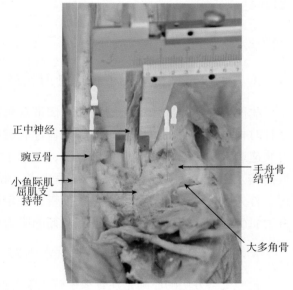

正中神经
豌豆骨
小鱼际肌
屈肌支持带
手舟骨结节
大多角骨

图3-2-10C 针刀切割腕横韧带

4.以关节突关节为依据的手术入路（图3-2-12） 治疗颈椎、腰椎病时有时需要松解关节囊，这需要以关节突关节为依据进针，此时必须清楚地了解关节突关节的体表投影。颈椎椎间关节即关节突关节，由上位颈椎的下关节突与下位颈椎的上关节突构成。

$C_{1\sim2}$关节突关节位于C_2棘突上缘水平线，其他的颈椎关节突关节位于相应下位颈椎的棘突水平线，如$C_{2\sim3}$关节突关节位于C_3棘突水平线。颈椎关节突的内侧缘距正中线1.5cm，外侧缘距正中线2.5cm，宽度约1cm。腰椎关节突关节位于相应上位椎体棘突水平，呈垂直纵向方向，距正中线距离约为1.5cm。进针时先按照关节突关节在体表的投影区确定进针点，快速将针刺入皮肤，然后探索、摆动、缓慢进针，边进针刀边寻找骨性组织，到达骨性组织后边下切边探索寻找关节间隙，颈椎关节突关节的关节间隙为水平位，腰椎关节突关节的关节间隙为垂直位，找到关节间隙后松解关节囊。

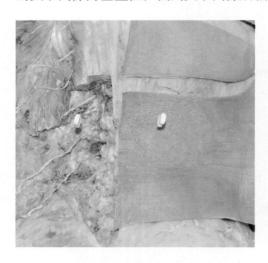

图3-2-11　以横突为标志的手术入路

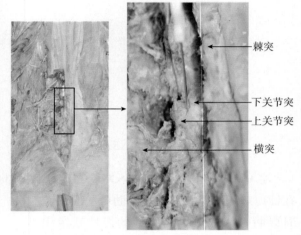

棘突
下关节突
上关节突
横突

图3-2-12　以关节突关节为依据的手术入路

（三）以腱性标志为依据的针刀入路（图3-2-13）

此种进针刀方法用于松解浅表的韧带及肌腱，以直接减低其张力以达到治疗目的。进针时根据治疗目的，医生用手触清目标肌腱或韧带以确定进针点。进针刀时，使针刀刃快速刺入皮肤直达肌腱或韧带表面，此时手下有坚韧的阻力感，然后按照治疗目的进行操作。例如，对于尖足畸形的脑瘫患者，松解跟腱可以有效地使其尖足畸形得到矫正。首先医生用手触摸目标肌腱或韧带，确定进针点。进针时，使针刀刃快速刺入皮肤直达肌腱或韧带表面，此时手下有坚韧的阻力感，然后，对肌腱或韧带进行切开松解。

（四）以肌附着点为依据的手术入路（图3-2-14）

此种入路方法的原则是在骨缘松解肌附着点，针刀刃不离骨面，术后充分压迫止血，用于肌与骨的连接处的松解。松解肌与骨的连接处可以降低肌肉的张力，有利于与目标肌肉张力过高相关疾病的康复，如头半棘肌在枕骨上附着处的松解等。松解肌的附着点还可以治疗此处肌止点的损伤。进针时，首先确定肌肉的附着区域为进针刀点，针刀刃到达骨面后，轻提针刀至肌层表面，切开松解肌起止点。肌肉与骨骼的附着点经常是劳损点，也是针刀治疗的松解点。

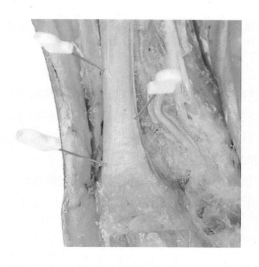

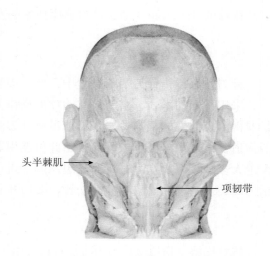

头半棘肌

项韧带

图3-2-13 以韧带、肌腱结构为依据的手术入路　　图3-2-14 以肌附着点为依据的手术入路

（五）以组织层次为依据的针刀入路

人体不同部位组织厚度差异很大，而需要针刀松解的组织层次深浅不一，针刀穿过不同组织时医生手下感觉也不一样，因此对于组织层次应该有清楚的把握。例如屈指肌腱鞘位置表浅，而且需要切开松解的是腱鞘而不是肌腱，针刀治疗该病的原则是有效切开腱鞘，避免损伤肌腱。以该病为例（图3-2-15），按一般方法刺入，针刀穿过腱鞘时可有落空感，继续进针达肌腱时针下可有针刀刃碰触坚韧组织的感觉，此时令患者屈伸患指，医生可感觉到针刃与运动的肌腱之间所产生的摩擦感，此时停止进针，然后在此位置轻提针刀至腱鞘表面，依定点标志行腱鞘切开。

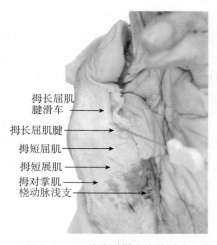

拇长屈肌腱滑车
拇长屈肌腱
拇短屈肌
拇短展肌
拇对掌肌
桡动脉浅支

图3-2-15 治疗腱鞘疾患的手术入路

对于深层组织，首先要找准深层组织的体表投影，然后找准病变位置，并清楚覆盖于病变组织上的神经、血管、肌肉、韧带等各种组织的解剖层次关系，以浅层组织为依据，按一般方法刺入，到达病变部位以后，根据治疗目的决定是否调转刀口线，原则是保持刀口线与神经血管的走向一致，然后再进行各种治疗操作。

如果松解目标在深层，而浅层组织又比较松弛，则可以用手推开浅层组织，直接进入深层。如治疗肱桡关节滑囊炎时，因肱桡关节滑囊位于肱桡肌上端的深面，且深层尚有诸多神经、血管，为了能够安全手术，可以用手将肱桡肌拨开，用左手拇指下压，将深层的神经、血管分开，推挤到两侧，针刀刃紧贴左手拇指甲刺入，这样针刀可以穿过皮肤到肱二头肌止腱，穿过肱二头肌止腱即达桡肱关节滑囊，再进行治疗。

以上叙述的五种基本的针刀入路涵盖了大多数疾病的针刀治疗，另外有些特殊疾病还有其特殊的针刀入路。随着针刀临床技术的发展，我们还会不断地对针刀入路进行补充。

五、常用针刀治疗技法

针刀技法是指针刀治疗过程中，针刀刃和针刀体作用于病灶组织，根据不同的治疗目的，采用不同的术式，实施具体治疗的操作方法。因此它是针刀操作技术的核心部分，也是取得治疗效果的根本手段。目前虽有针刀骨减压技术的报道，也有用针刀进行骨折复位的报道，但这只是极少数，而且由此可能引起的骨内感染后果严重，本教材不予介绍。目前绝大多数针刀操作都是针对软组织病变进行松解操作。一般来说，针刀松解软组织可概括为两类——锐性松解和钝性松解，即切开和牵拉，此外还有神经触激术。

（一）锐性松解

锐性松解是指通过针刀刃直接将目标组织切开的方法。针刀前端的平刃很窄，具有有限的切开作用，能够对紧张的筋膜、韧带等病变组织进行小范围的切开减压，或者把挛缩的组织切开延长，或者把相互粘连的组织切开分离，这都是锐性松解。根据刀口线方向与组织纤维方向的关系，锐性松解可分为纵行切开法和横行切开法，一般横行切开法的松解作用较纵行切开法强，故多在病变严重的病例使用，但同时对组织也有一定的损伤，所以应根据患者的具体病情选用。此外，锐性松解还包括其他一些方法。现将各种方法介绍如下。

1.**纵行切开法**（图3-2-16）　将针刀刀口线与肌肉、韧带或肌筋膜走行方向平行，快速刺穿皮肤直达病变组织后，刀口线方向与肌纤维、韧带走向一致，纵行切割部分病变软组织的手术操作方法为纵行切开法。

2.**横行切开法**（图3-2-17）　将针刀刀口线与肌肉、韧带或肌筋膜走行方向平行，快速刺破皮肤直达病变组织后，感觉持针手下有硬结、条索感，再调转刀口线90°，使其垂直于病变组织的肌纤维、韧带方向，横行切开部分病变软组织的手术操作方法为横行切开法。

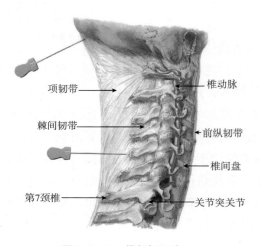

图3-2-16　纵行切开法

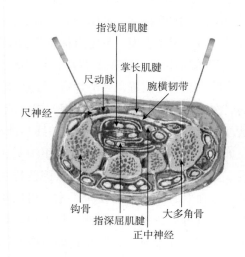

图3-2-17　横行切开法

3.**铲切法**（图3-2-18） 针刀到达病损部位时，针刀刃紧贴病损表面铲切，例如将粘连在骨面上的肌肉、韧带从骨面上铲起，或者将肌腱表面的粘连铲开，或者水平铲断浅筋膜中的粘连，当觉得针下有松动感时即出针的手术操作方法为铲切法。

锐性松解的用途很多，当挛缩变形的肌筋膜引起顽固性疼痛时，可将针刀刀口线与肌纤维成45°~90°切断少量肌筋膜，即可使症状得到缓解。屈指肌腱狭窄性腱鞘炎时，可将针刀刀口线与滑车纤维垂直，切开狭窄的腱鞘，使受卡压的肌腱得以松解。当神经途经骨性纤维管受卡压时，可用针刀将骨性纤维管的纤维部分横行切开解除卡压。当滑液囊等囊腔内有较多炎性积液而呈高张力状态时，可用针刀把囊腔做"十字"切开，使液体流出并在周围组织中吸收。当组织缩短而影响功能活动时，可对缩短的组织横行切开，并配合牵拉手法使之延长。

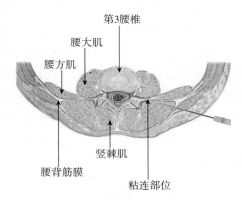

图3-2-18 铲切法

4.**慢针刀法**（图3-2-19） 以缓慢进针刀、出针刀为特点的手术操作方法为慢针刀法。该法在针刀推进过程中可停顿也可不停顿，适用于透皮后各层粘连的松解，多用于高敏患者单点小范围的非麻醉下松解。

5.**快针刀法**（图3-2-20） 以快速进出针刀为特点的手术操作方法为快针刀法。该法一般在瞬间完成整个操作，适用于表浅的筋膜及软组织粘连劳损，多用于四肢远端及关节周围的软组织损伤。

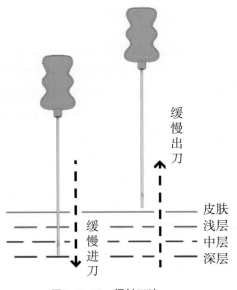

图3-2-19 慢针刀法

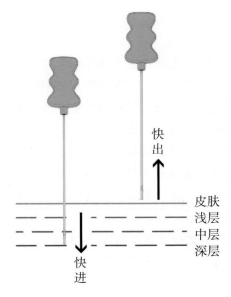

图3-2-20 快针刀法

6.**留针刀法**（图3-2-21）　针刀在完成松解治疗任务后，不急于出针刀，留置于施术部位松解层次一段时间的手术操作方法为留针刀法。该法一般留置针刀5~15分钟，以进一步增加针感，调整局部张力，激发应激，减少渗出，使患者针刀切割动态不良感受转为针刀留置静态良性感受，适用于慢性久病粘连较重的患者。

7.**摸索进针刀法**（图3-2-22）　该法以针刀透皮后采取较小的恒力匀速进刀逐层突破，逐层深入，每层遇到阻力后缓缓加力，以自然穿透为度，穿透后继续以较小的恒力向深层摸索推进，推进过程中不时询问患者的感觉，当患者有疼痛或麻木感觉时稍停顿，停顿后患者疼痛或麻木感觉消失可再继续进针刀，若停顿后患者仍有疼痛或麻木感觉，可调整针刀方向，至患者疼痛或麻木感觉消失后再继续进针刀，逐层进行切割分离。该法适用于中深层软组织粘连劳损，因中深层有大血管及神经穿行其中的区域，故施术时中深层不宜麻醉。

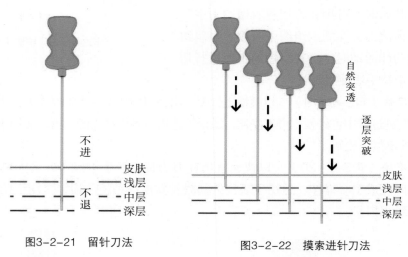

图3-2-21　留针刀法　　　　　图3-2-22　摸索进针刀法

8.**颤动进针刀法**（图3-2-23）　该法采用上下小幅度颤动的手法，配合较小的恒力，匀速进针刀，试探性逐层突破，逐层深入，每层遇到阻力后稍稍加力，以自然恰巧击透为度，穿透后继续以小幅度上下颤动的手法结合较小的恒力向深层试探性推进，推进过程中不时询问患者的感觉，当患者有疼痛或麻木感觉时稍停顿，患者疼痛或麻木感觉消失可再继续试探进针刀，若再试探后患者仍有疼痛或麻木感觉，可调整针刀方向，至患者疼痛或麻木感觉消失后再继续试探性进针刀，逐层进行切割分离。该法适用于中深层软组织粘连劳损，因中深层有大血管及神经穿行其中的区域，故施术时中深层不宜麻醉。

9.**密集针刀法**（图3-2-24）　该法为采取一定局部范围内多点位的施术松解治疗方法，适用于浅层软组织大面积广泛性劳损粘连。

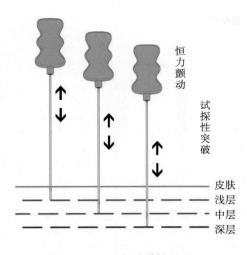

图3-2-23 颤动进针刀法

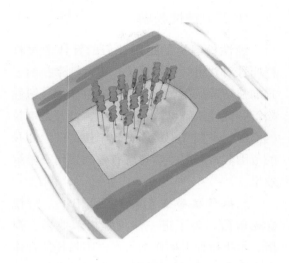

图3-2-24 密集针刀法

10.**单点分层扇形松解针刀法**（图3-2-25） 该法是利用单个进针点分别进行浅层、中层、深层的单平面扇形松解，适用于严重颈椎病的椎周软组织的松解。

11.**单点分层锥形松解针刀法**（图3-2-26） 该法是利用单个进针点分别进行浅层、中层、深层的多个平面扇形松解，适用于严重的多层次肌肉软组织粘连劳损的松解，如臀部肌群的广泛严重劳损。

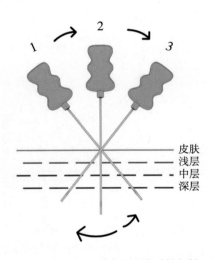

图3-2-25 单点分层扇形松解针刀法

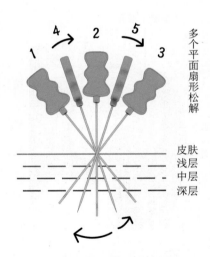

图3-2-26 单点分层锥形松解针刀法

12.**"十字"切开针刀法**（图3-2-27） 该法是指针刀松解过程中采用两个互相垂直的刀口线方向进行双向松解，以充分减张、减压的手术操作方法。该法适用于各种滑囊炎，各种严重的筋膜、肌肉粘连劳损，脂肪疝，关节囊损伤。

（二）钝性松解

钝性松解指的是用针刀的针体通过杠杆原理对软组织进行撬拨，以钝性牵拉的方式加强切开减压、延长、分离等作用。锐性松解和钝性松解可以互相促进，切开是牵拉的前提，不切开则难以有效牵拉；针刀切开的范围非常有限，牵拉可有效增强切开松解效果。

1.**纵行摆动法**（图3-2-28） 行锐性松解后，为了进一步加强松解效果，拇指、示指持针刀柄作为力点，中指托住针体作为支点，通过杠杆原理，沿纤维走行方向进行撬拨，使针体对软组织形成强有力的牵拉作用。

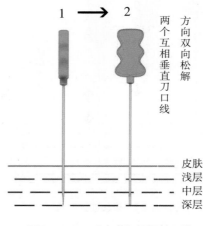

图3-2-27 "十字"切开针刀法

2.**横行摆动法**（图3-2-29） 行锐性松解后，为了进一步加强松解效果，拇指、示指持针刀柄作为力点，中指托住针体作为支点，通过杠杆原理，垂直于纤维走行方向进行撬拨，使针体对软组织形成强有力的牵拉作用。

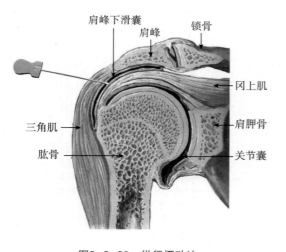

图3-2-28 纵行摆动法

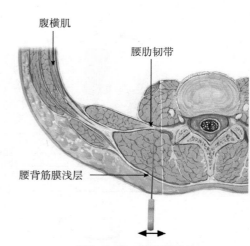

图3-2-29 横行摆动法

3.**通透剥离法**（图3-2-30） 该法适用于相邻组织平面之间发生的粘连。操作时针刀达病损部位后，在相邻组织之间，与相邻组织界面水平摆动针刀以达到分离粘连的目的。该法常用于两个相邻组织平面的分离治疗，如肌肉与韧带粘连、韧带与韧带粘连或膝关节髌韧带与脂肪垫大面积粘连处。该法操作幅度大，松解彻底，适用于肌肉肌腱粘连比较严重的部位。

4.**撬拨刀法**（图3-2-31） 该法是利用针刀的硬度和弹性及结构特点，结合杠杆原理，对人体骨结构或软组织的位置关系进行撬动晃拨，以恢复骨结构或软组织之间的相对关系。

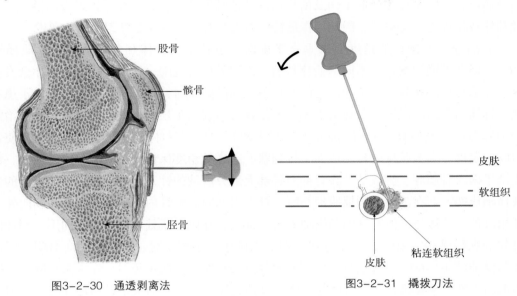

图3-2-30 通透剥离法

图3-2-31 撬拨刀法

（三）神经触激术（图3-2-32）

神经触激术适用于神经病变。操作时刀口线和神经纵轴平行，针刀刺入直达神经干表面并触激神经，患者出现放电感即止，不可过度触激损伤神经。有条件者可选用钝头针刀触激。

有著作对针刀治疗的行针方法描述得很多，有的较为复杂，但是总结起来不外乎上述两类松解法，再加上神经触激术。诸多的行针方法只不过是上述的锐性和钝性松解在不同部位或者不同疾病的灵活运用而已，如病变层次深时可以用直刺的方法进入深层病灶进行治疗，病变层次较浅时可以用平刺的方法在皮下病灶处进行松解。本教材本着执简驭繁的原则，只对最基本的方法进行介绍，对于在此基础上衍生出来的其他方法不再赘述。

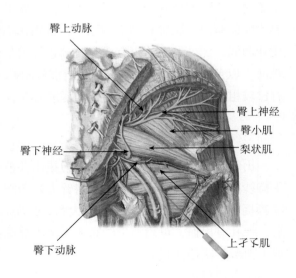

图3-2-32 神经触激术

六、针刀操作的角度和深度

针刀操作的角度是针刀治疗过程中保证安全和取得疗效的关键，精准的针刀方向可以直至病所，取得明显疗效而不伤及治疗局部其他脏器及血管、神经，针刀方向错了，安全性和疗效便成为一句空话。因此，在进行针刀治疗时一定要注意针刀操作的角度。

大部分针刀操作的角度要求垂直于皮面，也就是说针体和与身体的纵轴或横轴成90°，但在不同的部位、不同的治疗目的、不同的松解范围，针刀操作的角度亦会发生变化。在治疗枕部枕骨上、下项线之间及枕下三角的区域时，患者俯卧位，医生坐于患者头侧，针体与身体的纵轴夹角应大于90°，使针刀刃朝向头顶部，这样的方向保证了治疗过程中针刀不会损伤脊髓；而项部的治疗则要求针刀体与身体的纵轴成30°~60°，使针刀刃朝向足部。因为颈椎的棘突成向下排列状，这样的角度保证操作时有棘突的阻挡，针刀不至于误入脊髓腔。胸腹部、腰背部及臀部大部分区域的针刀治疗一般要求与身体的纵轴或横轴成90°。在治疗肩胛提肌损伤时，针刀刃朝向肩胛骨内侧角，针刀方向朝向外下，在俯卧位时针体与身体的纵轴和横轴成30°~60°；在冈上肌处则针刀刃朝向下，即针体与身体的纵轴成30°~60°；在治疗冈下肌、大圆肌、小圆肌时，针刀刃朝向对侧，即针刀体与横轴成30°~60°。在肩部，针刀松解喙突治疗肱二头肌短头时，左手按住喙突，针刀刃朝向下外不离喙突，即针刀体与身体的横轴成30°~60°。肘关节针刀治疗时，针刀刃一般垂直皮面或朝向外侧。膝关节治疗时，针刀刃一般垂直于皮面。

在针刀治疗过程中，一般要求针刀必须到达治疗部位的骨面，但进针刀时因患者的体型肥瘦、不同部位和治疗需要，治疗深度要求不一，但总的来说必须遵守针刀刃须到达所要治疗的肌肉、肌腱和韧带的原则，否则达不到治疗的目的。四肢部尤其是上肢部，肌肉比较薄弱，此处针刀治疗宜浅。胸部进针刀宁浅勿深，而且治疗时针刀刃一定要顶着肋骨骨面，以免进入胸腔。腰背部肌肉比较丰厚，一般进针刀稍深，2~4cm即可。臀部由于有比较粗大的肌肉覆盖，故进针刀深度宜深，一般在3~6cm。

七、出针刀法

出针刀法是治疗完毕后，将针刀拔出并覆盖无菌敷料的操作方法。出针刀时应先以左手持纱布按压住针孔周围皮肤，将针刀轻巧地直接垂直于皮肤向外拔出。其动作当轻巧，随势提出，不能妄用强力、粗心大意，以免发生针刀折断于体内等意外情况。若拔针刀后，针孔有出血，可用消毒纱布或无菌干棉球在针孔处轻轻按压片刻即可。最后用创可贴或无菌敷料覆盖针孔。

【思考题】

1.针刀入路有哪些?

2.针刀治疗技法有哪些?

第三节 异常情况的处理和预防

一、晕针

晕针是指在针刀治疗过程中患者出现晕厥的现象。

（一）表现

患者可突然出现精神疲倦、头晕目眩、面色苍白、恶心欲吐、多汗、心慌、四肢发冷、血压下降等现象，严重者神志不清，甚至晕厥。

（二）原因

1.有些患者血管神经功能不稳定，多有晕厥史或肌肉注射后的类似晕针史，采用针刀治疗时容易出现晕针刀现象。

2.在饥饿、过度疲劳、大汗、泄泻、大出血后，患者正气明显不足，此时接受针刀治疗亦容易导致晕针刀。

3.恐惧、精神过度紧张是不可忽略的原因，特别是对针刀不了解、怕针刀的患者。对针刀治疗过程中出现的正常针感（酸、胀、痛）和发出的响声往往使患者情绪紧张加剧。

4.正坐位、卧坐位、仰靠坐位、颈椎牵引状态下坐位针刀治疗时，晕针发生率较高。卧位治疗时晕针发生率低。

（三）处理

1.立即停止治疗，将针刀迅速拔出。

2.扶患者去枕平卧，抬高双下肢，松开衣带，盖上薄被，打开门窗。

3.症轻者静卧片刻，或给予温开水送服即可恢复。

4.症重者，在上述处理的基础上，点按或针刺人中、合谷、内关穴，必要时温灸关元、气海，一般2～3分钟即可恢复。

5.如果上述处理仍不能使患者苏醒，可考虑吸氧或做人工呼吸、静脉推注50%葡萄糖10mL或采取其他急救措施。

（四）预防

1.初次接受针刀治疗的患者要先进行解释工作，打消其顾虑。

2.选择舒适持久的体位，一般都可采取卧位治疗。

3.治疗前应询问病史、过去史，对有晕针史的患者及心脏病、高血压病患者，治疗时应格外注意。

4.选择治疗点要精、少，操作手法要稳、准、轻、巧。

5.患者在大饥、大饱、大醉、大渴、疲劳、过度紧张、大病初愈或天气恶劣时，暂不做针刀治疗为宜。

6.对个别痛觉敏感的部位，如手、足、膝关节部，或操作起来比较复杂、较费时间的部位，可根据情况用利多卡因局麻，必要时也可配合全麻、硬膜外麻醉等。

7.对体质较弱、术中反应强烈、术后又感疲乏者，应让患者在候诊室休息15～30分钟，待恢复正常后再自行离开，以防患者在外面突然晕倒而发生危险。

二、针刀折断

针刀折断是指在针刀手术操作过程中，针刀突然折断没入皮下或深部组织里，是针刀治疗意外之一。

（一）表现

针刀折断，残端留在患者体内，或部分针体露在皮肤外面，或全部残端陷没在皮肤、肌肉之内。

（二）原因

1.针具质量不好，韧性较差。

2.针刀反复多次使用，在应力集中处也易发生疲劳性断裂。针刀操作中借用杠杆原理，以中指或环指作为支点，手指接触针刀处是针体受剪切力最大的部位，也是用力过猛容易造成弯针的部位，所以也是断针的易发部位。

3.长期使用消毒液造成针身有腐蚀锈损，或因长期放置而发生氧化反应，致使针体生锈，或术后不及时清洁刀具，针体上附有血迹而发生锈蚀，操作前又疏于检查。

4.患者精神过于紧张，肌肉强烈收缩，或针刀松解时针感过于强烈，患者不能耐受而突然大幅度改变体位。

（三）处理

1.医生一定要保持冷静，切勿惊慌失措，嘱患者不要紧张，切勿乱动，或暂时不要告诉患者针断体内。嘱患者保持原来体位，以免使针体残端向肌肉深层陷入。

2.若断端尚留在皮肤之外一部位，应迅速用止血钳夹紧慢慢拔出。

3.若残端与皮肤相平或稍低，但仍能看到残端时，可用左手拇指、示指下压针孔两侧皮肤，使断端突出皮外，然后用止血钳夹持断端拔出体外。

4.针刀断端完全没入皮肤下面，若断端下面是坚硬的骨面，可从针孔两侧用力下压，借骨面作底将断端顶出皮肤。若断端下面是软组织，可用手指将该部捏住将断端向上托出。

5.若针刀断在腰部，因肌肉较丰厚，深部又是肾脏，加压易造成断端移位而损伤内脏。若能确定断针位置，应迅速用左手绷紧皮肤，用2%利多卡因在断端体表投影点注射0.5cm左右大小的皮丘及深部局麻，手术刀切开0.5cm小口，用刀尖轻拨断端，断针多可自切口露出。若断针依然不外露，可用小镊子探入皮肤内夹出。

6.若断针部分很短，埋入人体深部，在体表无法触及和感知，必须采用外科手术探查取出。手术宜就地进行，患者不宜搬动移位。必要时，可借助X线照射定位。

（四）预防

1.术前要认真检查针具有无锈蚀、裂纹，左手垫小纱布捋一下针体，并捏住针体摆动一下，试验其刚性和韧性。不合格的针刀坚决不用。

2.针前应叮嘱患者，针刀操作时绝不可随意改变体位，尽量采取舒适耐久的姿势。

3.针刀刺入深部或骨关节内治疗应避免用力过猛，操作时阻力过大时，绝不可强力摆动。

4.医生应熟练手法，常练指力，掌握用针技巧，做到操作手法稳、准、轻、巧。

5.术后应立即仔细清洁针刀，洗去血污等，除去不合格针刀。一般情况下多次性针刀使用2年应报废。

三、出血

针刀刺入体内寻找病变部位，切开、剥离病变组织，因细小的毛细血管无处不在，所以出血是不可避免的。但刺破大血管或较大血管引起大出血或造成深部血肿的现象在基层临床中屡见不鲜，不能不引起临床工作者的高度重视。

（一）临床表现

1.**表浅血管** 针刀拔出，针孔迅速涌出色泽鲜红的血液，多是因刺中浅部较小动脉血管。若是刺中浅部小静脉血管，针孔溢出的血多是暗红色。有的血液不流出针孔而淤积在皮下形成青色瘀斑，或局部肿胀，活动时疼痛。

2.**肌层血管** 针刀治疗刺伤四肢深层的血管后多造成血肿。损伤较严重，血管较大者，则出血量也会较大，血肿非常明显，致局部神经受压而引起症状，可表现为局部疼痛、麻木及活动受限。

3.**胸腹部血管** 如刺破胸腹部血管，血液可流入胸腹腔，引起胸闷、咳嗽、腹痛等，失血过多可引起休克。

4.**椎管内出血** 针刀松解黄韧带时，如果用力过猛或刺入过深可刺破椎管内动脉，易在椎管内形成血肿压迫脊髓。其因压迫部位不同而表现出不同的脊髓节段压迫症状，严重者可致截瘫。若颈椎上段损伤，可影响脑干血供，而出现生命危险。

（二）原因

1.对施术部位血管分布情况了解不够，或对血管分布情况的个体差异估计不足。

2.在血管比较丰富的地方施术不按四步进针规程操作，也不问患者感受，强行操作，一味追求快。

3.血管本身病变，如动脉硬化使血管壁弹性下降，壁内因附着粥样硬化物而致肌层受到破坏，管壁变脆，受到意外突然的刺激容易破裂。

4.血液本身病变，如有些患者血小板减少，出凝血时间延长，血管破裂后，出血不易停止。凝血功能障碍的患者，一旦出血，常规止血方法难以遏制。

5.某些肌肉丰厚处，深部血管刺破后不易发现，针刀术后又行手法治疗或在针孔处再行拔罐，造成血肿或较大量出血。

（三）处理

1.表浅血管出血　用消毒干棉球压迫止血。手足、头面、后枕部等小血管丰富处，针刀松解后，无论出血与否，都应常规按压针孔1分钟。若少量出血导致皮下青紫瘀斑者，不必特殊处理，一般可自行消退。

2.较深部位血肿　局部肿胀疼痛明显或仍继续加重，可先做局部冷敷止血或肌注酚磺乙胺（止血敏）。24小时后局部热敷，理疗，按摩，外用活血化瘀药物等以加速瘀血的消退和吸收。

3.有重要脏器的部位出血　椎管内、胸腹内出血较多或不易止血者，需立即进行外科手术。若出现休克，则先行抗休克治疗。若出现急腹症，则对症处理。

（四）预防

1.熟练掌握施术局部精细、立体的解剖知识，弄清楚周围血管运行的确切位置及体表投影。

2.严格按照四步进针规程操作，施术过程中密切观察患者反应。认真体会针下的感觉，若针下有弹性阻力感，患者有身体抖动、避让反应，并诉针下刺痛，应将针刀稍提起，略改变进针方向再行刺入。

3.术前应耐心询问病情，了解患者出、凝血情况，有无血小板减少症、血友病等，必要时先行凝血时间等相关检查。若是女性，应询问是否在月经期，平素月经量是否较多。

4.术中操作切忌粗暴，应中病则止。若手术部位在骨面，松解时针刀刃应避免离开骨面，更不可大幅度提插。值得说明的是，针刀松解部位少量的渗血是有利于病变组织修复的，它既可以营养被松解的病变组织，又可以调节治疗部位的生理平衡，同时又可改善局部的血液循环状态等，是有利而无害的。

四、神经损伤

临床上治疗时，针刀多在神经、血管周围进行操作，如对各种神经卡压综合征的治疗。临床医生对神经的分布、走向等情况一般都掌握较好，所以针刀损伤周围神经的案例并不多。只有少数因医生针刀操作不规范，术后手法过于粗暴而出现神经损伤的，大多数也只引起强烈的刺激反应，遗留后遗症者极少。

（一）临床表现

1.在针刀治疗过程中，突然有触电感或出现沿外周神经末梢或逆行向上放散的一种麻木感。若有损伤，多在术后1日左右出现异常反应。

2.轻者可无其他症状，较重者可同时伴有该神经支配区内的麻木、疼痛、温度觉改变或运动功能障碍。

（二）发生原因

1.解剖知识不全面，立体概念差，没有充分考虑人体生理变异。

2.麻醉（局麻、神经阻滞麻醉、全身麻醉）后实施针刀手术，特别是在肌肉丰厚处，如腰、臀部的治疗时针刀刺中神经干，患者没有避让反应或避让反应不明显而被忽视。

3.盲目追求快针、强刺激，采用重手法操作而致损伤。

4.针刀术后，用手法矫形时过于粗暴，夹板固定太紧、时间太久。

（三）处理

1.出现神经刺激损伤现象，应立即停止针刀操作。若患者疼痛、麻木明显，可局部先行以麻药、类固醇类药、B族维生素配伍封闭。

2.24小时后，给予热敷、理疗、口服中药，按照神经分布区行针灸治疗。

3.局部轻揉按摩，指导患者加强功能锻炼。

（四）预防

1.严格按照四步进针规程操作。病变部位较深者，治疗时宜摸索进针，若刺中条索状坚韧组织，患者有触电感沿神经分布路线放射时，应迅速提起针刀，稍移动针刀位置后进针。

2.在神经干或其主要分支循行路线上治疗时，不宜局麻后针刀治疗，也不宜针刀手术后向手术部位注射药物，如普鲁卡因、氢化可的松等，否则可能导致周围神经损害。

3.术前要检查针具是否带钩、毛糙、卷刃，如发现有上述情况应立即更换。

4.术后手法治疗一定不要粗鲁，特别是在腰麻或全麻下手法矫形，患者没有应有的避让反应等，最易造成损伤。

针刀操作时忌大幅度提插。但需注意的是，刺伤神经出现的反应与刺中经络引起的循经感传现象有着明显的区别，不可混淆。刺伤神经出现的反应是沿神经分布线路放射，有触电感，其传导速度异常迅速，并伴有麻木感。刺中经络或松解神经周围变性软组织时，患者的感觉是酸胀、沉重感，偶尔也有麻酥感，其传导线路是沿经络线路，且传导速度缓慢，术后有舒适感。

五、气胸

针刀引起创伤性气胸是指针具刺穿了胸腔且伤及肺组织，气体积聚于胸腔，从而造成气胸，出现呼吸困难等现象。

（一）表现

患者突然胸闷、胸痛、气短、心悸，严重者呼吸困难、发绀、冷汗、烦躁、恐惧，到一定程度会发生血压下降、休克等危机现象。患侧肋间隙变宽，胸廓饱满，叩诊鼓音，听诊肺呼吸音减弱或消失，气管可向健侧移位。如气窜至皮下，患侧胸部、颈部可出现握雪音，X线检查可见肺组织被压缩的现象。

（二）原因

针刀刺入胸部、背部和锁骨附近的穴位过深，针具刺穿了胸腔且伤及肺组织，气体积聚于胸膜腔而造成气胸。

（三）处理

一旦发生气胸，应立即出针刀，采取半卧位休息，要求患者心情平静，切勿恐惧而反转体位。一般漏气量少者，可自然吸收。同时要密切观察，随时对症处理，如给予镇咳消炎药物，以防止肺组织因咳嗽而扩大创孔，加重漏气和感染。对严重病例，例如发现呼吸困难、发绀、休克等现象需组织抢救，如胸腔排气、少量慢速输氧、抗休克等。

（四）预防

针刀治疗时，医生必须思想集中，选好适当体位，根据患者体型肥瘦，掌握进针深度，施行手法的幅度不宜过大。对于胸部、背部的施术部位不宜过深，以免造成气胸。

六、感染

在针刀治疗过程中，针刀闭合性手术都是深入肌腱、关节间隙、软组织深部进行切开、剥离，一旦感染就会造成表皮及深层组织脓肿，所以无菌操作非常重要。

（一）表现

1.术后3～4天后切口疼痛不减轻反而增重，或者切口疼痛一度减轻后又加重。

2.体温升高，术后有微热已经下降，而后体温又有上升者。

3.切口组织发硬，有水肿紧胀感，有压痛，逐渐增重，或切口部皮肤已有红肿。组织深部反应筋膜下的感染有特殊性，即切口表面只有轻度发红，或根本无发红，但局部肿胀压痛和自觉痛则明显；如果体温持续不降或温度再度升高，切口肿胀表现有增无减，而体温却不再升高，甚至反有下降者，可能脓肿已经形成。

（二）原因

1.适应证选择不当，患者全身状态不佳，对疾病抵抗力及抗感染能力低下，如体质衰弱、患有糖尿病或贫血等疾病，切口有污染时则可酿成感染。

2.患者已有深部或浅部感染灶，如深部原有炎症，或浅部有毛囊炎、窦道等未被发现或未予重视。

3.在治疗过程中，无菌操作不严格，有污染的可能。手术器械、手套、敷料、棉球、泡镊桶、镊子等物灭菌未达到要求。戴手套时有菌区与无菌区区分不严格，穿戴过程中被污染。又如在刀具、敷料传递过程中被污染。皮肤消毒不严格，消毒面积较小，消毒次数不够。碘酊、酒精、器械浸泡液等浓度不够。

（三）处理

1.全身处理，给予敏感的抗生素，用量要足够，时间也要足够。

2.外敷用碘伏、消炎药、罗红霉素软膏，定时换药。

3.必要时做脓肿试穿，有脓者予以及时切开引流。凡切开引流者，引流口一定要足够大，而且要"底小口大"才能引流充分。如果只切小口，则引流不畅，不仅拖延病程，而且对组织的破坏会更大。

4.如对感染的处理经验不足，应请专业医生来处理。

（四）预防

对待切口感染的态度，最根本的是预防，而不是治疗。要从杜绝污染着手，术前消毒，术后用无菌敷料，嘱患者3日内切口不可沾水，若切口有红肿者，应口服或外敷消炎药。针刀手术切口小，几乎不见裂痕，本不易感染，所以感染不易发生。但是临床上针刀术后确有感染者，所以对感染问题必须认真对待。

1.室内定期用紫外线消毒灭菌，治疗台上的床单要经常换洗、消毒。

2.针刀术中使用的所有器械均需高压蒸汽消毒灭菌。一支针刀只能为一个患者使用，不可用一支针刀给多个患者治疗，以防交叉感染。一次性针刀只能为一个患者应用，术后马上废弃。

3.术时医生、护士应穿干净的工作服，戴帽子和口罩，医生要戴无菌手套。连续给不同患者做针刀治疗时，应更换无菌手套。术野皮肤充分消毒，选好治疗点，以定点为中心开始逐渐向周围至少10cm以上涂擦，不可由周围再返回中心。术中护士递送针刀等手术用具时，应严格按照无菌操作规程进行。不可在手术人员的背后传递针刀及其他用具。术毕迅速用无菌敷料覆盖针刀口，若同一部位有多个针刀口，可用无菌纱布覆盖、包扎。嘱患者3日内不可在施术部位洗擦，3日后可除去包扎。

七、内脏损伤

针刀引起内脏损伤是指针刀刺入内脏周围过深，针具刺入内脏引起内脏损伤，而出现各种内脏损伤的症状。

（一）表现

刺伤肝、脾时，可引起内出血，患者可感到肝区或脾区疼痛，有的可向背部放射；如出血不止，腹腔内聚血过多，会出现腹痛、腹肌紧张，并有压痛及反跳痛等急腹症症状。刺伤心脏时，轻者可出现强烈的刺痛；重者有剧烈的撕裂痛，引起心外射血，立即导致休克、死亡。刺伤肾脏时，可出现腰痛、肾区叩击痛、血尿，严重时血压下降、休克。刺伤胆囊、膀胱、胃、肠等空腔脏器时，可引起局部疼痛、腹膜刺激征或急腹症症状。

（二）原因

医生缺乏解剖学知识，对施术部位和其周围脏器的解剖关系不熟悉，加之针刀刺入过深而引起内脏损伤。

（三）处理

损伤严重或出血明显者，应密切观察，注意病情变化，特别是要定时检测血压。对于休克、腹膜刺激征，应立即采取相应措施进行抢救。

（四）预防

掌握重要脏器部位的解剖结构，明了躯干部施术部位的脏器组织。操作时，注意凡有脏器组织、大的血管神经处都应避免深刺。肝、脾、胆囊肿大及心脏扩大的患者，胸、背、胁、腋的部位不宜深刺。

第四章 针刀技术临床应用

临床上不同的病变结构，如肌筋膜触发点、肌腱和韧带附着点、关节囊病变、腱围结构病变等，需要不同的针刀治疗方法，下文将针对不同的病变结构介绍不同的针刀治疗技术。

第一节 肌筋膜触发点

肌肉与筋膜是人体重要的组成部分，是维持人体结构、保持姿势和人体运动功能的基础，也是在日常生活中易于损伤的部位。它们的损伤不仅会引起疼痛和关节功能障碍，影响人体的运动功能，有些损伤还会影响人体内脏的功能活动。肌筋膜损伤引起的疼痛和功能障碍也是患者临床最常见的就诊原因。然而一直以来，我们对肌筋膜疼痛的原因和机制研究得比较少，治疗的方法和疗效有限。美国学者Janet Travell关于"肌筋膜触发点"概念的提出，以及对临床表现、诊断和治疗方面的一系列研究，使我们对肌肉骨骼疼痛从基础到临床有了一个全新的认识。

触发点引起的肌筋膜性疼痛是最常见的引起全身各部位疼痛的原因，某些慢性疼痛的患者中，80%都是肌筋膜触发点引起的疼痛。在触发点引起的肌筋膜痛中，患者主诉通常是正常肌肉或非肌肉结构内部或周围的某种传导性症状。例如，在头颈部，患者会主诉头痛、牙痛、鼻窦痛、下颌关节痛等，但对这些部位的临床检查并不会发现任何局部病理性改变。实际上，大多数不明原因引起的疼痛，特别是隐隐的深部酸痛，都可能源于肌筋膜触发点。

紧绷肌带上可触摸到结节，并有高度局限化的压痛及特征性的引传痛、局部抽搐反应、自主神经现象，以及肌肉运动功能障碍（牵拉受限或收缩无力）。

由激痛点所引起的疼痛即引传痛，但感觉常常在远处。据统计，只有不到30%的肌筋膜激痛点产生的疼痛在局部区域，大部分的疼痛在激痛点的远处。每条肌肉的激痛点都有其特定的引传痛形式。引传痛区域通常出现在肌腱（肌肉起止点）或邻近区域，这些部位所发现的卫星激痛点是由肌腹的中央激痛点继发而来。而一个区域的引传痛往往不是因一块肌肉的激痛点引起，而是由多块肌肉的激痛点叠加所致。

在激痛点上施压，患者有指认的熟悉感的剧烈疼痛时称为活动性激痛点；反之为潜伏性激痛点。二者均会引起显著的运动功能障碍，只是程度不同而已。潜伏性激痛点可以由急慢性损伤和神经根病变而被激活，活动性激痛点也可以在休息或缺乏诱因的情况下自动恢复到潜伏状态。依引起疼痛的原因，激痛点可分为主要激痛点、卫星激痛点和关联激痛点。①主要激痛点（中央性激痛点）是引起疼痛最根本的原因。②卫星激痛点大多出现在主要激痛点的引传区内，也可发生在主要激痛点肌肉的协同肌、拮抗肌上，或与主要激痛点有相同神经源的肌肉上。③主要激痛点解决后，卫星激痛点大部分可以消失，但仍有部分因长期代偿、拮抗主要激痛点的肌肉、组织损伤无法自我修复而继续成为致痛原因。④一条肌肉上激痛点发生的同时，与它有关的另外的肌肉也产生了激痛点，称为关联激痛点，原因可能是前块肌肉继发的，也有可能是它们受到了同一伤害源。

目前治疗触发点病变的手段有很多，包括牵张和冷喷雾、肌肉能量技术、干针、针刺等。所有触发点病变都可以采用针刀治疗，特别是同时伴有肌肉内筋膜硬化的触发点病变特别适合针刀治疗。

行针刀治疗时，先采用平滑式触诊或钳捏式触诊确定触发点所在的紧张带，拇指与示指或者示指与中指固定紧张带位置；在触发点处定位，刀口线与肌纤维方向一致，针刀体与皮肤垂直，针刀刺入皮肤，针刀尽可能准确地达到触发点表面筋膜时可出现阻力感，此时调转针刀体使之与紧张带平行，刀口线与紧张带垂直，在紧张带表面沿垂直于紧张带方向将其表面筋膜横行切开。

一、斜方肌

（一）简介

斜方肌覆盖于颈肩后部，分为上、中、下三部分，各部分纤维走向和功能都不同。上斜方肌与身体其他肌肉一样，经常由触发点引发引传痛，沿颈后外侧耳后向颞区传导疼痛和压痛，这也是颞区头痛或颈源性头痛的主要原因。下斜方肌内触发点主要向颈后和相邻乳突、肩胛骨上部以及肩胛骨之间传导疼痛和压痛。中斜方肌触发点较少见，向脊柱和肩胛骨之间投射疼痛。

（二）体表定位及引传痛范围

以下图中，数字代表肌筋膜触发点，红色区域代表引传痛范围。

1. **触发点①** 上斜方肌内触发点是人体内最常见的触发点。其位于上斜方肌前缘中部及向前附着于锁骨的垂直肌纤维上。患者坐位或仰卧位，耳朵轻微靠近肩膀，使肌肉处于松弛的位置，采用钳捏式触诊，把上斜方肌游离缘的整块肌肉从下方的冈上肌和肺尖上捏起，使肌肉在其他手指和拇指之间滚动，沿肌纤维走行方向触诊是否存在紧绷肌带和结节部位，通常在结节处和紧绷肌带处定为触发点。引传痛可至颈后外侧乳突部，严重者可延伸到整个侧头部，集中在颞部和眼眶后，有时可延伸到下颌角和后枕部（图4-1-1）。

2. **触发点②**　位于触发点①尾端稍外、走向较水平的上斜方肌纤维中间。在触发点①下方较深部的纤维内，用上述钳捏法寻找以定位触发点②。引传痛至乳突和上段颈椎的后外侧（图4-1-2）。

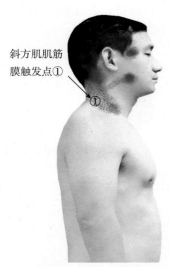

斜方肌肌筋膜触发点①

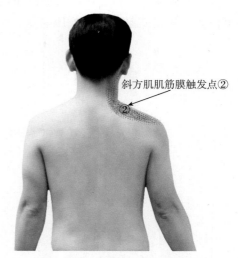

斜方肌肌筋膜触发点②

图4-1-1　斜方肌肌筋膜触发点①及引传痛范围　　　图4-1-2　斜方肌肌筋膜触发点②及引传痛范围

3. **触发点③**　是下斜方肌内一个非常常见的重要触发点，通常位于肌肉外缘，靠近肌纤维与肩胛骨内缘相交的地方，有时也可能在肩胛骨下角的高度或略低的位置。在上述区域内用手指滑动触摸紧绷的肌带，通常会在紧绷肌带内摸到纽扣大小的结节。引传痛向上可至部颈后、颅底、肩胛骨上方、肩峰部及上段颈椎的后外侧（图4-1-3）。

4. **触发点④**　位于下斜方肌外侧肌纤维走行区域，手指触摸到紧绷肌带后，在紧绷肌带的端点处可能存在压痛性硬结。引传痛沿肩胛骨内侧缘上下传导（图4-1-4）。

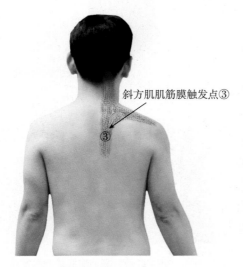

斜方肌肌筋膜触发点③

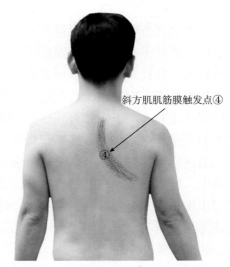

斜方肌肌筋膜触发点④

图4-1-3　斜方肌肌筋膜触发点③及引传痛范围　　　图4-1-4　斜方肌肌筋膜触发点④及引传痛范围

5.**触发点⑤** 中斜方肌的触发点可出现在于中斜方肌的肌纤维中部。采用平滑式触诊的方法在走向几乎平行的纤维中部寻找压痛点，通常在肩胛内上角内侧1cm处。引传痛位于扳机点到第7颈椎的棘突之间（图4-1-5）。

6.**触发点⑥** 位于中斜方肌纤维内靠近肩峰的肌肉肌腱联合部位。在此肌纤维走行区域内采用平滑式触诊以寻找压痛点。引传痛可向肩峰部传导（图4-1-6）。

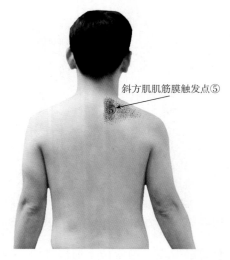 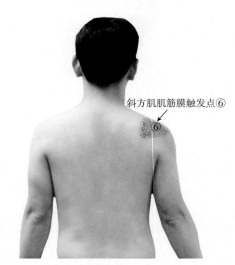

图4-1-5　斜方肌肌筋膜触发点⑤及引传痛范围　　图4-1-6　斜方肌肌筋膜触发点⑥及引传痛范围

7.**触发点⑦** 通常出现在中斜方肌上部的肌纤维走行区域内。这个触发点通常位置比较表浅，在皮肤下方肌筋膜上，透过皮肤的掐捏可刺激该触发点产生局部的疼痛。引传痛可至同侧上肢（图4-1-7）。

（三）针刀治疗

按照上述各触发点的定位方法，标记各触发点后，进针刀时左手拇指固定进针刀点，右手持针刀，将针刀体与皮肤面垂直，刀口线与斜方肌肌纤维方向一致，按照针刀四步规程，将针刀迅速刺入皮下，针刀到达紧张肌带时可出现阻力感，在紧张带表面纵行切开，针刀下有松动感后出针刀。如遇结节、条索状物和酸胀感时，针刀先触及结节筋膜表面，由浅层向深层依次切开，但勿穿透下层肌腹，针刀下有松动感后出针刀。术毕，局部压迫止血1分钟后，创可贴覆盖针眼。

松解触发点①时，患者仰卧，从前方进针

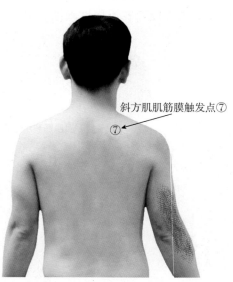

图4-1-7　斜方肌肌筋膜触发点
⑦及引传痛范围

刀，避免刺穿肺尖。松解触发点②时，患者侧卧位，把肌肉从肺尖上方提起，从后方进针刀。松解触发点③时，针刀应指向前方直对的肋骨，应避免刺入肋间隙。

二、胸锁乳突肌

（一）简介

胸锁乳突肌通常有多个触发点，其传导痛也会表现出不同的模式。每一部分的触发点均能诱发不同的自主神经现象或本体感受紊乱。胸锁乳突肌胸骨部触发点通常将疼痛传导至头顶、枕区、颊区、眼睛上方、喉部和胸骨等部位。锁骨部触发点通常将疼痛向前额和耳部传导。胸锁乳突肌尾部由两条肌肉组成：胸骨部（靠内侧、斜向、位置较浅），锁骨部（靠外侧、位置较深）。头端两部分肌肉汇合在乳突上。

（二）体表定位及引传痛范围

定位胸锁乳突肌触发点时，患者坐位或仰卧位，头偏向检查侧，耳朵贴向肩膀，使检查一侧的肌肉略微松弛。医生用拇指和其他手指把肌肉与颈部下方的组织结构分开，先用手指在中部肌腹附近固定整块肌肉，然后分别触诊浅层和深层肌肉，检查紧绷肌带和深部压痛。

1. **触发点①**　通常位于胸骨端肌肉的肌腹压痛部位，可能在靠近肌腹肌纤维走行的上、下端，或者见于肌腹中部。胸骨头下端附着性触发点的引传痛可至胸骨上部，中部触发点的引传痛可至同侧颜面、眼眶等，并伴有眼、鼻、喉、耳等五官症状，上端触发点的引传痛可至后枕及头顶（图4-1-8，图4-1-9）。

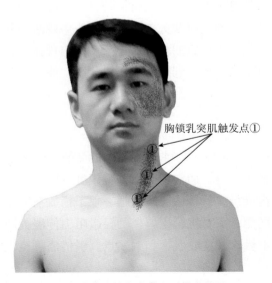
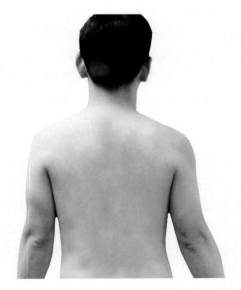

图4-1-8　胸锁乳突肌触发点①及引传痛范围　　　图4-1-9　胸锁乳突肌触发点①的引传痛范围

2. **触发点②**　通常位于锁骨端肌肉肌腹的压痛部位，位置较触发点①更深。上端触发点的引传痛可至耳后及耳朵深部。中端触发点的引传痛可至前额（图4-1-10）。

（三）针刀治疗

按照上述各触发点的定位方法，标记各触发点后，进针刀时左手拇指固定进针刀点，右手持针刀，将针刀体与皮肤面垂直，刀口线与肌纤维方向一致，按照针刀四步规程，将针刀迅速刺入皮下，针刀到达紧张肌带时可出现阻力感，在紧张带表面纵行切开，针刀下有松动感后出针刀。如遇结节、条索状物和酸胀感时，针刀先触及结节筋膜表面，由浅层向深层依次切开，但勿穿透下层肌腹，针刀下有松动感后出针刀。术毕，局部压迫止血1分钟后，创可贴覆盖针眼。

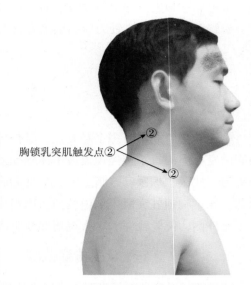

胸锁乳突肌触发点②

图4-1-10　胸锁乳突肌触发点②及引传痛范围

另外，肌腱在锁骨处的附着处的压痛可通过松解该肌腹其他部位的触发点使其得到缓解，一般情况下不需要单独松解，如果确实需要松解，需注意防止刺穿肺尖而造成气胸。

三、夹肌

（一）简介

夹肌包括头夹肌和颈夹肌。头颈夹肌向下附着于下颈椎和上胸椎的棘突；向上，颈夹肌附着于上颈椎横突，头夹肌附着于颅骨的乳突。颈夹肌和头夹肌均位于头半棘肌和其他椎体旁肌肉的浅处、斜方肌深处、肩胛提肌内侧。头夹肌的触发点传导痛常出现在头顶。颈夹肌的触发点放射痛常传导至枕区，并穿过颅区，蔓延到眶后，形成"脑仁痛"。颈夹肌的疼痛有时还向下传导到上肢和颈部根部。

（二）体表定位及引传痛范围

1.触发点①　位于头夹肌上段肌腹中央，在肌肉与上斜方肌上缘相交处，约与C_2等高，靠近椎动脉尾端。定点时可使用平滑式触诊定位，通常在由前方胸锁乳突肌、后方上斜方肌和尾侧肩胛提肌构成的小三角形区域内进行皮下触诊。医生把一根手指放在胸锁乳突肌的后内侧、枕骨下方，让患者把脸转向同侧，头对抗医生施加的轻微阻力伸展，即可触诊到头夹肌斜向纤维的收缩，在此肌纤维上触诊其紧绷肌带和触发点。引传痛可至颅顶（图4-1-11）。

2.触发点②　位于颈夹肌中部，可将触诊手指在约与C_7棘突等高的位置（颈角稍上方外侧约2cm处）向前滑动到上斜方肌游离缘，到达或超过肩胛提肌，给予一个向内、朝向脊柱的压迫，如果引起疼痛，则可能是颈夹肌的一个触发点。引传痛可至肩胛转角处并向上放射至同侧颈部（图4-1-12）。

3. **触发点③**　位于颈夹肌上端，引传痛可至同侧眼后部，有时可引传至同侧枕区（图4-1-13）。

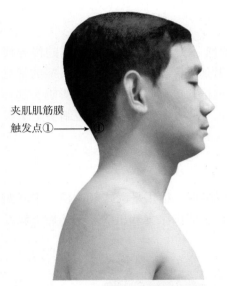

夹肌肌筋膜触发点①

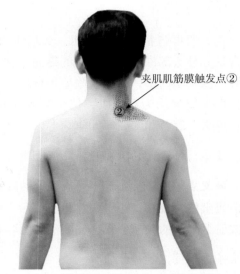

夹肌肌筋膜触发点②

图4-1-11　夹肌肌筋膜触发点①及引传痛范围　　　　图4-1-12　夹肌肌筋膜触发点②及引传痛范围

（三）针刀治疗

按照上述各触发点的定位方法，标记各触发点后，进针刀时左手拇指固定进针刀点，右手持针刀，将针刀体与皮肤面垂直，刀口线与肌纤维方向一致，按照针刀四步规程，将针刀迅速刺入皮下，针刀到达紧张肌带时可出现阻力感，在紧张带表面纵行切开，针刀下有松动感后出针刀。如遇结节、条索状物和酸胀感时，针刀先触及结节筋膜表面，由浅层向深层依次切开，但勿穿透下层肌腹，针刀下有松动感后出针刀。术毕，局部压迫止血1分钟后，创可贴覆盖针眼。

头夹肌进针刀时，患者采取健侧卧位，枕头放在颈和肩之间支撑头部，使头颈不发生弯曲和转动。将针刀从颈后三角区（椎动脉穿过此区）下外侧刺入。因椎动脉暴露于C_1头侧，因此进针刀时不应选取C_{1-2}间隙进针刀。在颈夹肌松解过程中，少数患者会伴随相应触发

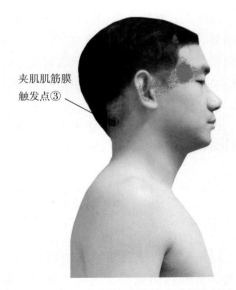

夹肌肌筋膜触发点③

图4-1-13　夹肌肌筋膜触发点③及引传痛范围

点的放松而发生强烈的自主神经刺激而发生晕厥，应注意避免。

四、枕下肌群

（一）简介

枕下肌群包括头后大直肌、头后小直肌、头下斜肌、头上斜肌。枕下肌群的传导痛通常是一种头部深处难以定位的疼痛，从枕区向前放射到眶区。它们都是引起头痛的常见根源。四块肌肉中，有三块附着于枕区，另一块连接枢椎棘突和寰椎横突，只影响头部转动。四块肌肉均为双侧肌，位于枕下区内，位置较深，其功能都是参与并控制头上下摇动、点头、旋转和侧屈等动作。

（二）体表定位及引传痛范围

触发点① 位于枕下区，各肌腹触诊紧张部位均可出现。运用平滑式触诊检，患者俯卧位或坐位，放松，医生站在患者头后，触诊枕下部位的肌肉张力和压痛。引传痛沿触发点放射至同侧的颞部、眼眶和前额（图4-1-14）。

（三）针刀治疗

按照上述各触发点的定位方法，标记各触发点后，进针刀时左手拇指固定进针刀点，右手持针刀，刀口线与颈椎纵轴平行，针刀体与项下部皮肤约成30°、与枕骨下项线骨面垂直，快速刺入皮肤，直达骨面，纵向切开。如遇结节、条索状物和酸胀感时，针刀先触及结节筋膜表面，由浅层向深层依次切开，针刀下有松动感后出针刀。术毕，局部压迫止血1分钟后，创可贴覆盖针眼。

进针刀时应避开枕下正中三角区域，其内同行椎动脉和脊髓硬膜，注意避免损伤。

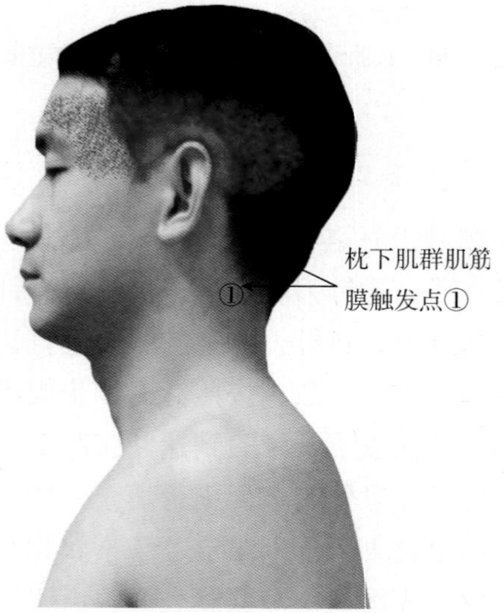

枕下肌群肌筋膜触发点①

图4-1-14　枕下肌群肌筋膜触发点①及引传痛范围

五、斜角肌

（一）简介

斜角肌分为前斜角肌、中斜角肌、后斜角肌、小斜角肌。斜角肌的放射性疼痛可向前、外和后侧放射，向前传导至胸部，向后传导至肩胛骨上脊椎缘及其内侧，向外沿上臂前侧和后侧向下传导，跨越肘关节重新出现在前臂桡侧，并可延伸至拇指和示指。

（二）体表定位及引传痛范围

1.触发点①　前斜角肌的触发点位于胸锁乳突肌锁骨部后缘、前斜角肌的肌腹压痛点处，有颈外静脉穿过。前斜角肌触发点的位置大致与颈外静脉跨越前斜角肌处的高度相当，引传痛可至前胸（图4-1-15）。

2.触发点②　中斜角肌的触发点位于臂丛神经纤维束沟（在锁骨后方摸到锁骨下动脉搏动处）的后侧、上斜方肌游离缘前方，中斜角肌肌纤维比前斜角肌更大，其压痛处通常会有结节点。引传痛可至上臂的前后、前臂的桡侧和拇指和示指的背面（图4-1-15，图4-1-17）。

3.触发点③　后斜角肌的触发点位于中斜角肌后方。后斜角肌很难触及，它位于中斜角肌背侧，走向比中斜角肌更水平，从肩胛提肌前方经过，必须在肩胛提肌与上斜方肌相交处将肩胛提肌推向一侧，才能触及。后斜角肌的触发点通常为肌腹的压痛点或结节处。引传痛可至肩胛骨内侧（图4-1-16，图4-1-17）。

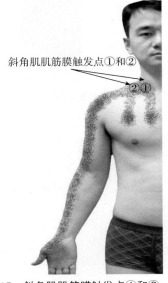

斜角肌肌筋膜触发点①和②

②①

图4-1-15　斜角肌肌筋膜触发点①和②
及引传痛范围

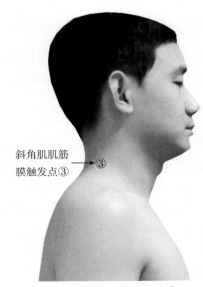

斜角肌肌筋膜触发点③

③

图4-1-16　斜角肌肌筋膜触发点③

（三）针刀治疗

松解前、中斜角肌时，患者应仰卧，头略转向对侧，另外，用枕头将头和肩稍垫高可以帮助胸锁乳突肌和斜方肌松弛。进针刀时左手拇指固定进针刀点，并将胸锁乳突肌锁骨部和颈外静脉推向一侧，触诊该斜角肌的紧绷肌带，寻找压痛点，标记后，针刀应在肺尖上方较远处刺入（至少在锁骨上方4cm处），刀口线与肌纤维方向一致，按进针刀四步规程，针刀快速刺入皮下，针刀到达紧绷肌带时可出现阻力感，对紧张的肌筋膜以点刺3~5次为主，针刀下有松动感后出针刀。如遇结节、条索状物和酸胀感时可切开，但此部位操作切记要轻浅准确，针刀下有松动感后出针刀。术毕，局部压迫止血1分钟后，创可贴覆盖针眼。

后斜角肌进针刀时，患者健侧卧位，头向患侧微倾，使上斜方肌松弛，医生站于背侧，先用左手将上斜方肌推向一边，在颈根处定位从斜方肌下行出的肩胛提肌，再在其前方定位后斜角肌，针刀应从后方刺入后斜角肌的触发点进行松解。

六、冈上肌

（一）简介

冈上肌内侧附着于冈上窝，外侧附着于肱骨头大结节。冈上肌触发点的传导痛表现为肩部三角肌中部的酸痛，部分沿手臂向下延伸，疼痛还可能集中在肱骨外上髁，极少数情况下会传导至手腕部。

（二）体表定位及引传痛范围

触发点① 位于冈上肌中部，引传痛可至肩部深部，并延伸至三角肌外缘至肱骨外上髁、上臂和前臂的外侧（图4-1-18）。

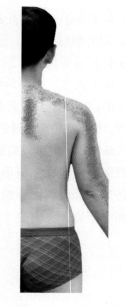

图4-1-17 斜角肌肌筋膜触发点②和③的引传痛范围

（三）针刀治疗

患者俯卧位，先触诊定位内侧中心触发点，针刀向下朝向肩胛窝，在上斜方肌边缘后下方进入，刀口线与肌纤维走形一致，按进针刀四步规程，经皮肤、皮下组织，直达冈上窝骨面，纵向切开。如遇结节、条索状物和酸胀感时，针刀先触及结节筋膜表面，由浅层向深层依次切开，针刀下有松动感后出针刀。术毕，局部压迫止血1分钟后，创可贴覆盖针眼。

松解冈上肌外侧触发点区时，刀口线与肌纤维走形一致，针刀体与皮肤成90°，按进针刀四步规程，直达骨面，纵向切割，针刀下有松动感后出针刀。另外还需注意针刀如果从锁骨后触发点内侧进入，极少数情况下会进入肋廓，应注意避免此情况。

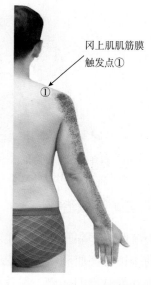

冈上肌肌筋膜
触发点①

图4-1-18 冈上肌肌筋膜触发点①及引传痛范围

七、冈下肌

（一）简介

冈下肌向内附着于肩胛骨冈下窝，向外附着于肱骨大结节。其常见触发点的传导痛集中在前三角肌深处和肩关节，并沿上臂和前臂的前后侧向下延伸，有时还会放射至手掌尺侧。疼痛偶尔向枕下区和颈后区传导。

（二）体表定位及引传痛范围

1. **触发点①**　位于肩胛骨脊柱缘附近，引传痛可至相邻的菱形肌附近（图4-1-19）。

2. **触发点②**　位于冈下肌中部，引传痛可至三角肌的深部和肩关节，向下延伸至上臂和前臂的前面和侧面，有时还延伸至手掌和手背的桡侧。触诊时，患者采取俯卧位或坐位，医生采用平滑式触诊常可发现肌肉内存在多个压痛点或紧绷肌带结节（图4-1-20，图4-1-21）。

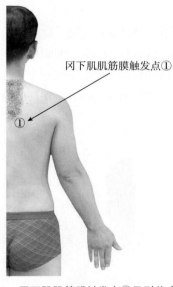

冈下肌肌筋膜触发点①

图4-1-19　冈下肌肌筋膜触发点①及引传痛范围

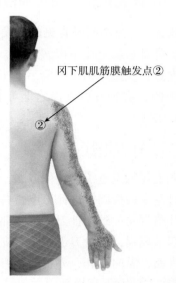

冈下肌肌筋膜触发点②

图4-1-20　冈下肌肌筋膜触发点②及引传痛范围

（三）针刀治疗

　　患者采取俯卧位，双手交叠，额头置于手上，标记相应区域触发点后，仔细触摸并确定触发点处条索、硬结或张力增高的不同，左手拇指固定进针刀点，右手持针刀，刀口线与肌纤维走形一致，与皮肤成90°进针刀，按进针刀四步规程，将张力增高处切开。如遇结节、条索状物和酸胀感时，针刀先触及结节筋膜表面，由浅层向深层依次切开，有松动感后出针刀。术毕，局部压迫止血1分钟后，创可贴覆盖针眼。

　　针刀到达肩胛骨后，不可过度用力，以免刺穿肩胛骨，引起气胸。冈下窝的某些部位可能像纸一样薄，医生必须意识到这种情况，对于针刀在此区域内遇到的阻力应保持警惕。

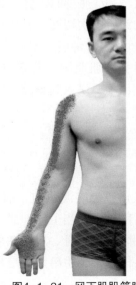

图4-1-21　冈下肌肌筋膜触发点②及引传痛范围

八、大圆肌

（一）简介

大圆肌附着于肩胛骨，而背阔肌附着于胸壁。大圆肌触发点的传导痛可向上深入三角肌后部。大圆肌肌腱与背阔肌肌腱汇合成一小段距离后，附着于肱骨结节间沟内缘。这两块肌肉一起构成腋后褶（腋窝的后侧壁）。

（二）体表定位及引传痛范围

触发点①　大圆肌最常见的触发点位于靠近外侧肌肉的肌腱联合处。触诊时，医生用拇指在肩胛骨边缘运用平滑式触诊，可发现紧绷肌带或结节点。另外，大圆肌还可能出现两个触发点：在腋后褶（腋窝后壁）内被背阔肌环绕的肌肉中部可能存在一个触发点；在大圆肌内侧，肩胛骨后表面之上可能存在一个触发点。引传痛可至肩关节及前臂的后侧（图4-1-22）。

（三）针刀治疗

按照上述触发点①的定位方法，标记触发点后，进针刀时左手拇指固定进针刀点，右手持针刀，刀口线与肌纤维方向一致，针刀体与腋部皮肤成75°，按照针刀四步规程，将针刀迅速刺入皮下，直达肩胛骨外侧缘骨面，纵向切开，亦可调转刀口线90°，切开肌腱2~3次，针刀下有松动感后出针刀。如遇结节、条索状物和酸胀感时，针刀先触及结节筋膜表面，由浅层向深层依次切开，但勿穿透下层肌腹。术毕，局部压迫止血1分钟后，创可贴覆盖针眼。

对大圆肌肌腱处触发点松解时，需注意针刀直达骨面，不要误入胸膜腔，以免造成气胸。

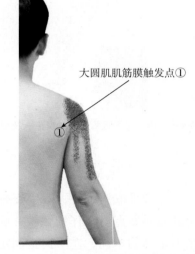

大圆肌肌筋膜触发点①

①

图4-1-22　大圆肌肌筋膜触发点①及引传痛范围

九、三角肌

（一）简介

三角肌为表浅肌肉，前部覆盖肱骨头，主要作用为屈曲上臂，中部主要充当上臂展肌，后部主要充当上臂伸肌，肌肉三部分均辅助上臂做外展运动。其前、中、后部纤维近端分别附着于锁骨、肩峰和肩胛冈，远端附着于肱骨三角肌粗隆。三角肌局部的触发点疼痛不会传导很长距离，只是在肌肉局部扩散（前、中或者后部）。

（二）体表定位及引传痛范围

1.触发点①　三角肌前部的肌筋膜触发点位于此部分肌肉的中间，常靠近肌肉前缘。

患者放松，上臂垂直外展30°，医生在触发点区域内横向进行弹拨式触诊来寻找压痛点。前三角肌的触发点常靠近头静脉。引传痛可至三角肌前外方和上臂（图4-1-23）。

2.**触发点②**　中三角肌肌纤维走行相互交错，相对于三角肌的前部和后部，肌带较短，肌纤维紧绷。其触发点位置也比较分散，可能出现在中部肌纤维的任何部位，一般需要通过弹拨式触诊来寻找。引传痛可至三角肌外侧和上臂（图4-1-24）。

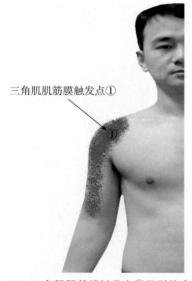

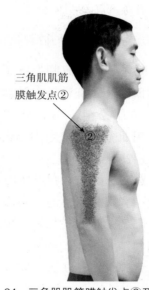

图4-1-23　三角肌肌筋膜触发点①及引传痛范围　　　　图4-1-24　三角肌肌筋膜触发点②及引传痛范围

3.**触发点③**　三角肌后部触发点位于肌纤维后部肌腹中间，沿肌肉后缘分布，可通过局部按压或弹拨式触诊来探查。引传痛可至三角肌后侧和上臂（图4-1-25）。

（三）针刀治疗

按照上述各触发点的定位方法，标记各触发点后，进针刀时左手拇指固定进针刀点，右手持针刀，将针刀体与皮肤面垂直，刀口线与肌纤维方向一致，按照针刀四步规程，将针刀迅速刺入皮下，针刀到达紧张肌带时可出现阻力感，在紧张带表面纵向切开，针刀下有松动感后出针刀。如遇结节、条索状物和酸胀感时，针刀先触及结节筋膜表面，由浅层向深层依次切开，但勿穿透下层肌腹，针刀下有松动感后出针刀。术毕，局部压迫止血1分钟后，创可贴覆盖针眼。

操作前三角肌触发点时应避开头静脉，避免引起出血。

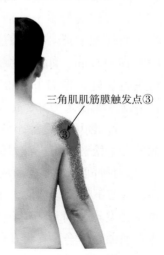

图4-1-25　三角肌肌筋膜触发点③及引传痛范围

十、肩胛提肌

（一）简介

肩胛提肌纤维向上附着于上四节颈椎的横突，向下附着于肩胛骨上角区。肩胛骨固定时，肩胛提肌辅助颈椎向同侧转动，两侧肌肉同时作用可控制颈部屈曲。肩胛提肌的触发点可导致患者颈部转动明显受限。

（二）体表定位及引传痛范围

1.**触发点①**　位于肩胛提肌颈角位置。触诊时，患者面部和颈部稍转向触诊侧，使肩胛提肌与上斜方肌松弛，将上斜方肌充分向后推，使肩胛提肌暴露，采用钳捏式触诊寻找触发点（图4-1-26）。

2.**触发点②**　位于肩胛提肌的肩胛上角肌纤维附着处。弹拨式触诊时，可在肩胛上角上方1.3cm处横跨的肌纤维上进行触诊，可感到附着区内的硬结和压痛。触发点①和②引传痛可至颈部、肩胛骨的脊柱缘、肩背部（图4-1-26）。

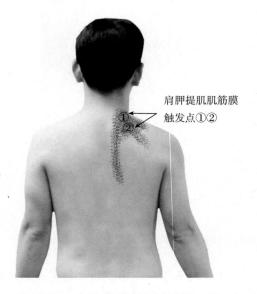

肩胛提肌肌筋膜
触发点①②

图4-1-26　肩胛提肌肌筋膜触发点
①和②及引传痛范围

（三）针刀治疗

触发点①松解时，左手固定肩胛提肌，右手持针刀，刀口线与躯干纵轴下段成15°（与肩胛提肌肌纤维平行），针刀体与外侧面成60°，按照针刀四步规程，将刀快速刺入皮肤，深度10~15mm。如遇紧绷肌带，针刀下会有阻力感，此时，在紧张肌带表面沿肌纤维走行纵行切开，针刀下有松动感后，出针刀。如遇有结节、条索状物，应调转刀口线90°，由浅入深依次切开，但勿穿透肌腹，针刀下有松动感后，出针刀。术毕，局部压迫止血1分钟后，创可贴覆盖针眼。

触发点②松解时，进针刀的刀口线与肌纤维走向平行，针刀体倾斜，与肩胛骨平面成130°，与肩胛间区背部皮面成50°，使针刀刃直指并抵达肩胛骨内上角边缘骨面上，纵向切开，针刀下有松动感后，出针刀。

操作触发点①时针刀必须指向脊柱方向。对针刀通过皮肤、皮下组织，进入肌层后的针感必须细心体会，在触及硬结、条索或患者有酸胀感后，即行局部松解，不能进入过深，以免造成意外损伤。

操作触发点②时针刀必须在骨面上活动，尤其是肥胖患者，骨面距皮面较深，更要谨慎从事，以免造成气胸等意外。

十一、喙肱肌

（一）简介

喙肱肌近端附着于喙突，远端附着于肱骨中部。喙肱肌触发点的传导痛出现在肱骨近端上臂前侧，并沿上臂后侧和前臂背侧呈间断性向下延伸，直至手部，但途中会穿过肘部和腕部。

（二）体表定位及引传痛范围

触诊时，将手指从腋部滑入三角肌的深处，并朝向肱骨触诊，指尖可触及彼此相邻的肱二头肌肌腹和喙肱肌肌腹，将腋神经血管束向后推移，用手指弹拨喙肱肌纤维，寻找紧绷肌带。中心触发点大致位于肌肉中间，另外，喙肱肌肌纤维起止点处也可能存在硬结。

1. **触发点①**　中心触发点通常位于喙肱肌肌纤维中部的压痛区域（图4-1-27，图4-1-28）。

2. **触发点②**　通常位于喙肱肌肌纤维近端（或远端）的肌肉肌腱联合处，在此区域内会存在高张力紧绷肌带。触发点①和②引传痛可至三角肌的前方，上肢的背面至手背侧（图4-1-27，图4-1-28）。

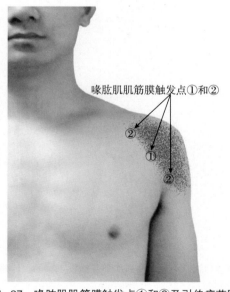
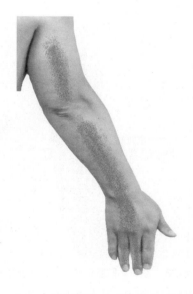

图4-1-27　喙肱肌肌筋膜触发点①和②及引传痛范围　图4-1-28　喙肱肌肌筋膜触发点①和②的引传痛范围

（三）针刀治疗

患者仰卧，上臂置于体侧，肩关节旋外，医生左手按压固定喙肱肌及结节，右手持针刀，进针刀时，刀口线与肱骨长轴一致，针刀与皮肤垂直，按进针刀四步规程，针刀直达喙突顶点外1/3骨面，沿肌纤维走行纵向切开，再向内下提插2~3次，针刀下有松动感后，出针刀。术毕，局部压迫止血1分钟后，创可贴覆盖针眼。

喙肱肌松解时，需注意臂丛神经血管束位于喙肱肌背部内侧、喙肱肌与肱三头肌外侧头的肱骨附着点之间，用手可以感觉肱动脉的搏动，应注意避免刺伤血管。

十二、肱二头肌

（一）简介

肱二头肌近端附着于肩盂窝，短头附着于肩胛骨喙突，远端附着于桡骨粗隆。传导痛主要向上放射到肩前的肌肉上，并有肩胛上部和肘窝的疼痛。

（二）体表定位及引传痛范围

触发点①　位于肱二头肌远端1/3的区域，引传痛至三角肌的前面、上臂的前面该肌肉行经处、肘关节的内面及肩胛上区域。触诊时，轻微屈曲肘关节，使肱二头肌略微松弛，用平滑式触诊检查长、短头内的紧绷肌带，特别是延伸至肌肉远端1/3的肌带。另外，稍用力的深部触诊，有时可发现下层肱肌内的触发点（图4-1-29，图4-1-30）。

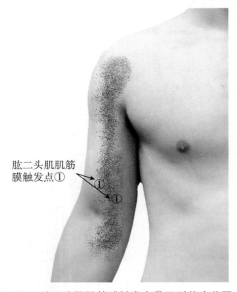

肱二头肌肌筋膜触发点①

图4-1-29　肱二头肌肌筋膜触发点①及引传痛范围

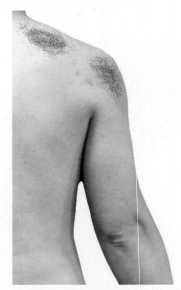

图4-1-30　肱二头肌肌筋膜触发点①的引传痛范围

（三）针刀治疗

针刀松解时，用左手手指固定肱二头肌内的紧绷肌带，最好能将触发点固定在两手指之间，并向下按压，紧靠下层的肱肌之上。进针刀时，刀口线与肱二头肌长、短头肌纤维方向一致，针刀体与皮肤垂直，按进针刀四步规程，针刀刺入皮肤。如遇紧绷肌带，针刀下会产生阻力感，在紧张带表面纵行切开，针刀下有松动感后，出针刀。如遇有结节、条索状物，应上下提插2~3次，再纵向切开，但勿穿透肌腹，针刀下有松动感后，出针刀。术毕，局部压迫止血1分钟后，创可贴覆盖针眼。

肱二头肌松解时应注意正中神经和桡神经分别沿肱二头肌和肱肌远端部分的内、外缘走行，进针刀时应注意避开。

十三、肱三头肌

（一）简介

肱三头肌内侧头和外侧头附着于肱骨和尺骨鹰嘴，长头近端附着于肩胛骨，肌肉的三个头在远端形成双层总腱，此肌腱附着于鹰嘴。肱三头肌的三个头都可能存在触发点，每个触发点都有自己的引传痛模式。这些触发点能引起疼痛，也会增加肌肉张力，造成功能障碍。肱三头肌的大部分疼痛是在上臂后侧向上、下放射，到达肱骨外上髁的情况也比较常见，并在第4和第5指有疼痛传导。

（二）体表定位及引传痛范围

1.**触发点①** 肱三头肌的长头触发点位于肌腹中间部位，长头与大圆肌相交处的远端几厘米处。触诊时，可采用钳捏式触诊，以寻找紧绷肌带或压痛点，随后将长头从肱骨稍分开，使肌纤维在手指间滚动，此时常可感受到簇生的多个结节点。引传痛至上臂的背侧，肩部至颈部的背面，前臂至手背（肘部除外）（图4-1-31）。

2.**触发点②** 肱三头肌外侧头通常有两个触发点，一个位于上臂远端外侧头外部肌纤维中间，肱骨外上髁上4~6cm处，此中心触发点可运用平滑式触诊定位。另外，在肱骨外上髁上方和后方还可触诊发现紧绷肌带。另一触发点位于肌腹外缘中心，桡神经沟传出处稍上方，平滑式触诊时可发现此处有硬结。引传痛至上臂的背面，前臂的背面（图4-1-32）。

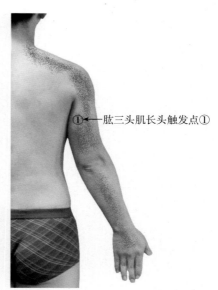

①—肱三头肌长头触发点①

图4-1-31 肱三头肌肌筋膜触发点
①及引传痛范围

3.**触发点③** 肱三头肌内侧头通常有两个触发点，一个位于内侧头远端深处肌纤维三个头共同附着区，鹰嘴上方处，引传痛至尺骨鹰嘴（图4-1-33）。另一触发点位于肱三头肌内侧头的内缘，肱骨内上髁的稍上方，引传痛至肱骨内上髁、前臂的内侧、第4和第5指的掌面（图4-1-34）。

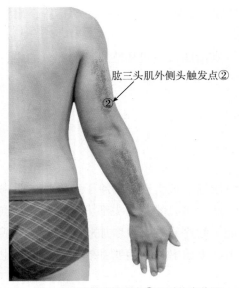

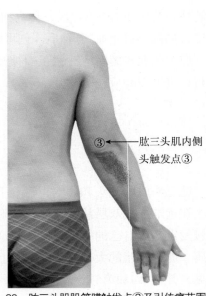

图4-1-32　肱三头肌肌筋膜触发点②及引传痛范围　　　　图4-1-33　肱三头肌肌筋膜触发点③及引传痛范围

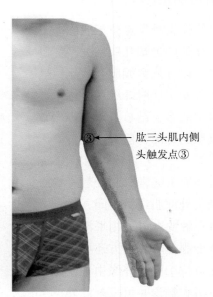

图4-1-34　肱三头肌肌筋膜触发点③及引传痛范围

（三）针刀治疗

松解时，患者仰卧，上臂旋外，肘窝向上，上臂充分外展。医生左手将触发点固定于手指之间，向下按压于肱骨之上，进针刀时刀口线与肌纤维方向一致，针刀体与皮肤垂直，按进针刀四步规程，针刀刺入皮肤，到达结节点处，上下提插2~3次，再纵向切开，但勿穿透肌腹，针刀下有松动感后，出针刀。术毕，局部压迫止血1分钟后，创可贴覆盖针眼。

内侧头触发点松解时，找到压痛最明显处，进针刀后，倒头直达肱骨外上髁处，沿肌纤维方向纵行切割，再贴近骨面铲剥3次，针刀下有松动感，出针刀。

肱三头肌松解时，需注意桡神经从肌肉外侧头下方穿过，进针刀时应远离外侧头。松解内侧头远端深处的触发点时，应注意避开神经血管束，以免造成正中神经、尺神经受损。

十四、腹直肌

（一）简介

腹直肌起于耻骨联合、耻骨肌，至于胸骨剑突、第5~7肋软骨前，位于腹前壁正中线两旁。腹直肌激发点引起的不适症状临床表现各异，其主要取决于触发点位置。靠近胸骨剑突部位的高位触发点可触及明显疼痛，疼痛放射至背部肩胛下角平面，呈双向传导。上腹直肌内剑突周围的触发点可引起腹胀、烧心、消化不良和恶心呕吐等症状。腹直肌内的低位触发点还能引起腹股沟区疼痛，并放射至双侧臀部。剑突及腹股沟区可触及疼痛。

（二）体表定位及引传痛范围

1. **触发点①**　位于肋弓与剑突的夹角处。引传痛至胸腰椎交界处水平（图4-1-35，图4-1-36）。

2. **触发点②**　常位于肋弓与剑突的夹角处，或剑突和脐之间，也可能位于腹直肌肌肉中、下部，特别是沿其外缘和耻骨附着处。中部触发点可引起腹部痉挛和绞痛，下部疼痛可引传痛至骶骨水平（图4-1-37，图4-1-38）。

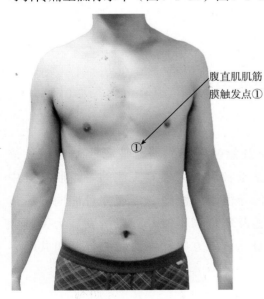

腹直肌肌筋膜触发点①

图4-1-35　腹直肌肌筋膜触发点①

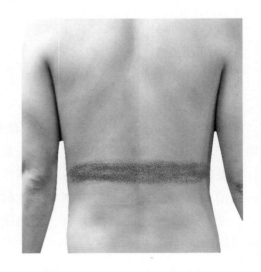

图4-1-36　腹直肌肌筋膜触发点①的引传痛范围

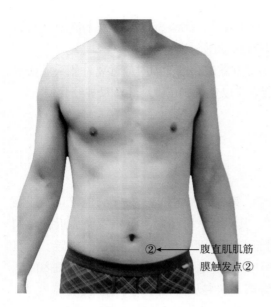

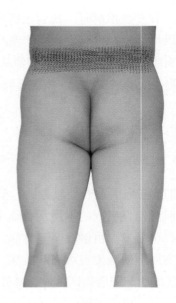

②　——腹直肌肌筋
　　　　　膜触发点②

图4-1-37　腹直肌中下部肌筋膜触发点②　　　　图4-1-38　腹直肌肌筋膜触发点②的引传痛范围

（三）针刀治疗

患者仰卧，找准各触发点定位，刀口线与腹直肌肌纤维方向一致，针刀与皮肤平行，按进针刀四步规程，针刀刺入皮肤，待针刀到达触发点表面筋膜时可出现阻力感，在紧张带表面沿垂直于紧张带方向将其表面筋膜纵行切开，针刀下有松动感后，出针刀。术毕，局部压迫止血1分钟后，创可贴覆盖针眼。

腹直肌松懈时，应避免刺入过深。

十五、背阔肌

（一）简介

背阔肌起于$T_{7~12}$胸椎棘突、$L_{1~5}$腰椎棘突及髂嵴后部，至于肱骨小结节嵴。该肌肉位于背下半部及胸后外侧。触发点最常见于腋后褶区最靠头侧的一组肌纤维中部，它能向肩胛下角及周围的后背中部区域传导恒定的酸痛，疼痛亦可能向肩后传导，并沿上臂、前臂和手的内侧向下放射，远及环指和小指。其以触发点为关键触发点，使与之交界区的肱三头肌、尺侧腕屈肌、下斜方肌和胸髂肋肌等肌肉共鸣，生成卫星触发点。

（二）体表定位及引传痛范围

触发点①　触发点常见于腋后褶的弧顶部下方几厘米处。使背阔肌处于半牵拉位置，在肩胛骨中间高度上、背阔肌环绕大圆肌处，沿腋后褶的游离缘用手抓住背阔肌，将肌肉从胸壁上提起，让拇指和其他手指在紧张的肌带和最大压痛点间滚动。引传痛至肩胛下角、肩部的后方、上臂和前臂的后内方，包括第4和第5指的背侧（图4-1-39）。

（三）针刀治疗

患者俯卧，找准各触发点定位，刀口线与背阔肌肌纤维方向一致，针刀体与皮肤垂直，按进针刀四步规程，针刀刺入皮肤，针刀到达触发点表面筋膜时可出现阻力感，在紧张带表面沿垂直于紧张带方向将其表面筋膜纵行切开，针刀下有松动感后，出针刀。如遇结节、条索状物和酸胀感时，针刀先触及结节筋膜表面，由浅层向深层依次切开，但勿穿透下层肌腹，针刀下有松动感后，出针刀。术毕，局部压迫止血1分钟后，创可贴覆盖针眼。

松解背阔肌时应从侧方进针刀，避免刺穿肋间隙。

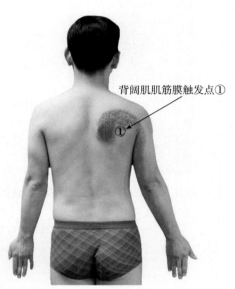

背阔肌肌筋膜触发点①

图4-1-39 背阔肌肌筋膜触发点① 及引传痛范围

十六、臀大肌

（一）简介

臀大肌起于髂骨翼外面、骶骨背面，止于髂胫束和臀肌粗隆。患者俯卧位，患侧肢体在伸膝位做抗阻力后伸运动可触及臀大肌。

触发点牵涉痛分布于整个臀部、尾骨区域且可引起臀深部的牵涉性触痛，后者常被误诊为位于更深层的臀小肌引起的触发痛。臀大肌触发点常常与臀中肌和腘绳肌触发点共发，这形成了传统坐骨神经痛的诊断。

（二）体表定位及引传痛范围

髋关节充分屈曲，绷紧臀大肌。

1.**触发点①** 位于臀大肌骶骨起点偏外侧。引传痛至骶髂关节沿臀裂至尾骨区和大腿根的后部（图4-1-40）。

2.**触发点②** 通常位于坐骨结节处稍偏头侧的部位。引传痛至全部的臀大肌，以骶骨和髂嵴的下外侧以及臀尖部为重（图4-1-41）。

3.**触发点③** 位于臀大肌下缘，可通过钳形触诊法进行或平触诊坐骨。引传痛至臀大肌下缘中部及尾骨（图4-1-42）。

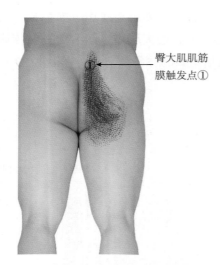

图4-1-40 臀大肌肌筋膜触发点①及引传痛范围

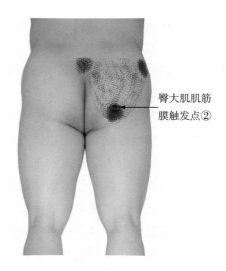

图4-1-41 臀大肌肌筋膜触发点②及引传痛范围

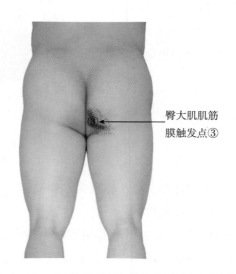

图4-1-42 臀大肌肌筋膜触发点③及引传痛范围

（三）针刀治疗

找准各触发点定位，刀口线与臀大肌肌纤维方向一致，针刀体与皮肤垂直，按进针刀四步规程，针刀刺入皮肤，针刀到达触发点表面筋膜时可出现阻力感，调转针刀体使之与紧张带平行，将其表面筋膜纵行切开，针刀下有松动感后，出针刀。如遇结节、条索状物和酸胀感时，针刀先触及结节筋膜表面，由浅层向深层依次切开，但勿穿透下层肌腹，针刀下有松动感后，出针刀。术毕，局部压迫止血1分钟后，创可贴覆盖针眼。

十七、臀中肌

（一）简介

臀中肌起于髂骨翼外面，止于股骨大转子。患者侧卧位，患侧在上，医生一手按于膝外侧，令患者做抗阻力外展，另一手可触及臀中肌。其后下部位于臀大肌深部，其下部覆盖在臀小肌上。其筋膜触发点引起的牵涉痛可沿髂骨后嵴延伸至骶骨和臀部后侧方，也可能会延伸至大腿。

（二）体表定位及引传痛范围

患者健侧卧位。

1. 触发点① 位于髂嵴下方和骶髂关节处。引传痛至骶髂关节和骶骨及臀部（图4-1-43）。

2. 触发点② 位于臀中肌中间，髂嵴中点处。引传痛至臀部的中外侧及大腿的侧后部（图4-1-44）。

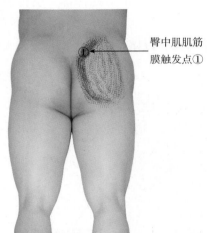

臀中肌肌筋膜触发点①

图4-1-43 臀中肌肌筋膜触发点①及引传痛范围

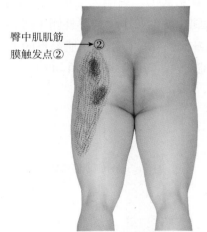

臀中肌肌筋膜触发点②

图4-1-44 臀中肌肌筋膜触发点②及引传痛范围

3. 触发点③ 位于臀中肌最前面的位置。引传痛至髂嵴及骶骨（图4-1-45）。

（三）针刀治疗

找准各触发点定位，刀口线与臀大肌肌纤维方向一致，针刀体与皮肤垂直，按进针刀四步规程，针刀刺入皮肤，针刀到达触发点表面筋膜时可出现阻力感，在紧张带表面沿垂直于紧张带方向将其表面筋膜纵行切开，针刀下有松动感后，出针刀。如遇结节、条索状物和酸胀感时，针刀先触及结节筋膜表面，由浅层向深层依次切开，但勿穿透下层肌腹，针刀下有松动感后出针刀。术毕，局部压迫止血1分钟后，创可贴覆盖针眼。

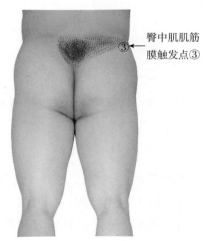

臀中肌肌筋膜触发点③

图4-1-45 臀中肌肌筋膜触发点③及引传痛范围

十八、臀小肌

（一）简介

臀小肌起于髂骨翼外面，止于股骨大转子。患者侧卧位，患侧在上，医生一手按于膝外侧，令患者做抗阻力外展，另一手可触及臀中肌。臀小肌前部的触发点引起的牵涉痛通常由臀部外下方向下沿着大腿外侧、膝盖和小腿延伸至踝。臀小肌后部肌纤维内的触发点导致的疼痛的投射区域与此相似，但可延伸至更后方的臀部内下方，并向下至大腿和小腿的背侧。臀小肌触发点常与臀中肌触发点、腰方肌触发点和髂腰肌触发点共发，需要小心诊断。

（二）体表定位及引传痛范围

1.**触发点①**　患侧大腿最大限度地伸展，位于阔筋膜张肌的后缘深部。引传痛至臀部、大腿、膝部及小腿的下外侧（图4-1-46）。

2.**触发点②**　位于臀小肌起点的上缘。引传痛至臀部，以尾骨中部为重，以及大腿、膝及小腿上1/3的后部（图4-1-47）。

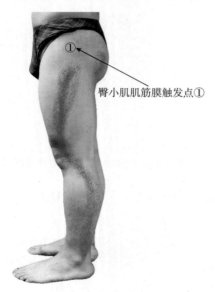
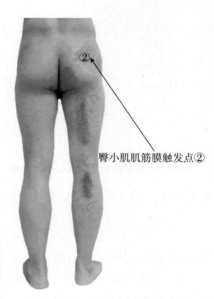

图4-1-46　臀小肌肌筋膜触发点①及引传痛范围　　图4-1-47　臀小肌肌筋膜触发点②及引传痛范围

（三）针刀治疗

找准各触发点定位，刀口线与臀大肌、臀中肌肌纤维方向一致，针刀体与皮肤垂直，按进针刀四步规程，针刀刺入皮肤，针刀到达触发点表面筋膜时可出现阻力感，在紧张带表面沿垂直于紧张带方向将其表面筋膜纵行切开，针刀下有松动感后，出针刀。

如遇结节、条索状物和酸胀感时，针刀先触及结节筋膜表面，由浅层向深层依次切开，但勿穿透下层肌腹，针刀下有松动感后，出针刀。术毕，局部压迫止血1分钟后，创可贴覆盖针眼。

十九、阔筋膜张肌

（一）简介

阔筋膜张肌起于髂前上棘，止于胫骨外侧髁，检查时沿髂前上棘向胫骨外侧髁方向滑行触诊。触发点的牵涉痛和压痛主要集中于大腿大转子的前外侧部，并且沿大腿向下延伸至膝盖。阔筋膜张肌的近端附着于髂嵴前部和髂前上棘，远端止于胫骨外侧支持带、髌韧带表面的深筋膜。

（二）体表定位及引传痛范围

患者仰卧位，进行浅触诊即可触及。当患者充分放松，沿肌纤维垂直方向触诊时会发现肌肉紧绷及压痛处。触发点位于阔筋膜张肌近端前缘。引传痛至髋关节，而且一直延续到大腿前外侧部，偶尔会延伸到膝关节处（图4-1-48）。

（三）针刀治疗

找准各触发点定位，刀口线与阔筋膜张肌肌纤维方向一致，针刀体与皮肤垂直，按进针刀四步规程，针刀刺入皮肤，针刀到达紧绷肌带表面筋膜时可出现阻力感，在紧张带表面沿垂直于紧张带方向将其表面筋膜纵向切开，针刀下有松动感后，出针刀。术毕，局部压迫止血1分钟后，创可贴覆盖针眼。

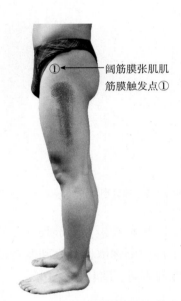

①————阔筋膜张肌肌筋膜触发点①

图4-1-48　阔筋膜张肌触发点①及引传痛范围

二十、缝匠肌

（一）简介

缝匠肌触发点的牵涉痛通常被描述成尖锐痛或麻刺感，不同于肌筋膜触发点特征性的深部痛。这种感觉通常出现在触发点附近。

（二）体表定位及引传痛范围

缝匠肌触发点因较表浅，易遗漏。缝匠肌起于髂前上棘，止于胫骨上端内侧面，检查时沿肌纤维方向平行触诊整块肌肉。通常先检查肌纤维紧张部分，然后再检查触发点的压痛部位。触发点部位加压触诊，可引起肉眼可见的局部抽搐反应。

1.**触发点①**　位于上股部。引传痛范围为腹股沟下从前外侧斜到前内侧（图4-1-49）。

2.**触发点②**　位于股中部的内侧。引传痛范围为股中部的前内侧到内侧（图4-1-50）。

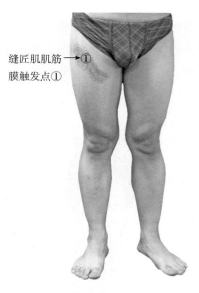

图4-1-49　缝匠肌肌筋膜触发点①及引传痛范围　　图4-1-50　缝匠肌肌筋膜触发点②及引传痛范围

3.**触发点③**　位于股下部的内侧。引传痛范围为沿股下部内侧弥散，一直到髌骨或膝内侧表面，但没有膝的深部疼痛（图4-1-51）。

（三）针刀治疗

找准各触发点定位，刀口线与肌纤维方向一致，针刀体与皮肤垂直，按进针刀四步规程，针刀刺入皮肤，针刀到达紧张肌带表面筋膜时可出现阻力感，在紧张带表面沿垂直于紧张带方向将其表面筋膜纵向切开，针刀下有松动感后，出针刀。术毕，局部压迫止血1分钟后，创可贴覆盖针眼。

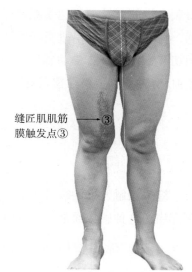

图4-1-51　缝匠肌肌筋膜触发点③
及引传痛范围

二十一、股四头肌群

（一）简介

股四头肌群肌筋膜触发点引起的牵涉痛可以出现在大腿内侧、前侧或外侧以及膝盖。股直肌的常见触发点位于肌肉的上端，并放射至大腿前部较低的区域和膝前区。股内侧肌的触发点牵涉痛位于膝关节前内侧并沿大腿内侧向上。股中间肌的疼痛涉及大腿前部的中间部分。股外侧肌可以引起沿大腿外侧从骨盆和大转子直至膝关节外侧的疼痛。

（二）体表定位及引传痛范围

1. **触发点①**　定位于股直肌上端，髋关节水平，大腿上部略低于髂前下棘，通过平触诊可发现。引传痛范围常在膝盖和髌骨周围，有时疼痛可位于膝关节深部（图4-1-52）。

2. **触发点②**　定位于股中间肌肌腹内。引传痛范围延伸至大腿前方近膝盖处，但在大腿中部最集中，可延至上部大腿前外侧（图4-1-53）。

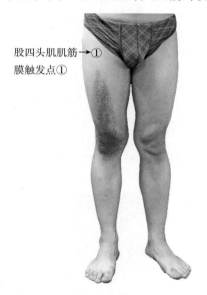
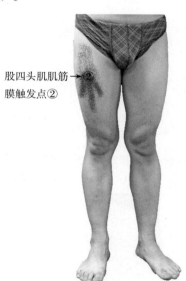

股四头肌肌筋膜触发点①

股四头肌肌筋膜触发点②

图4-1-52　股四头肌肌筋膜触发点①及引传痛范围　　图4-1-53　股四头肌肌筋膜触发点②及引传痛范围

3. **触发点③**　位于股外侧肌内近端，大转子下。引传痛范围局限在肌肉附近区域（图4-1-54）。

4. **触发点④**　位于股外侧肌内，大腿中部外侧偏前。引传痛至整个大腿外侧，向上延伸几乎到骨盆角（图4-1-55）。

5. **触发点⑤**　位于股外侧肌内，稍微偏大腿中部后外侧的位置。引传痛范围在大腿后外侧部，可导致膝关节疼痛（图4-1-56，图4-1-57）。

6. **触发点⑥**　位于股外侧肌下部及膝部外侧。引传痛范围除在髌骨周围外侧缘，有时还向上延伸，超出大腿范围（图4-1-58）。

7.**触发点⑦** 位于股外侧肌下端，稍微偏向股后部。引传痛范围在髌骨外侧，更广泛投射至大腿外侧面上方，有时可向下延及足外侧部（图4-1-59）。

8.**触发点⑧** 位于股内侧肌肌腹内侧边界，大腿中部。引传痛至膝盖前部（图4-1-60）。

9.**触发点⑨** 位于股内侧肌肌腹内侧边界的髌骨上方。引传痛范围为膝关节前内侧和大腿较低位置线性分布（图4-1-61）。

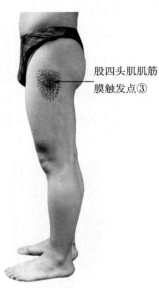

图4-1-54 股四头肌肌筋膜触发点③及引传痛范围

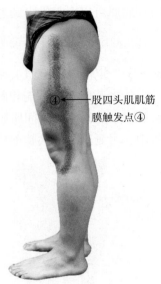

图4-1-55 股四头肌肌筋膜触发点④及引传痛范围

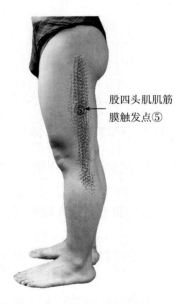

图4-1-56 股四头肌肌筋膜触发点⑤及引传痛范围

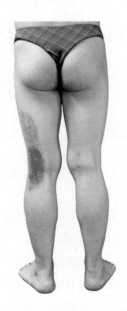

图4-1-57 股四头肌肌筋膜触发点⑤的引传痛范围

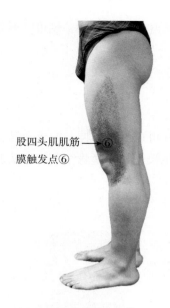

图4-1-58 股四头肌肌筋膜触发点⑥及引传痛范围

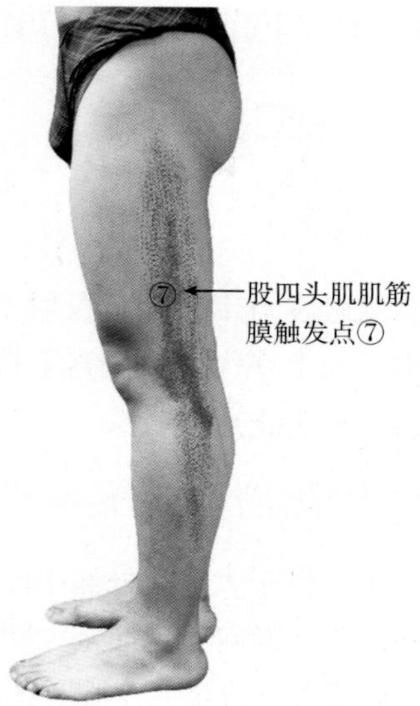

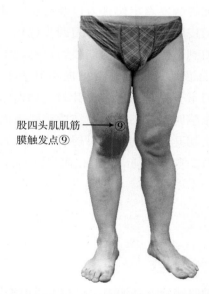

图4-1-59 股四头肌肌筋膜触发点⑦及引传痛范围

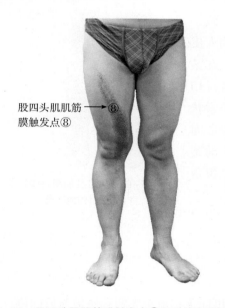

图4-1-60 股四头肌肌筋膜触发点⑧及引传痛范围

图4-1-61 股四头肌肌筋膜触发点⑨及引传痛范围

（三）针刀治疗

找准各触发点定位，刀口线与肌纤维方向一致，针刀体与皮肤垂直，针刀朝向股骨方向，按进针刀四步规程，针刀刺入皮肤，针刀到达紧张带表面筋膜时可出现阻力感，在紧张带表面沿垂直于紧张带方向将其表面筋膜横行切开，针刀下有松动感后，出针刀。如遇结节、条索状物和酸胀感时，针刀先触及结节筋膜表面，由浅层向深层依次切开，但勿穿透下层肌腹，针刀下有松动感后，出针刀。术毕，局部压迫止血1分钟后，创可贴覆盖针眼。

二十二、股二头肌

（一）简介

股二头肌触发点牵涉痛可投射至膝盖远处后部，并可进一步延伸，向下至膝盖下方进入小腿，也可向上在大腿后侧直至臀部横线。股二头肌长头起于坐骨结节，短头起于股骨粗线，长头、短头止点腓骨头。

（二）体表定位及引传痛范围

触发点①　位于大腿后外侧中段。引传痛范围集中于膝盖后部，并可能向上延伸至大腿后外侧甚至臀部横纹处，向下至膝盖下方进入小腿（图4-1-62）。

（三）针刀治疗

找准各触发点定位，刀口线与肌纤维方向一致，针刀体与皮肤垂直，按进针刀四步规程，针刀刺入皮肤，针刀到达触发点表面筋膜时可出现阻力感，在紧张带表面沿垂直于紧张带方向将其表面筋膜纵行切开，针刀下有松动感后，出针刀。如遇结节、条索状物和酸胀感时，针刀先触及结节筋膜表面，由浅层向深层依次切开，但勿穿透下层肌腹，针刀下有松动感后出针刀。术毕，局部压迫止血1分钟后，创可贴覆盖针眼。

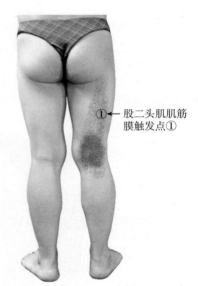

①←股二头肌肌筋膜触发点①

图4-1-62　股二头肌肌筋膜触发点①及引传痛范围

二十三、半腱肌

（一）简介

半腱肌触发点牵涉痛一般向上投射至臀沟，可向下扩散至大腿和膝关节后内侧，并有时到达小腿内侧。半腱肌起于坐骨结节，止于胫骨上端内侧。

（二）体表定位及引传痛范围

触发点①　位于股后部内侧，股骨中下1/3处。检查时，在膝盖内侧，顺着肌腱向上至大腿即可触及。引传痛范围为向上投射至臀沟，可向下扩散至大腿和膝关节后内侧，并有时到达小腿内侧（图4-1-63）。

（三）针刀治疗

找准各触发点定位，刀口线与肌纤维方向一致，针刀体与皮肤垂直，按进针刀四步规程，针刀刺入皮肤，针刀到达触发点表面筋膜时出现阻力感，在紧张带表面沿垂直于紧张带方向将其表面筋膜纵向切开，针刀下有松动感后，出针刀。术毕，局部压迫止血1分钟后，创可贴覆盖针眼。

二十四、半膜肌

（一）简介

半膜肌触发点牵涉痛一般向上投射至臀沟，向下可扩散至大腿和膝关节后内侧，并有时到达小腿内侧。

（二）体表定位及引传痛范围

触发点① 位于大腿后内侧半膜肌肌腹中段。引传痛范围向上投射至臀沟，向下可扩散至大腿和膝关节后内侧，并有时到达小腿内侧（图4-1-64）。

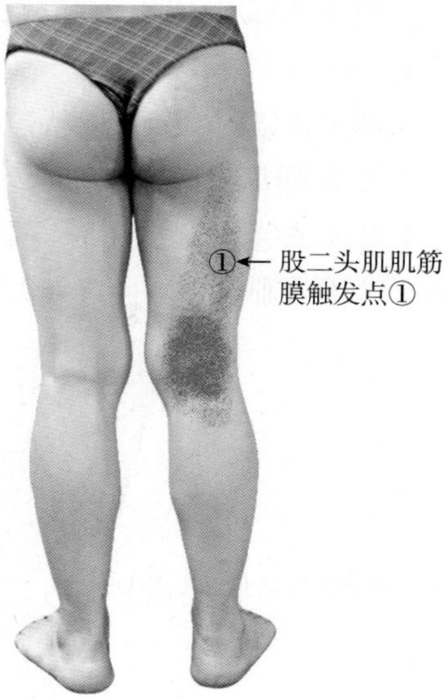

图4-1-63 半腱肌肌筋膜触发点①
及引传痛范围

（三）针刀治疗

找准各触发点定位，刀口线与肌纤维方向一致，针刀体与皮肤垂直，按进针刀四步规程，针刀刺入皮肤，针刀到达紧张带表面筋膜时可出现阻力感，在紧张带表面沿垂直于紧张带方向将其表面筋膜纵向切开，针刀下有松动感后，出针刀。术毕，局部压迫止血1分钟后，创可贴覆盖针眼。

二十五、腓肠肌

（一）简介

腓肠肌触发点可能从同侧足背延伸至踝后内侧及小腿、膝盖后侧及远端大腿后侧。最常见的触发点位于腓肠肌内侧头的内侧缘近肌腹中点，以最广泛的方式向周围放射。腓肠肌位置表浅，分别以两个头起自股骨内、外侧髁，约在小腿中点移行为腱性结构。

（二）体表定位及引传痛范围

1.**触发点①** 位于近端腓肠肌的内侧肌腹中部。引传痛至同侧足背，并扩散到大腿下

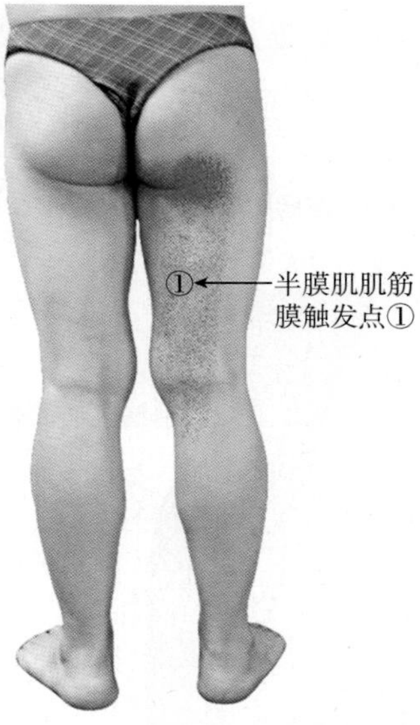

图4-1-64 半膜肌肌筋膜触发点①
及引传痛范围

部后方、膝关节后面、小腿至踝后内侧区域（图4-1-65，图4-1-66）。

2.**触发点②** 位于近端腓肠肌的外侧肌腹中部。引传痛范围主要局限在触发点周围（图4-1-67）。

3.**触发点③** 位于膝盖后方腓肠肌内侧头附着于股骨髁的位置。引传痛范围在膝盖后方，主要在腘窝（图4-1-68）。

4.**触发点④** 定位于膝盖后方腓肠肌外侧头附着于股骨髁的位置。引传痛范围为膝盖后方，主要在腘窝（图4-1-69）。

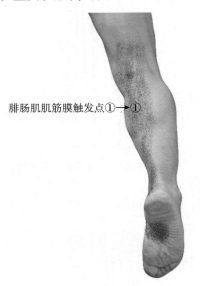

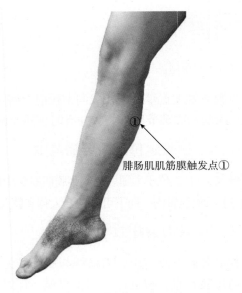

图4-1-65 腓肠肌肌筋膜触发点①及引传痛范围　　图4-1-66 腓肠肌肌筋膜触发点①及引传痛范围

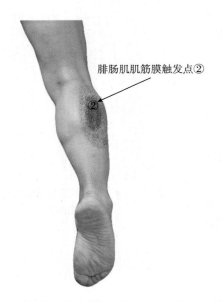

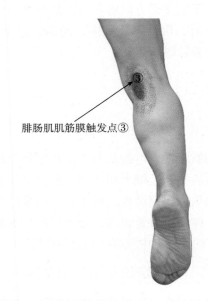

图4-1-67 腓肠肌肌筋膜触发点②及引传痛范围　　图4-1-68 腓肠肌肌筋膜触发点③及引传痛范围

（三）针刀治疗

找准各触发点定位，刀口线与肌纤维方向一致，针刀体与皮肤垂直，按进针刀四步规程，针刀刺入皮肤，针刀到达紧张肌带表面筋膜时可出现阻力感，在紧张带表面沿垂直于紧张带方向将其表面筋膜纵向切开。如遇结节、条索状物和酸胀感时，针刀先触及结节筋膜表面，由浅层向深层依次切开，但勿穿透下层肌腹，针刀下有松动感后，出针刀。术毕，局部压迫止血1分钟后，创可贴覆盖针眼。

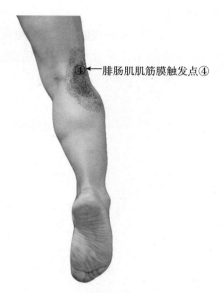

←腓肠肌肌筋膜触发点④

图4-1-69 腓肠肌肌筋膜触发点④
及引传痛范围

二十六、比目鱼肌

（一）简介

比目鱼肌触发点压痛和牵涉痛通常发生在足后部和足底表面，并常涉及跟腱远端，常引起小腿背侧和大腿中部疼痛，也可放射至同侧骶髂关节区域。比目鱼肌在腓肠肌深面，起自胫、腓骨上端的后面，两肌在小腿中部结合，向下移行为粗壮的跟腱，止于跟骨结节。

（二）体表定位及引传痛范围

1.**触发点①** 通常在腓肠肌肌腹远端2~3cm，中线偏内侧。引传痛范围为足跟和足底表面以及跟腱远端（图4-1-70）。

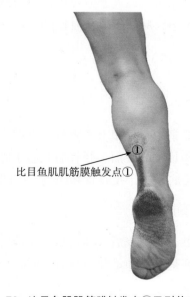

①

比目鱼肌肌筋膜触发点①

图4-1-70 比目鱼肌肌筋膜触发点①及引传痛范围

2.**触发点②** 位于更近端的小腿外上部，比目鱼肌可导致小腿上1/2的弥散痛（图4-1-71）。

3.**触发点③** 较触发点①更偏外侧和近端，深部牵涉痛累及同侧骶髂关节，直径大约2.5cm的范围，少数可见足跟后侧、足底较轻的扩散痛（图4-1-72）。

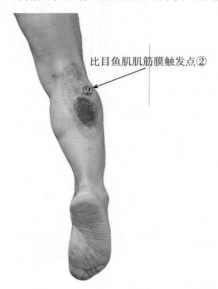 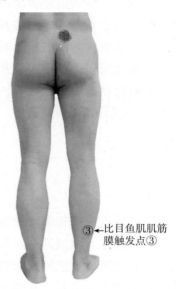

图4-1-71 比目鱼肌肌筋膜触发点②及引传痛范围　图4-1-72 比目鱼肌肌筋膜触发点③及引传痛范围

（三）针刀治疗

找准各触发点定位，刀口线与肌纤维方向一致，针刀体与皮肤垂直，按进针刀四步规程，针刀刺入皮肤，针刀到达紧张带表面筋膜时可出现阻力感，将其表面筋膜纵向切开，针刀下有松动感后，出针刀。术毕，局部压迫止血1分钟后，创可贴覆盖针眼。

二十七、胫骨后肌

（一）简介

胫骨后肌触发点牵涉痛主要集中在足跟上方跟腱的近端。扩散范围从小腿筋膜触发点往下延伸至整个足跟，以及足和足趾的趾面。胫骨后肌起于胫、腓骨后面和骨间膜，向下移行为肌腱，经内踝后方转到足底，止于足舟骨和内侧、中间及外侧楔骨。

（二）体表定位及引传痛范围

触发点① 定位于小腿深处，骨间膜后方和比目鱼肌前方。引传痛范围从触发点远端经过小腿中部延伸到足跟，直到整个足和足趾的跖面（图4-1-73）。

（三）针刀治疗

找准触发点定位，刀口线与肌纤维方向一致，针刀体与皮肤垂直，按进针刀四步规程，针刀刺入皮肤，针刀到达紧张带表面筋膜时可出现阻力感，在紧张带表面沿垂直于紧张带方向将其表面筋膜纵向切开。如遇结节、条索状物和酸胀感时，针刀先触及结节筋膜表面，由浅层向深层依次切开，但勿穿透下层肌腹，针刀下有松动感后，出针刀。术毕，局部压迫止血1分钟后，创可贴覆盖针眼。

第二节　附着点病变

附着点病变主要是指肌肉（肌腱）、韧带、腱膜附着于骨的部位发生纤维化改变，产生疼痛、功能障碍等临床症状。附着点病变主要发生于受力较

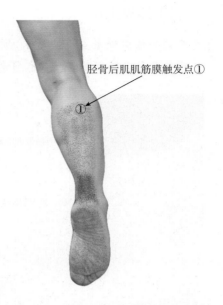

胫骨后肌肌筋膜触发点①

图4-1-73　胫骨后肌肌筋膜触发点
①及引传痛范围

大的肌肉（肌腱）、韧带、腱膜的附着点，或者有多条肌肉（肌腱）、韧带、腱膜附着的骨突部位，长期、反复的牵拉必然使附着点部位产生损伤以及无菌性炎症，进而出现粘连、瘢痕、挛缩等病理改变。

附着点病变是针刀临床上的常用治疗点。针刀松解肌肉（肌腱）、韧带、腱膜的附着点，可降低该部位的软组织张力，促进局部循环，促进无菌性炎症的消散吸收，减轻其对周围神经血管的压迫刺激，从而减轻或消除临床症状。

找准附着点病变的定位前提要熟悉人体主要肌肉（肌腱）、韧带、腱膜的起止位置以及功能特点，然后根据疼痛、压痛及功能障碍的情况，确定治疗部位。在进行附着点病变的针刀治疗时，首先找到与肌肉（肌腱）、韧带、腱膜相连接的骨性标志，确定其附着区域，然后根据压痛、结节、条索等情况选择进针刀点，按照进针刀四步规程进针刀，针刀刃到达骨面后，轻提针刀至肌肉（肌腱）、韧带、腱膜的表面，上下切开或纵横摆动数次（依部位及病情而定），即可出针刀。操作时注意控制针刀的角度、深度，针刀刃不可偏离附着点区域，术后要注意充分压迫止血，同时术后应注意嘱患者休息，减少活动，避免附着点部位的牵拉、刺激。

一、项韧带附着点

（一）简介

头部过度前屈、长期持续低头工作致项韧带慢性损伤，产生无菌性炎症，晚期形成纤维化、钙化等改变，表现为颈部酸胀不适，低头位症状加重。

（二）体表定位

1.**项韧带棘突附着点** 位于C_{2-7}颈椎棘突末端（图4-2-1）。

2.**项韧带枕外隆凸附着点** 位于枕外隆凸下缘（图4-2-2）。

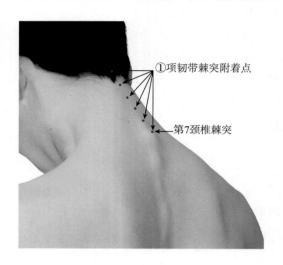

①项韧带棘突附着点

第7颈椎棘突

图4-2-1 项韧带棘突附着点

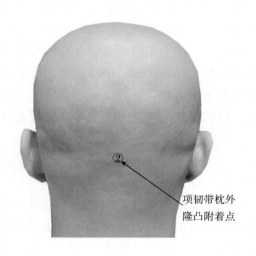

②

项韧带枕外隆凸附着点

图4-2-2 项韧带枕外隆凸附着点

（三）针刀治疗

1.**项韧带棘突附着点** 定位于C_{2-7}颈椎棘突末端，刀口线与人体纵轴一致，针刀体向头侧倾斜45°刺入，达颈椎棘突顶端，在棘突顶端纵行切开2~3次，然后纵横摆动2~3次。

2.**项韧带枕外隆凸附着点** 定位于枕外隆凸下缘，刀口线与人体纵轴一致，针刀体向足侧倾斜45°刺入，达枕外隆凸下缘骨面，将项韧带附着点纵行切开2~3次，然后纵横摆动2~3次。

二、棘上韧带附着点

（一）简介

当脊柱在运动中过度屈曲时，棘上韧带负荷增加，易造成棘上韧带纤维部分撕裂，周围组织粘连形成瘢痕挛缩，使棘上韧带肥厚变性。是导致慢性腰背部疼痛的最常见原因。

（二）体表定位

位于棘突顶上下缘（图4-2-3，图4-2-4）。

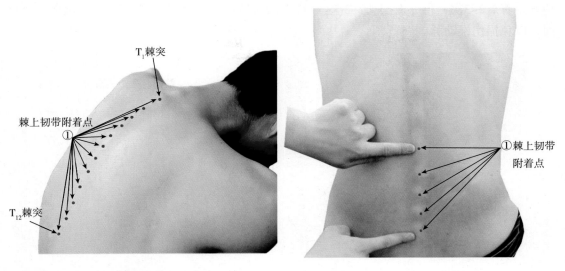

图4-2-3　棘上韧带附着点（胸椎段）　　　图4-2-4　棘上韧带附着点（腰椎段）

（三）针刀治疗

定位于棘突顶上下缘，刀口线与人体纵轴一致，针刀体向头侧或足侧倾斜45°，使针刀体与棘突顶上下缘骨面垂直刺入，直达棘突骨面，将棘上韧带附着点纵行切开2~3次，然后纵横摆动2~3次。

三、肩胛提肌附着点

（一）简介

人坐或站时，肩胛骨由于重力向下坠，需要肩胛提肌等向上牵拉，使肩胛提肌经常处于高张力状态，同时肩胛提肌是头部旋转活动的应力集中处，因而容易造成肩胛提肌损伤。长期低头并稍转向一侧的姿势、长期过度负重用力、急性损伤未有效治疗等均可导致肩胛提肌附着点形成慢性无菌性炎症，或多次损伤，形成纤维化改变，从而引起疼痛。

（二）体表定位

1.$C_{1~4}$横突的后结节（图4-2-5）。
2.肩胛骨的上角和肩胛骨内侧缘的上部（图4-2-6）。

（三）针刀治疗

1.$C_{1~4}$横突的后结节　以左手拇指指甲按在横突的后结节，右手持针刀紧贴左手拇指指甲，刀口线与躯干纵轴平行，针刀体与皮面垂直刺入，到达横突后结节，提起针刀纵行切开附着点2~3次，再纵横摆动2~3次。操作时提起幅度不宜太大，刀口切不可偏离横突背面，以免损伤椎动脉。

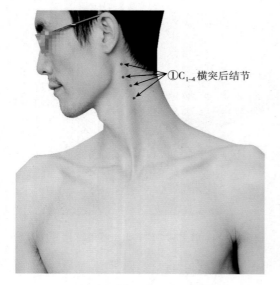

图4-2-5　肩胛提肌附着点C$_{1~4}$横突后结节

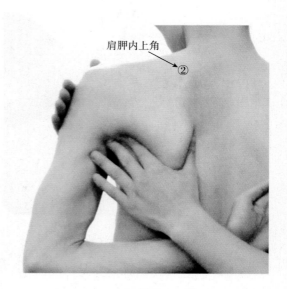

图4-2-6　肩胛提肌附着点肩胛内上角

2.肩胛骨内上角　右手持针刀，刀口线与肩胛提肌纵轴平行，针刀体与皮面垂直刺入，到达肩胛骨内上角骨面，提起针刀纵行切开附着点2~3次，再纵横摆动2~3次。操作时刀口切不可偏离肩胛骨内上角骨面，以免刺伤肺尖，引起气胸。

四、冈上肌腱附着点

（一）简介

冈上肌具有保护与加强肩关节的作用，固定肱骨头于肩胛骨关节盂内，并协同三角肌外展上臂，对维持肩关节的稳定和肩关节活动起着极其重要的作用。其损伤部位多位于冈上肌腱在肱骨大结节的止点处，这是因为肩关节在外展0°~120°的过程中，冈上肌腱与肩峰、喙肩韧带的间隙逐渐缩小，肩关节长期反复地内收外展运动，极易引起冈上肌腱止点处的无菌性炎症，同时该处局部血供差，使病情缠绵难愈，且易反复发作。

（二）体表定位

位于冈上肌腱肱骨大结节上部压痛点处（图4-2-7）。

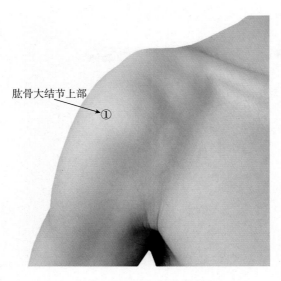

肱骨大结节上部

①

图4-2-7 冈上肌腱附着点肱骨大结节上部

（三）针刀治疗

右手持针刀，刀口线与上肢纵轴平行，针刀体与皮面垂直刺入，到达肱骨大结节上部骨面，提起针刀纵行切开附着点2~3次，再纵横摆动2~3次。

五、冈下肌腱附着点

（一）简介

冈下肌位于三角肌和斜方肌的深面，受肩胛下神经支配，起自冈下窝及冈下筋膜，肌纤维向外逐渐集中，经肩关节的后面，止于肱骨大结节和关节囊。

冈下肌为三角形扁肌，起点阔长，终点细短。当肩关节活动过多时，冈下肌反复收缩，极易引起冈下肌腱附着点处发生急性或慢性劳损而产生筋膜或肌腱炎症，引起疼痛。长期炎症、充血、水肿、渗出，使肌组织形成程度不同的粘连、纤维组织增生，甚至瘢痕、挛缩，使疼痛更为剧烈。

（二）体表定位

位于冈下肌腱肱骨大结节后部压痛点处（图4-2-8）。

（三）针刀治疗

右手持针刀，刀口线与上肢纵轴垂直，针刀体与皮面垂直刺入，到达肱骨大结节上部骨面，提起针刀纵行切开附着点2~3次，再纵横摆动2~3次。

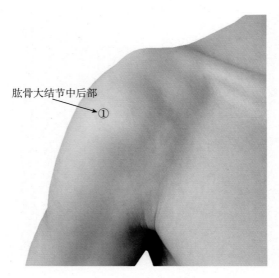

图4-2-8　冈下肌腱附着点肱骨大结节中后部

六、菱形肌附着点

（一）简介

菱形肌是参与肩胛骨和肩关节活动肌群的主要收缩肌之一。肩关节在超负荷受力条件下，易造成菱形肌急性损伤。

（二）体表定位

位于菱形肌附着点的肩胛骨内侧缘压痛处（图4-2-9）。

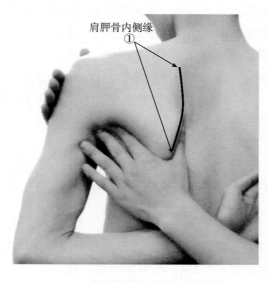

图4-2-9　菱形肌附着点肩胛骨内侧缘

（三）针刀治疗

右手持针刀，刀口线与身体纵轴平行，针刀体与皮面垂直加压，到达肩胛骨内侧缘骨面，提起针刀纵行切开附着点2~3次，再纵横摆动2~3次。操作时刀口切不可偏离骨面，以免引起气胸。

七、肱二头肌短头附着点

（一）简介

肱二头肌短头附着于喙突下缘，长期慢性劳损或发生肩周炎时，此处容易出现炎症、粘连，引起疼痛。

（二）体表定位

位于喙突下缘肱二头肌短头附着点压痛处（图4-2-10）。

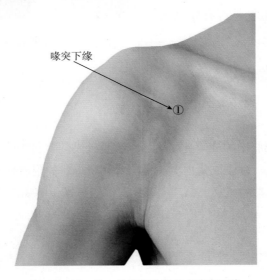

图4-2-10 肱二头肌短头附着点喙突下缘

（三）针刀治疗

针刀的刀口线与身体纵轴平行，垂直于骨面进针，到达骨面后，沿喙突骨面下缘纵行切开附着点2~3次，再纵横摆动2~3次，注意不可离开喙突骨面。

八、伸肌总腱附着点（肱骨外上髁）

（一）简介

桡侧腕长伸肌、桡侧腕短伸肌、指伸肌、小指伸肌、尺侧腕伸肌以伸肌总腱附着于肱骨外上髁，当受到持续、反复的牵拉，必然会造成肌腱末端的炎症、粘连、挛缩、组织纤维化等病理改变而产生疼痛。

（二）体表定位

位于伸肌总腱在肱骨外上髁周围的压痛处（图4-2-11）。

（三）针刀治疗

左手拇指按在施术点上，右手持针刀，刀口线与上肢纵轴平行，针刀体与皮面垂直刺入，到达肱骨外上髁骨面，提起针刀纵行切开附着点2~3次，再纵横摆动2~3次。操作时刀口切不可偏离肱骨外上髁骨面，同时注意询问患者是否有放电感至前臂，避免损伤桡神经。

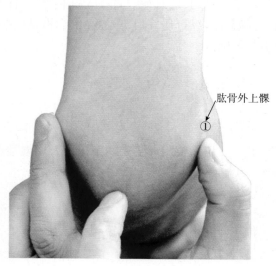

图4-2-11　伸肌总腱附着点肱骨外上髁

九、屈肌总腱附着点（肱骨内上髁）

（一）简介

肱骨内上髁为前臂屈肌中的桡侧腕屈肌、掌长肌、尺侧腕屈肌肱头、指浅屈肌肱尺头和旋前圆肌肱头总腱的起点。由于肱骨内上髁是前臂屈肌总腱的附着处，当受到持续、反复的牵拉，必然会造成肌腱末端的炎症、粘连、挛缩、组织纤维化等病理改变而发生疼痛。

（二）体表定位

位于屈肌总腱在肱骨内上髁周围的压痛处（图4-2-12）。

（三）针刀治疗

左手以示指、中指按压在治疗点上，右手持针刀，刀口线与前臂长轴平行，针刀体与皮面垂直刺入，到达肱骨内上髁骨面，提起针刀纵行切开附着点2~3次，再纵横摆动2~3次。操作时应不可偏离骨面，避免损伤尺神经及附近血管。

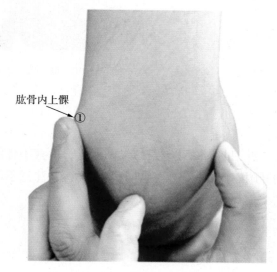

图4-2-12　屈肌总腱附着点肱骨内上髁

十、第3腰椎横突肌筋膜附着点

（一）简介

第3腰椎横突是脊柱腰段应力的集中点，其上附着的腰背筋膜所承受的拉力较大，易受损伤，可出现腰部疼痛、活动受限，疼痛可达臀部及大腿前方。

（二）体表定位

腹下垫枕，在第2~3腰椎棘突间隙旁开3~3.5cm处（图4-2-13）。

（三）针刀治疗

右手持针刀，左手拇指按压定点，刀口线与躯干纵轴平行，针刀体与皮面垂直刺入，到达横突背侧骨面后，提起针刀纵行切开附着点2~3次，再纵横摆动2~3次，然后调整刀口线，分别在横突末端的上缘、外侧缘、下缘，沿骨与软组织的交界处行弧形切开，针刀下有松动感后，退出针刀。针刀操作时，定点必须准确，依患者胖瘦，选择针刀型号，刀口切不可离开横突骨面。

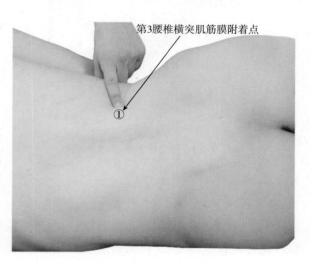

第3腰椎横突肌筋膜附着点

①

图4-2-13　第3腰椎横突肌筋膜附着点

十一、髂腰韧带附着点

（一）简介

髂腰韧带使$L_{4~5}$和髂骨连接更为稳定，可限制$L_{4~5}$的旋转，防止L_5在骶骨上朝前滑动，抵抗体重引起的剪力，维持脊柱的正常生理姿态。若经常处于弯腰状态，或在弯腰状态下突然旋转腰部，或腰部过屈、过度侧屈，则导致髂腰韧带的慢性累积性劳损或一侧髂腰韧带的扭伤，使髂腰韧带纤维撕裂、肿胀，日久则粘连、挛缩。

（二）体表定位

1.$L_{4~5}$横突压痛处（图4-2-14）。
2.髂嵴髂腰韧带附着点压痛处（图4-2-15）。

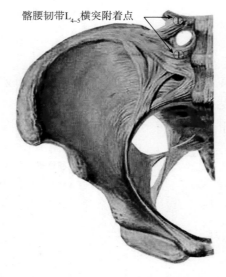

图4-2-14　髂腰韧带L₄₋₅横突附着点

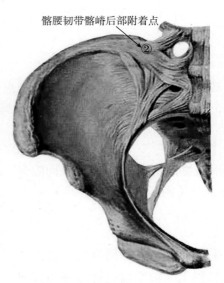

图4-2-15　髂腰韧带髂嵴后部附着点

（三）针刀治疗

1.**L₄₋₅横突**　右手持针刀，刀口线与躯干纵轴平行，针刀体与皮面垂直刺入，提起针刀纵行切开附着点2~3次，再纵横摆动2~3次。操作时刀口切不可偏离横突骨面，以免进入腹腔引起损伤。

2.**髂嵴处**　右手持针刀，刀口线与垂直于髂嵴，针刀体与皮面垂直刺入，提起针刀纵行切开附着点2~3次，再纵横摆动2~3次。

十二、梨状肌附着点

（一）简介

梨状肌是髋关节的外展肌之一，与臀部内外肌群及其他肌肉配合，使大腿外展、外旋。下肢外展、外旋或蹲位变直位时，可使梨状肌拉长、牵拉而损伤梨状肌。梨状肌损伤后，局部充血水肿或痉挛，反复损伤导致梨状肌粘连、肥厚、挛缩、瘢痕。另外因L₄~S₃神经的前支组成骶丛，当下腰段椎间盘突出物刺激或卡压邻近的神经根时，也可导致梨状肌反射性痉挛。梨状肌的病理改变挤压摩擦周围软组织及通往臀部下肢的神经、血管，尤其是坐骨神经，引起相应的临床症状。

（二）体表定位

1.骶骨外缘梨状肌附着点压痛处（图4-2-16）。

2.股骨大转子上缘后部梨状肌附着点压痛处（图4-2-17）。

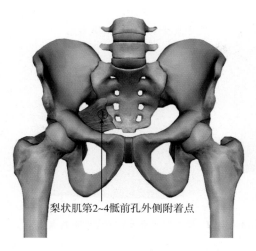
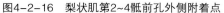

图4-2-16　梨状肌第2~4骶前孔外侧附着点

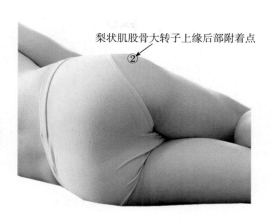

图4-2-17　梨状肌股骨大转子上缘后部附着点

（三）针刀治疗

1.**骶骨外缘梨状肌附着点压痛处**　右手持针刀，刀口线与骶骨外侧缘骨面垂直，针刀体与皮面垂直刺入，到达骶骨外侧缘骨面，提起针刀纵行切开附着点2~3次，再纵横摆动2~3次。

2.**股骨大转子上缘后部梨状肌附着点压痛处**　以左手拇指按在施术点上，右手持针刀，刀口线与股骨大转子尖端骨面垂直，针刀体与皮面垂直刺入，到达股骨大转子尖端骨面，提起针刀纵行切开附着点2~3次，再纵横摆动2~3次。

十三、臀中肌附着点

（一）简介

臀中肌是髋部主要的外展肌之一，并且为髋关节后外侧稳定的提供主要动力。在日常的生活、运动和劳作，尤其是在以髋部为顶点的躯干侧方摆动（如足内翻扭伤时，因重力作用，同侧髋部往侧方扭摆）和以髋部为轴心的腰臀部扭转（如投掷动作），常导致此肌的劳损和牵拉伤，产生粘连、挛缩、纤维化和瘢痕，影响局部软组织功能而产生临床症状。

（二）体表定位

1.**臀中肌起点**　位于髂嵴外下缘的压痛处（图4-2-18）。

2.**臀中肌止点**　位于股骨大转子尖端的上面和外侧面的压痛处（图4-2-19）。

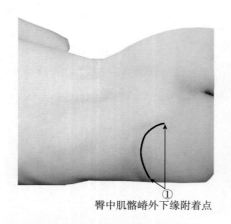

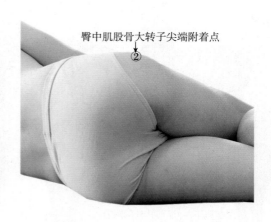

臀中肌股骨大转子尖端附着点②

臀中肌髂嵴外下缘附着点①

图4-2-18　臀中肌髂嵴外下缘附着点　　　图4-2-19　臀中肌股骨大转子尖端附着点

（三）针刀治疗

1.**臀中肌起点**　以左手拇指按在施术点上，右手持针刀，刀口线与臀中肌纵轴平行，针刀体与皮面垂直刺入，到达髂骨外侧骨面，提起针刀纵行切开附着点2~3次，再纵横摆动2~3次。

2.**臀中肌止点**　以左手拇指按在施术点上，右手持针刀，刀口线与股骨大转子尖端骨面垂直，针刀体与皮面垂直刺入，到达股骨大转子尖端骨面，提起针刀纵行切开附着点2~3次，再纵横摆动2~3次。

十四、腘绳肌附着点（坐骨结节）

（一）简介

腘绳肌包括半腱肌、半膜肌、股二头肌，其中半腱肌、半膜肌、股二头肌的长头均起自坐骨结节。腘绳肌是大腿后侧的主要肌肉，与前方股四头肌相对应。极度屈髋、伸膝，腘绳肌被过度牵拉，或者长期的超负荷锻炼可造成其附着点处的炎症、粘连，尤其是在坐骨结节处。

（二）体表定位

位于腘绳肌附着点的坐骨结节压痛处（图4-2-20）。

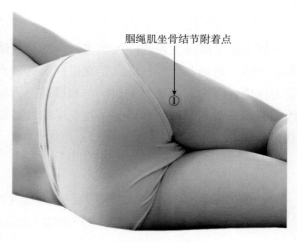

腘绳肌坐骨结节附着点①

图4-2-20　腘绳肌坐骨结节附着点

（三）针刀治疗

左手拇指用力按压，将软组织紧紧按压在坐骨结节上，然后右手持针刀，刀口线与躯干纵轴平行，针刀体与皮面垂直刺入，到达坐骨结节骨面，提起针刀纵行切开附着点2~3次，再纵横摆动2~3次。

十五、髌韧带附着点

（一）简介

髌韧带位于关节的前部，为股四头肌腱的延续。髌韧带肥厚而坚韧，上方起自髌尖和髌关节端的下方，向下止于胫骨粗隆及胫骨前嵴的上部。由于膝关节的运动特点，髌韧带止点处受力大，极易产生慢性无菌性炎症，进而产生粘连、挛缩、瘢痕等，产生疼痛。

（二）体表定位

位于髌韧带附着点胫骨粗隆压痛处（图4-2-21）。

（三）针刀治疗

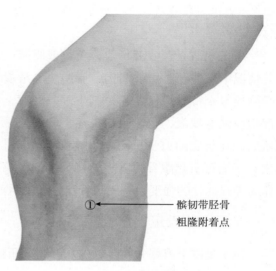

①————髌韧带胫骨
粗隆附着点

图4-2-21　髌韧带胫骨粗隆附着点

右手持针刀，刀口线与髌韧带纵轴平行，针刀体与胫骨粗隆上缘垂直刺入，到达胫骨粗隆骨面，提起针刀纵行切开附着点2~3次，再纵横摆动2~3次。

十六、跟腱附着点

（一）简介

跟腱过度使用或过度承受载荷，如过度运动或重复的运动姿势，可导致跟腱附着点处出现炎症、粘连、瘢痕增生。另外，跟腱的解剖结构和功能特点也使其容易产生损伤。在行走中，跟骨的内外翻造成跟腱的横向摆动，使跟腱与跟骨上角发生摩擦，同时跟腱血液供应相对差，使其在过度负荷下容易发生变性且不易恢复。此外，衰老导致的胶原质量改变和血运减少也可能导致附着点处发生病变。

（二）体表定位

位于跟骨后缘跟腱附着点的压痛处（图4-2-22）。

（三）针刀治疗

右手持针刀，刀口线与跟腱纵轴平行，针刀体与皮面垂直刺入，提起针刀纵行切开附着点2~3次，再纵横摆动2~3次。也可在跟腱末端上缘，跟腱与跟骨之间松解跟腱内侧面的粘连。

十七、跖腱膜附着点

（一）简介

当长期站立、疲劳行走、负重或肥胖、运动劳损等情况下致使跖腱膜、肌肉、脂肪垫、滑囊等软组织受到反复牵拉、挤压，超过其生理限度时，可导致局部组织缺血缺氧，引起组织炎症、纤维化、挛缩等，从而破坏足底的力学平衡。跖腱膜和足底肌肉的纤维化、挛缩可引起跟骨附着点处持续性的牵拉损伤，人体为加强此处的强度，就使附着点钙盐沉积钙化和骨化而形成骨赘。

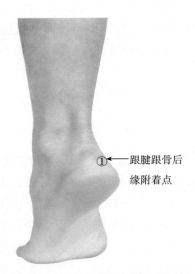

① ← 跟腱跟骨后缘附着点

图4-2-22　跟腱跟骨后缘附着点

（二）体表定位

位于足跟下方跟骨结节的内、外侧突跖腱膜附着点的压痛处（图4-2-23）。

（三）针刀治疗

右手持针刀，刀口线与足底纵轴平行，针刀体与皮面垂直刺入，到达跟骨骨面，提起针刀纵行切开附着点2~3次，再纵横摆动2~3次。

第三节　腱围结构病变点

腱围结构包括腱鞘、滑囊、脂肪垫等，是临床中经常遇到的损伤部位。其中腱鞘包于某些长肌腱表面，多位于有肌腱通过的活动范围较大的关节外，由外层的腱纤维鞘和内层的腱滑膜鞘共同组成。腱鞘内有少量的滑液，可起约束肌腱的作用，并可减少肌腱在运动时的摩擦。滑囊是由内皮细胞覆盖，内部含有少许滑液的封闭性囊；少数与关节相通，位于关节附近的骨突与肌腱或肌肉及皮肤之间；在摩擦力或压力较大的

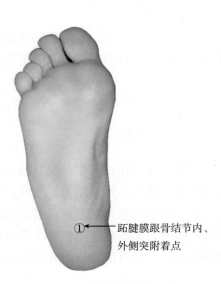

① ← 跖腱膜跟骨结节内、外侧突附着点

图4-2-23　跖腱膜跟骨结节内、外侧突附着点

地方都存在有滑囊。它的主要作用是促进滑动，并减少人体软组织与骨组织间的摩擦和压迫。脂肪垫是由于脂肪细胞增生变大，在皮下聚积造成的一层脂肪层，正常情况下对机体起到缓冲、保护作用，如足跟脂肪垫。

对于狭窄性腱鞘炎，只需用针刀将狭窄部腱鞘支持带切开松解即可，一般应当避免针刀伤及肌腱，因为狭窄的首要原因在于腱鞘支持带，松解支持带即可。此时肌腱已经处于病变状态，人为切开肌腱不利于肌腱承重。

针刀松解脂肪垫病变从两方面入手，一方面分离脂肪垫与周围组织的粘连，另一方面切开脂肪垫进行减压。

对于滑囊炎渗出量较多者，可用针刀将滑囊壁切开，使囊液溢出进入组织间隙被吸收。此种治疗方法只针对无菌性滑囊炎，有感染病灶者不能用此方法。

一、屈指肌腱腱鞘狭窄点

（一）简介

屈指肌腱狭窄性腱鞘炎又称扳机指或弹响指，好发于中指、环指和拇指。腱鞘由较厚的环状纤维性鞘管与掌骨头构成相对狭窄的纤维性鞘管，屈指肌腱通过此处时受到机械性刺激而使摩擦力加大，加之手掌握物时腱鞘受到硬物与掌骨头两方面的挤压损伤，逐渐形成环形狭窄。

（二）体表定位

屈指肌腱腱鞘狭窄点共有4点：让患指伸展并固定，第1点在硬结的近端（A1滑车的近端），手指掌面的正中线，示指位于掌中间横纹远端5mm，第2点在中指和环指位于掌远侧横纹远端约3mm，第3点在小指位于掌远侧横纹远端约2mm，第4点在拇指位于掌指横纹远端2mm，即为进针刀点（图4-3-1）。

（三）针刀治疗

定点进针刀点，刀口线方向与肌腱方向一致，针刀体与皮肤垂直，针刀直刺入皮肤，感觉阻力增大时提示针刀抵

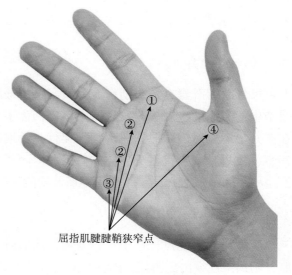

屈指肌腱腱鞘狭窄点

图4-3-1　屈指肌腱腱鞘狭窄点

达指滑车表面，刀口线方向与滑车纤维方向垂直，将滑车横行切开，切开时可感到有声响以及明显的落空感。注意只需要切开滑车，切不可用针刀穿透肌腱达骨面。

二、桡骨茎突腱鞘狭窄点

（一）简介

拇短伸肌和拇长展肌腱在桡骨茎突部腱鞘内长期相互反复摩擦，导致该处鞘管壁变厚，肌腱局部变粗，造成肌腱在腱鞘内的滑动受阻而引起临床症状。

（二）体表定位

桡骨茎突腱鞘狭窄点：位于掌侧骨嵴最高点外侧，即桡骨茎突掌侧骨嵴背侧骨嵴构成的骨沟（图4-3-2）。

（三）针刀治疗

定点进针刀点，刀口线方向与肌腱方向一致，针刀体与皮肤垂直，针刀直刺入皮肤，感觉阻力增大时提示针刀抵达指滑车表面，刀口线方向与滑车纤维方向垂直，将滑车横行切开，切开时可感到有声响以及明显的落空感。只需要切开滑车，切不可用针刀穿透肌腱达骨面。

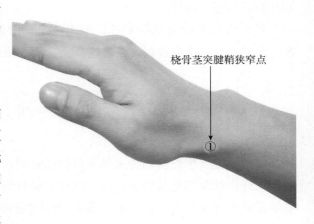

桡骨茎突腱鞘狭窄点

①

图4-3-2　桡骨茎突腱鞘狭窄点

三、鹰嘴滑囊

（一）简介

尺骨鹰嘴滑囊炎是因创伤、劳损、感染等因素刺激而出现的滑囊充血、水肿、渗出及增生的炎症性疾病。其发病原因以创伤为多见，常因撞击或经常摩擦所致。煤矿工人在矿井中运煤时，用肘支撑着匍匐爬行，长期碰撞、挤压和摩擦鹰嘴滑囊而导致发炎者甚多，故尺骨鹰嘴滑囊炎亦称"矿工肘"。其主要表现为鹰嘴部皮下囊性肿物，直径为2～4cm，可有轻度压痛，一般无疼痛及功能障碍。

（二）体表定位

鹰嘴滑囊病变点：位于尺骨鹰嘴，屈肘时尖部最突出的骨凸部。如有鹰嘴皮下囊肿胀，则局限性突出更明显（图4-3-3）。

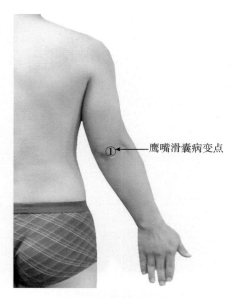

①鹰嘴滑囊病变点

图4-3-3 鹰嘴滑囊病变点

（三）针刀治疗

患者仰卧位，患肢屈肘90°，将肘放于胸前，肘下与胸壁间垫以薄枕，使肘尖暴露清楚，施术方便。将患侧手放于脑后，并将上臂垫稳，可使鹰嘴暴露更清楚。刀口线与肢体纵轴平行，针刀体与皮面垂直，快速刺入皮肤、皮下组织，深入有落空感即提示已入皮下囊内，提起针刀刃，切开囊壁2~4次即可。然后，再提起针刀刃至皮下层，将针刀体向一侧倾斜，几与皮面平行，向左（或右）推进1~1.5cm，在皮下层行通透剥离，皮下层松动后，出针刀。

四、肱横韧带病变点

（一）简介

本病常发生于长期反复过度活动的体力劳动者，可因外伤或劳损后急性发病，但大多是由于肌腱长期遭受磨损而发生退行性变的结果。

（二）体表定位

肱横韧带病变点：位于结节间沟，即肱骨上端大小结节之间的纵沟。检查时可先触诊肩峰下之骨性突起大结节，其内侧缘即为结节间沟，用拇指指尖左右弹拨，可感知指下有条索活动感，同时患者有酸痛感（图4-3-4）。

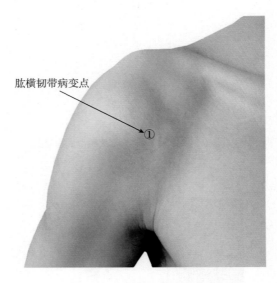

肱横韧带病变点

图4-3-4　肱横韧带病变点

（三）针刀治疗

定点进针刀点，刀口线方向与肌腱方向一致，针刀体与皮肤垂直，针刀直刺入皮肤，感觉阻力增大时提示针刀抵达肱横韧带表面，刀口线方向与韧带纤维方向垂直，将韧带横行切开，切开时可感到有声响以及明显的落空感。注意只需要切开韧带，切不可用针刀穿透肌腱达骨面。

五、髌下脂肪垫劳损点

（一）简介

疼痛是膝关节病变的主要症状，也是引起膝关节功能障碍的主要原因。反复慢性损伤可导致无菌性炎症、脂肪垫表面滑膜增生及滑膜绒毛状增生，继而与髌韧带及周围软组织粘连。

（二）体表定位

髌下脂肪垫劳损点共有3点：让患者平卧于治疗床上，暴露治疗部位，膝下垫枕头，使膝关节成屈曲位，于髌骨下缘中点定第1个点，内、外膝眼各定第2、3点（图4-3-5）。

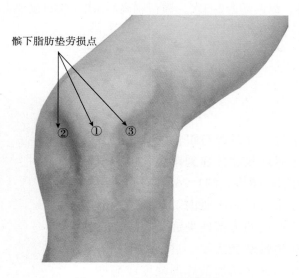

图4-3-5　髌下脂肪垫劳损点

（三）针刀治疗

定点于髌骨下缘中点，刀口线与下肢纵轴平行，针刀体与皮肤垂直刺入，通过髌韧带后，用左手拇指上推髌尖，其余四指按压髌底，使髌尖上翘，调转刀口方向90°，横向切开脂肪垫 1～3 刀后，出针刀。定点于内、外膝眼，刀口线与身体纵轴平行，针刀体与皮肤垂直刺入，使针刀体方向朝向对侧，即内侧治疗时针刀朝向外侧，外侧治疗时针刀朝向内侧，根据病变程度，向2~3个方向反复切开整个脂肪垫，将包裹并深入脂肪垫内部的筋膜充分切开。

六、跟骨脂肪垫劳损点

（一）简介

足跟部位被高低不平的路面或小石子硌伤，可引起跟骨负重下的脂肪垫组织损伤，局部充血、水肿，日久则组织变性，即产生增生、粘连与钙化。

（二）体表定位

跟骨脂肪垫劳损点在足跟压痛最明显的3~5处（图4-3-6）。

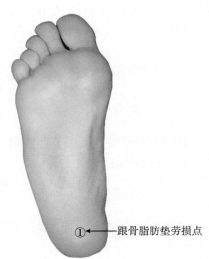

图4-3-6　跟骨脂肪垫劳损点

（三）针刀治疗

定点于足跟压痛最明显的3~5处，刀口线方向与足部纵轴垂直，针刀垂直皮肤刺入，达跟骨骨面后稍退后，纵向切开2~3次，横行剥离2~3次，勿过度刺激骨膜，挤出少许血液后即可。

七、慢性跟腱炎

（一）简介

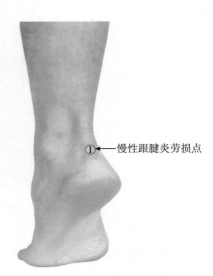

①———慢性跟腱炎劳损点

图4-3-7　慢性跟腱炎劳损点

跟腱是由连接小腿后方肌群与跟骨的带状肌腱纤维组成，张力通过肌肉收缩传递到跟腱。由于跟腱的横断面较肌肉组织小得多，约1：60左右，故而跟腱组织负担的单位张力远高于肌肉。跟腱炎一般指跟腱急慢性劳损后形成的无菌性炎症。在运动过程中，小腿腓肠肌和跟腱承受反复、过度的牵张力可导致跟腱炎。另外，突然增加锻炼的强度或频率也常会引起跟腱炎。

（二）体表定位

慢性跟腱炎劳损点：患者俯卧位，下肢平伸，踝下放垫，跟腱腱围的压痛处即是（图4-3-7）。

（三）针刀治疗

松解跟腱腱围压痛处时，针体与皮肤垂直，刀口线和跟腱纤维平行，刺透腱围，纵切数刀，纵行疏通剥离，然后横行剥离，一般2～3次，有硬结者可集中捣碎。可根据压痛面积的大小，选择2～4个治疗部位松解。术毕，出针刀，按压针刀孔1分钟。

八、腱鞘囊肿

（一）简介

腱鞘囊肿是发生于关节部腱鞘内的囊性肿物，是由于关节囊、韧带、腱鞘中的结缔组织退变所致的病症。

（二）体表定位

腱鞘囊肿劳损点：位于囊肿的最高点（图4-3-8）。

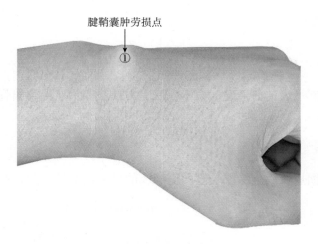

图4-3-8 腱鞘囊肿劳损点

（三）针刀治疗

一手固定囊肿，以囊肿最高点作为进针点，刀口线与肢体纵轴平行，针刀体与皮肤垂直刺入，缓慢进针达腱鞘浅层，针下有阻挡感时，切开囊壁数次。出针刀，按揉囊肿，令囊液排出。再刺至囊内，令针刀体倾斜45°，向周围腱鞘壁切开1~2次。术毕，出针刀，加压包扎。

九、鹅足滑囊炎

（一）简介

由于膝部长期反复活动等因素，导致鹅足肌腱炎，形成囊肿，从而导致膝关节内侧疼痛、肿胀，局部压痛，影响膝关节活动。

（二）体表定位

鹅足滑囊炎劳损点：患者仰卧位，膝关节伸直位，循鹅足囊压痛点定位（图4-3-9）。

（三）针刀治疗

定点于病变滑囊处，刀口线与肢体纵轴平行，针刀体与皮肤垂直刺入达囊壁处，在囊壁处做连续切开，术中每次切开均寻求突破感，将囊壁切开约1cm的切口，令囊液排出。

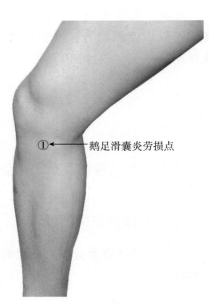

图4-3-9 鹅足滑囊炎劳损点

十、髌上滑囊炎

（一）简介

髌上滑囊为膝部最大的滑液囊，位于髌底上方及股四头肌腱与股骨前面之间，为膝关节痛的常见病因之一。

（二）体表定位

髌上滑囊炎劳损点：髌上缘线与髌两侧缘线的交叉点即是（图4-3-10）。

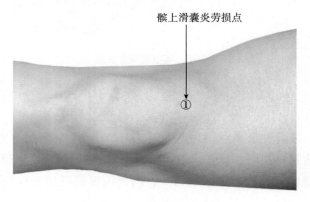

髌上滑囊炎劳损点

①

图4-3-10　髌上滑囊炎劳损点

（三）针刀治疗

定点于病变滑囊处，刀口线与肢体纵轴平行，针刀体与皮肤垂直刺入达囊壁处，在囊壁处做连续切开，术中每次切开均寻求突破感，将囊壁切开约1cm的切口，令囊液排出。

十一、坐骨结节滑囊炎

（一）简介

坐骨结节滑囊炎常见于坐姿工作和年老瘦弱者，其发病与长期久坐摩擦损伤有关。

（二）体表定位

坐骨结节滑囊炎劳损点：患者侧卧位，屈髋屈膝，坐骨结节滑囊的压痛点即是（图4-3-11）。

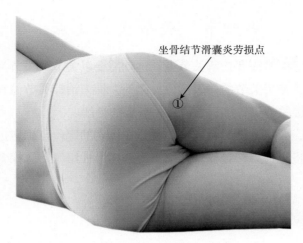

图4-3-11　坐骨结节滑囊炎劳损点

（三）针刀治疗

定点于病变滑囊处，刀口线与肢体纵轴平行，针刀体与皮肤垂直刺入达囊壁处，在囊壁处做连续切开，术中每次切开均寻求突破感，将囊壁切开约1cm的切口，令囊液排出。

十二、肩峰下滑囊炎

（一）简介

肩峰下滑囊炎多继发于肩关节周围组织的损伤和退行性变，发病时肩部疼痛剧烈，活动受限明显。

（二）体表定位

肩峰下滑囊炎劳损点可选取2个进针点：第1点位于肩关节外侧明显隆起、三角肌肌腹压痛处，第2点位于肩峰外缘与肱骨头之间的间隙处（图4-3-12）。

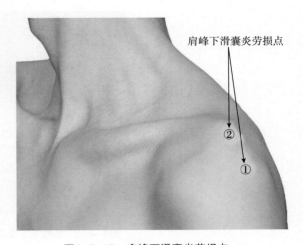

图4-3-12　肩峰下滑囊炎劳损点

（三）针刀治疗

定点于病变滑囊处，刀口线与肢体纵轴平行，针刀体与皮肤垂直刺入达囊壁处，在囊壁处做连续切开，术中每次切开均寻求突破感，将囊壁切开约1cm的切口，令囊液排出。

第四节　关节囊病变点

治疗颈椎、腰椎病时常需要松解关节囊，这就需要以关节突关节为依据进针刀，因此医生必须清楚地了解关节突关节的体表定位。此外，针刀治疗关节僵直、痛风性关节炎、风湿性关节炎、类风湿关节炎等疾病也需要关节囊的松解。

针刀松解关节囊，要求进针刀时先按照关节在体表的定位点确定进针刀点，快速将针刀刺入皮肤，然后缓慢进针刀，寻找骨性组织，到达骨性组织后，探索寻找关节间隙，切开病变关节囊。

一、颈椎关节突关节囊

（一）简介

颈椎病是临床常见病，针刀治疗时常需要切开病变节段的关节囊。

（二）体表定位

颈椎关节突关节囊：从颈椎棘突顶点旁开1.5~2.5cm，为左右关节突关节囊（图4-4-1）。

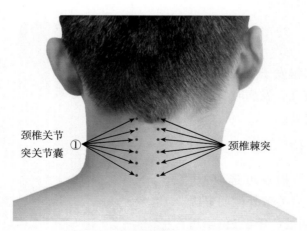

图4-4-1　颈椎关节突关节囊（左侧）

（三）针刀治疗

患者俯卧位，颈前屈，于定点处刀口线与人体纵轴平行，针刀体于皮肤垂直刺入，达骨面后调转刀口线90°，寻找关节囊韧带，将其切开2~3次，针刀下有松动感即可出针刀。

二、腰椎关节突关节囊

（一）简介

针刀治疗腰椎病常需要松解腰椎关节突关节囊。

（二）体表定位

腰椎关节突关节囊：棘突间中点旁开2cm左右（图4-4-2）。

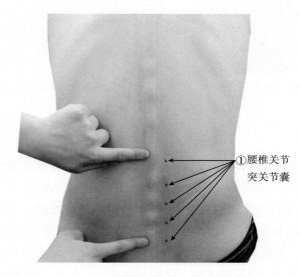

①腰椎关节突关节囊

图4-4-2　腰椎关节突关节囊（右侧）

（三）针刀治疗

于定点处刀口线平行于脊柱，针刀体垂直于皮肤刺入，达关节突寻找关节囊韧带，在此切开2~3次，针刀下有松动感即可出针刀。

三、肩关节囊

（一）简介

肩周炎患者可出现肩关节囊的粘连挛缩带，采用针刀松解肩关节粘连挛缩带，可扩大关节活动范围。

（二）体表定位

1.**肩关节囊后下方点**　肩峰与腋后皱襞上端连线的中点（图4-4-3）。
2.**肩关节囊肩峰下点**　肩峰下与肱骨大结节之间（图4-4-4）。

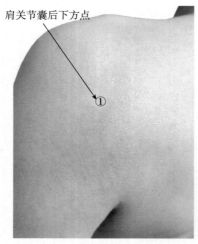

图4-4-3 肩关节囊后下方点

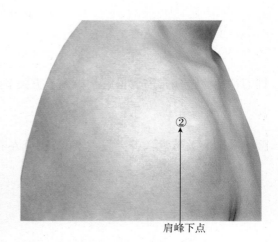

图4-4-4 肩关节囊肩峰下点

（三）针刀治疗

1.**肩关节囊后下方点** 患者俯卧位，患肢下垂于床边，定位于肩峰与腋后皱襞上端连线的中点，刀口线与局部肌纤维走向一致，针刀体与皮肤垂直刺入，针刀达肩关节囊，先在关节囊与肌腱之间纵横摆动3~5次，使其间的粘连得到松解，之后助手牵拉患肩使之被动前屈上举，使患肩后下方关节囊处于紧张状态，针刀沿关节间隙切开粘连挛缩带2~3次，随着针刀的松解，使患肩逐渐前屈上举，尽量争取达到最大上举度，即可出针刀。

2.**肩关节囊肩峰下点** 患者仰卧位，患肩外展90°，定位于肩峰下间隙，刀口线与局部肌纤维走向一致，针刀体与皮肤垂直刺入，达肱骨上端，助手使患肩被动外旋，调转刀口线90°，刀口线与肩峰下平行，横行切开肩峰下挛缩带3~5次，层面间摆动3~5次，随着针刀松解可见肩内外旋度增加，即可出针刀。

四、肘关节囊

（一）简介

肘关节僵硬是由各种原因造成的肘关节功能障碍的总称，是肘部创伤后的常见并发症。

（二）体表定位

1.**肘关节囊肘后侧点（天井穴）** 尺骨鹰嘴上1cm凹陷处（图4-4-5）。

2.**肘关节囊肘后内、外侧点** 尺骨鹰嘴两侧凹陷处（图4-4-6）。

3.**肘关节囊肘前内侧点** 肘窝内侧，肘横纹上0.5cm正中点（肱二头肌腱内侧缘）（图4-4-7）。

4.肘关节囊肘前正中点　肱二头肌腱肘正中最窄处（图4-4-8）。

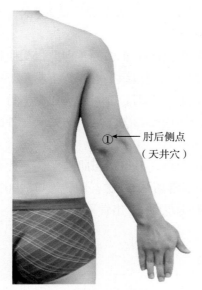

图4-4-5　肘关节囊肘后侧点（天井穴）

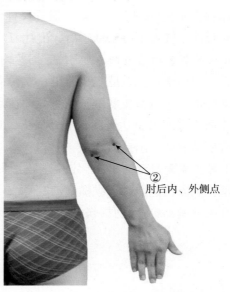

图4-4-6　肘关节囊肘后内、外侧点

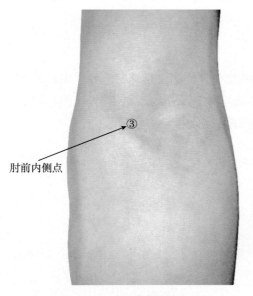

图4-4-7　肘关节囊肘前内侧点

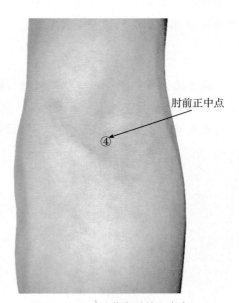

图4-4-8　肘关节囊肘前正中点

（三）针刀治疗

1.肘关节囊肘后侧点（天井穴）　定位于尺骨鹰嘴上1cm凹陷处，刀口线与肱三头肌纤维走向平行，针刀体于皮肤垂直刺入，达关节囊后壁，切开囊壁3~4次，勿损伤关节软骨面，针刀下有松动感后，出针刀。

2.**肘关节囊肘后内、外侧点**　定位于尺骨鹰嘴两侧凹陷处，刀口线与肢体纵轴平行，针刀体垂直于皮肤刺入，内侧应避开尺神经，达关节囊，切开关节囊后壁2~3次，勿损伤关节软骨面，针刀下有松动感后，出针刀。

3.**肘关节囊肘前内侧点**　定位于肘窝内侧、肘横纹上0.5cm正中处（即肱二头肌腱内侧缘），在肘内侧可扪及肱二头肌腱，左手拇指端从腱索内侧边缘掐下（指下应是正中神经和肱动脉），一直将皮肤推顶到骨面，在紧贴指甲面刺入针刀，刀口线与肌腱平行，针刀体与皮面垂直刺入直达骨面，放开拇指，切开关节囊前壁2~3次，勿损伤关节软骨面，针刀下有松动感后，出针刀。

4.**肘关节囊肘前正中点**　定位于肱二头肌腱肘正中点，刀口线与肌腱平行，针刀体于皮肤垂直刺入，达肌腱下纵横摆动2~3次，继续达关节囊切开3~5次，调转刀口线90°，横行切开关节囊3~5次，勿损伤关节软骨面，针刀下有松动感后，出针刀。

五、腕关节囊

（一）简介

类风湿关节炎是以关节滑膜增殖为主要病理表现的风湿免疫性疾病，关节病变是该病的主要受累部位，最易累及腕关节。

（二）体表定位

1.**腕关节囊腕背侧点**　指总伸肌腱与腕中横纹交界桡侧或尺侧凹陷处（图4-4-9）。
2.**腕关节囊腕背桡侧点（鼻烟窝）**　拇长伸肌与腕近侧横纹交叉凹陷处（图4-4-10）。
3.**腕关节囊腕背尺侧点**　尺骨茎突背远侧凹陷处（图4-4-11）。

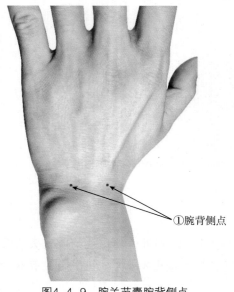

图4-4-9　腕关节囊腕背侧点

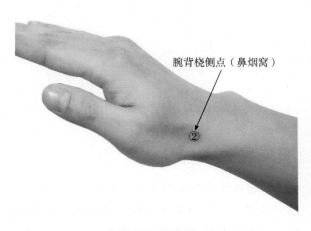

腕背桡侧点（鼻烟窝）

图4-4-10　腕关节囊腕背桡侧点（鼻烟窝）

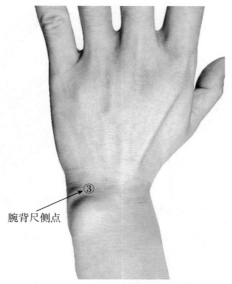

腕背尺侧点

图4-4-11 腕关节囊腕背尺侧点

（三）针刀治疗

1.**腕关节囊腕背侧点** 定位于指总伸肌腱与腕中横纹交界桡侧或尺侧凹陷处，刀口线与肢体纵轴平行，针刀体与皮肤垂直刺入，纵行切开关节囊2~3次，勿损伤关节软骨面，针刀下有松动感后，出针刀。

2.**腕关节囊腕背桡侧点（鼻烟窝）** 定位于拇长伸肌与腕近侧横纹交叉凹陷处，刀口线与肢体长轴平行，针刀体与皮面垂直刺入，纵行切开关节囊2~3次，勿损伤关节软骨面，针刀下有松动感后，出针刀。

3.**腕关节囊腕背尺侧点** 触及尺骨茎突背远侧凹陷处，刀口线与肢体纵轴平行，针刀体与皮面垂直刺入，依次经皮肤、皮下组织，突破关节囊，直达关节腔，此时有落空感，对关节囊行纵行切开2~3次，勿损伤关节软骨面，针刀下有松动感后，出针刀。

六、指间关节囊

（一）简介

类风湿关节炎是一种以侵蚀性关节炎为主要表现的全身性自身免疫病，表现为以双手小关节受累为主的对称性、持续性多关节炎。

（二）体表定位

指间关节囊：位于指间关节横纹中间（图4-4-12，图4-4-13）。

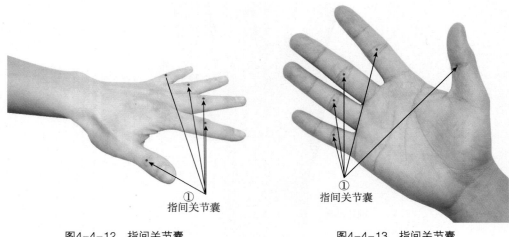

图4-4-12　指间关节囊　　　　　　　　　　图4-4-13　指间关节囊

（三）针刀治疗

在定点处，刀口线方向与手指纵轴平行，针刀体于皮面避开血管垂直刺入，达骨面后提起，调转刀口线90°，将关节囊横行切开2~3次，出针刀。

七、髋关节囊

（一）简介

股骨头缺血性坏死可见髋关节囊肥厚、硬化，髋关节囊的病变可加剧股骨头缺血，因此针刀松解髋关节囊是治疗股骨头缺血的方法之一。

（二）体表定位

1.**髋关节囊髋前侧点**　位于腹股沟韧带下方与股动脉交叉点沿股动脉向下2cm，向外旁开2cm处（图4-4-14）。

2.**髋关节囊髋外侧点**　股骨大转子尖上方2cm处（即股骨大转子尖至髋臼上盂缘连线中点处）（图4-4-15）。

3.**髋关节囊髋后外侧点**　从股骨大粗隆中点至髂后下棘连线的中、外2/3交界处（图4-4-16）。

（三）针刀治疗

1.**髋关节囊髋前侧点**　在定点处，刀口线与肢体纵轴平行，针刀体垂直于皮肤刺入达股骨颈骨面，然后提起针刀至硬韧的关节囊前壁之外，对关节囊行纵横切开3~5次，勿损伤关节软骨面，针刀下有松动感后，出针刀。

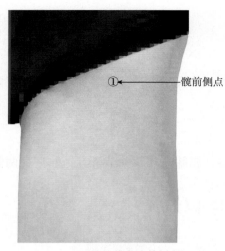

图4-4-14 髋关节囊髋前侧点

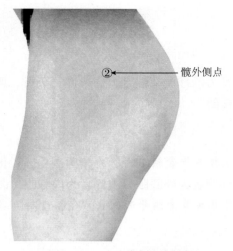

图4-4-15 髋关节囊髋外侧点

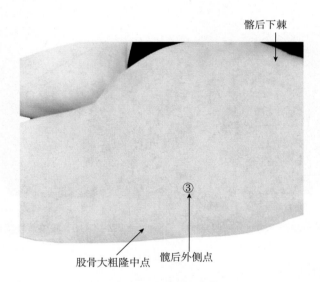

图4-4-16 髋关节囊髋后外侧点

2.髋关节囊髋外侧点 在定点处，刀口线与肢体纵轴平行，针刀体垂直于皮肤刺入直达骨面，然后提起针刀，对关节囊外壁纵横切开3~5次，勿损伤关节软骨面，针刀下有松动感后，出针刀。

3.髋关节囊髋后外侧点 在定点处，刀口线与肢体纵轴平行，针刀体垂直于皮肤刺入达股骨颈后侧骨面，然后提起针刀至关节囊后壁表面，对关节囊行纵横切开3~5次，勿损伤关节软骨面，针刀下有松动感后，出针刀。

八、膝关节囊

（一）简介

针刀治疗关节僵直、痛风性关节炎、风湿性关节炎、类风湿关节炎等疾病也需要关节囊的松解。

（二）体表定位

1.**膝关节囊髌下内、外膝眼点** 患者正坐位，屈膝，在膝关节下方，髌韧带两侧凹陷处，外侧者为外膝眼，内侧者为内膝眼（图4-4-17）。

2.**膝关节囊髌骨两侧点** 在髌骨两侧缘各定2~4点（图4-4-18）。

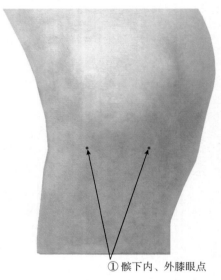

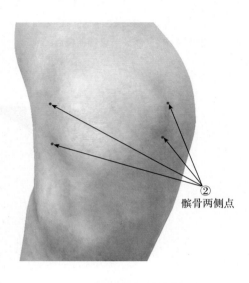

①髌下内、外膝眼点

②髌骨两侧点

图4-4-17 膝关节囊髌下内、外膝眼点　　　　图4-4-18 膝关节囊髌骨两侧点

（三）针刀治疗

1.**膝关节囊髌下内、外膝眼点** 患者仰卧位，屈膝70°~80°，在定点处，刀口线与下肢纵轴平行，针刀体与皮肤垂直刺入，达关节囊，行"十字"切开3~5次，勿损伤关节软骨面，针刀下有松动感后，出针刀。

2.**膝关节囊髌骨两侧点** 患者仰卧位，屈膝70°~80°，在定点处，刀口线与髌周切线平行，针刀体与皮肤约成60°角刺入，直达骨面，调整针刀进入关节腔，横行切开髌周支持带及关节囊2~4次，勿损伤关节软骨面，针刀下有突破感后，出针刀。

九、踝关节囊

（一）简介

针刀治疗关节僵直、痛风性关节炎、风湿性关节炎、类风湿关节炎等疾病也需要关节囊的松解。

（二）体表定位

1.**踝关节囊前内侧点（解溪穴）** 蹈长伸肌腱外侧与趾长伸肌腱之间的凹陷处（约内踝尖前1cm处）（图4-4-19）。

2.**踝关节囊外侧点（昆仑穴）** 外踝高点与跟腱之间的凹陷处（图4-4-20）。

3.**踝关节囊前外侧点（丘墟穴）** 足外踝的前下方1cm凹陷处（即跗骨窦外口处）（图4-4-21）。

4.**踝关节囊内侧点** 内踝尖下缘点处（图4-4-22）。

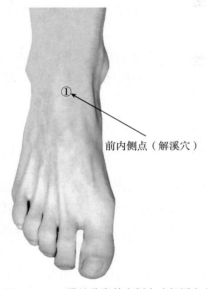

图4-4-19 踝关节囊前内侧点（解溪穴）

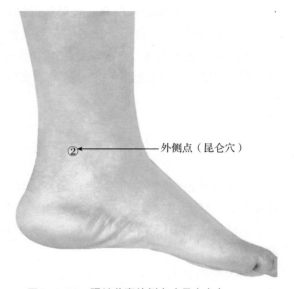

图4-4-20 踝关节囊外侧点（昆仑穴）

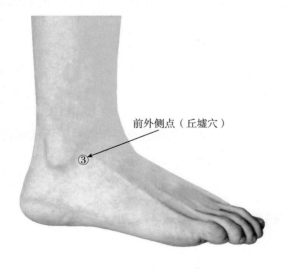

图4-4-21 踝关节囊前外侧点（丘墟穴）

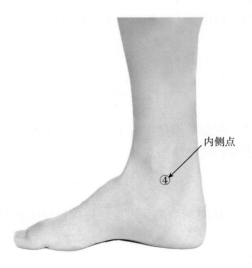

图4-4-22 踝关节囊内侧点

（三）针刀治疗

1.**踝关节囊前内侧点（解溪穴）** 在定点处，刀口线与小腿纵轴平行，针刀体与皮肤成90°刺入，经小腿十字韧带到达踝关节前内侧关节囊，纵行切开2~3次，勿损伤关节软骨面，针刀下有突破感后，出针刀。

2.**踝关节囊外侧点（昆仑穴）** 在定点处，刀口线与小腿纵轴平行，针刀体与皮肤成90°刺入，针刀贴腓骨尖骨面，经腓距后韧带起点，到达踝关节外侧关节囊壁，纵行切开3~5次，勿损伤关节软骨面，针刀下有突破感后，出针刀。

3.**踝关节囊前外侧点（丘墟穴）** 在定点处，刀口线与小腿纵轴平行，针刀体与皮肤成90°刺入，针刀贴腓骨前缘，经腓距前韧带起点，到达踝关节外侧关节囊壁，纵行切开3~5次，勿损伤关节软骨面，针刀下有突破感后，出针刀。

4.**踝关节囊内侧点** 在定点处，刀口线与小腿纵轴平行，针刀体与皮肤成90°刺入，经三角韧带起点，到达踝关节内侧关节囊壁，纵行切开3~5次，勿损伤关节软骨面，出针刀。

第五节 高张力点

人体内软组织挛缩或腔隙内压增高可导致软组织张力增高，从而产生症状。前者比如跟腱挛缩，后者比如滑囊炎，囊液增加，囊壁张力增高，这都属于高张力点。高张力点其实也包括前面章节所述的肌筋膜触发点、附着点病变、关节囊挛缩等，本节对以上内容不再重述。

因为损伤和劳损等原因，人体软组织可出现张力或者压力增高的现象，引起各种症状，减张减压是针对这种病变最有效的手段，针刀松解可有效地达到减张减压的目的。当软组织挛缩或者张力增高时，可用针刀将病变组织部分切开以减张；当腔隙内压力增高时，可用针刀将腔隙壁切开以减压。

一、跟腱挛缩高张力点

（一）简介

跟腱挛缩是指由于骨折、跟腱断裂、神经系统损伤等引起跟腱长期制动后，不能维持正常长度的状态。

（二）体表定位

跟腱挛缩高张力点：每次选择跟腱的不同平面处定点（图4-5-1）。

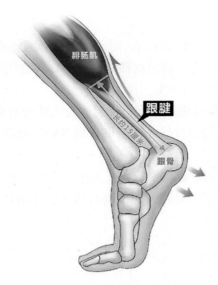

图4-5-1 跟腱挛缩高张力点

（三）针刀治疗

患者俯卧位，踝下垫枕，助手将跟腱绷紧，每次治疗定位于跟腱的不同平面，刀口线与跟腱纵轴平行，针刀体与皮肤垂直刺入，到达跟腱针刀下会有坚韧感，调转刀口线90°，横行将跟腱纤维束少量切开，针刀退到跟腱后表面，水平移动，继续将跟腱束切开，直到单用示指垂直按压跟腱下陷0.5～1cm为止，表示跟腱张力明显降低，即完成一次治疗。

二、脊柱侧弯高张力点

（一）简介

脊柱侧弯是一种临床症状，表现为某一段脊柱在额状面偏离身体中心，脊柱前后位X线片示上侧方弯曲大于10°。

（二）体表定位

竖脊肌为脊柱后方的长肌，下起骶骨背面，上达枕骨后方，填于棘突与肋角之间的沟内。它以总腱起自骶骨背面、腰椎棘突、髂嵴后部和胸腰筋膜，向上分为三部：外侧为髂肋肌，止于肋角；中间为最长肌，止于横突及其附近肋骨；内侧为棘肌，止于棘突。

1.凹面一侧棘突间隙旁开5cm处，相当于横突处。

2.侧弯部位棘突间。

3.肋骨与髂肋肌交界部位，体表于髂肋肌旁可触及肋骨。

（三）针刀治疗

1.在定点处，刀口线与脊柱纵轴平行，针刀体与人体背面垂直刺入，到达横突背侧骨面，然后调转刀口线90°，使之与横突长轴平行，小心移动针刀刃到横突边缘，沿横突将横突间韧带和横突间肌横行切开2~3次。

2.在定点处，刀口线与脊柱纵轴平行，针刀体与人体背面垂直刺入，到达棘突顶，移动针刀刃到达棘突上缘，调转刀口线90°，横行切开棘间韧带2~3次，注意进针深度，避免损伤脊髓。

3. 在定点处，刀口线与脊柱纵轴平行，针刀体与人体背面垂直刺入，到达肋骨角，移动针刀刃到髂肋肌下方，调转刀口线90°，横行切开肋骨角处附着点2~3次，注意进针方向，避免损伤肺脏。

三、肌性斜颈高张力点

（一）简介

肌性斜颈是由一侧胸锁乳突肌发生纤维性挛缩后形成的畸形，表现为头部向一侧倾斜，下颌转向健侧。如勉强将头摆正，可见胸锁乳突肌紧张而突出于皮下，形成硬性条索。

（二）体表定位

选取患侧胸锁乳突肌条索形肿物或骨疣样硬块中心定点。

（三）针刀治疗

左手夹持胸锁乳突肌条索形肿物或骨疣样硬块，刀口线和肌肉纤维走向平行，针刀体与皮肤垂直刺入，达条索表面，调转刀口线90°，横行切断条索状物2~3次，针刀下感到松动后，出针刀。

四、臀肌挛缩高张力点

（一）简介

臀肌挛缩是由多种原因引起的臀肌及其筋膜纤维变性、挛缩，引起髋关节功能受限所表现出的特有步态、体征的临床症候群，其中又以臀大肌挛缩为常见。

（二）体表定位

臀肌挛缩束带处：反复伸屈髋膝关节，可在大粗隆上方触及条索状挛缩的臀肌纤维组织，在大粗隆下方可触及条索状挛缩的髂胫束纤维组织左右摆动（图4-5-2）。

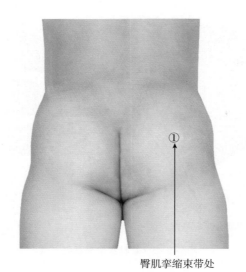

臀肌挛缩束带处

图4-5-2 臀肌挛缩束带处

（三）针刀治疗

在定点处，刀口线方向与臀大肌或髂胫束纤维方向一致，针刀体垂直于皮肤刺入，达肥厚硬韧的条索物上，调转刀口线90°，连续横行切开使其断裂。若变性组织面积较大，可沿条索状物的方向在不同水平位选几个治疗点，分别如上法切开，达到松解挛缩的目的。

五、掌腱膜挛缩高张力点

（一）简介

掌腱膜挛缩症主要侵犯掌腱膜，病理改变为纵行纤维结缔组织增生，继而发生屈曲挛缩。

（二）体表定位

掌腱膜挛缩高张力点：在掌腱膜挛缩部位或高张力点定2~3点（图4-5-3）。

（三）针刀治疗

在定点处，刀口线与掌腱膜纵轴平行，针刀体与皮肤垂直刺入，到达挛缩部位针下会有坚韧感，调转刀口线方向与挛缩方向垂直，切开挛缩的腱膜2~3次。

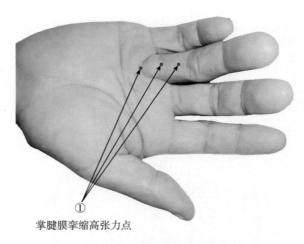

掌腱膜挛缩高张力点

① 掌腱膜挛缩高张力点

图4-5-3　掌腱膜挛缩高张力点

六、跗骨窦高压症高张力点

（一）简介

跗骨窦外口相当于"丘墟穴"之处。跗骨窦高压症，是指踝部内翻扭伤后，引起的以跗骨窦周围软组织损伤，导致跗骨窦内高压，从而出现疼痛、压痛，小腿及足部感觉异常、发抖的疾患。

（二）体表定位

跗骨窦高压症高张力点：在外踝前缘及第3腓骨肌腱外缘之间的凹陷处定点（图4-5-4）。

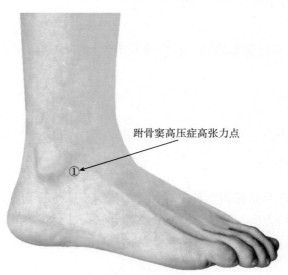

跗骨窦高压症高张力点

①

图4-5-4　跗骨窦高压症高张力点

（三）针刀治疗

患者仰卧位，下肢内旋，患侧足轻微内翻。刀口线与足部纵轴平行，针刀垂直于皮肤刺入，经过皮肤后的阻力感提示为跗骨窦外口处的筋膜，纵向切开此处筋膜3~4次，再使针刀进入跗骨窦管腔内，在窦内纵切3~5次，以达到减压效果。

七、髌股外侧高压综合征高张力点

（一）简介

髌股外侧高压综合征是由于髌骨无脱位而长期向外侧倾斜和外侧支持带适应性缩短，以及内外侧关节面长期应力不平衡造成外侧髌股关节压力增高而出现的一系列症候群，其最常见的表现是髌股关节疼痛。

（二）体表定位

髌股外侧高压综合征高张力点：定点于髌骨外缘，每个进针刀点间距2mm（图4-5-5）。

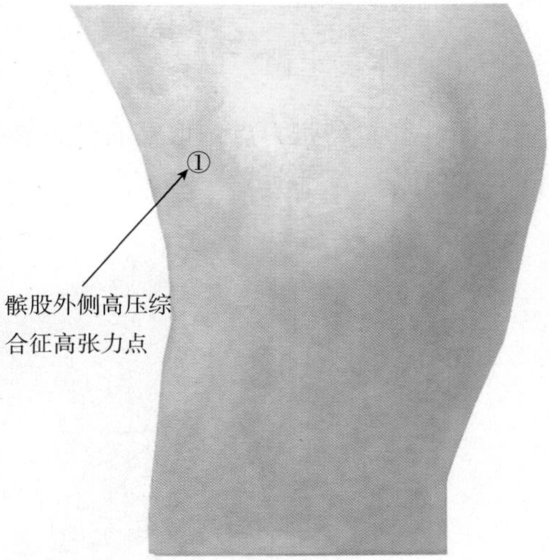

（三）针刀治疗

在定点处，从髌骨外上缘松解至髌骨外下缘。左手固定髌骨，右手持针刀，刀口线与下肢纵轴平行，针刀体与局部皮肤垂直刺入针刀，缓慢进针刀，当针下有坚韧感时横行切开外侧支持带2~3次，深度要求刺穿关节囊。

八、弹响髋高张力点

（一）简介

弹响髋是指增厚的髂胫束或挛缩的臀肌束带越过股骨大转子最高点时产生弹响并引起疼痛等一系列功能障碍的综合征。其病理机制是在髂胫束后缘及臀大肌前缘结合部与股骨大转子顶点处纤维异常增厚挛缩，导致髂胫束过度紧张，限制髋关节的功能。

（二）体表定位

弹响髋高张力点：嘱患者屈伸患侧髋关节，寻找紧张条索即将滑过大转子的部位，定位于此（图4-5-6）。

①

髌股外侧高压综合征高张力点

图4-5-5　髌股外侧高压综合征高张力点

（三）针刀治疗

定点处，刀口线与股骨纵轴平行，针刀体与局部皮肤垂直刺入，缓慢推进针刀至条索部位，调转刀口线90°，横行切开2~3次，将肥厚的条索状物切断一部分。注意手下有落空感即可，无须刺至骨面。

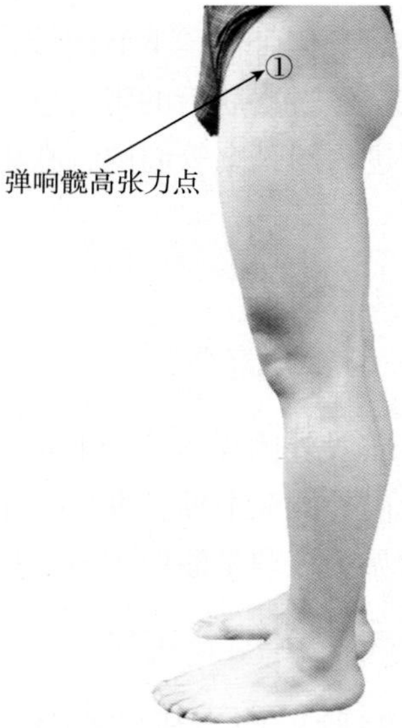

九、陈旧性肛裂高张力点

（一）简介

肛门内括约肌，肠壁的纵行肌，肛门外括约肌的浅部、深部以及肛提肌的耻骨直肠肌共同构成一围绕肛管的强大肌环称为肛门直肠环，对肛管起括约作用。陈旧性肛裂可见内括约肌挛缩。

（二）体表定位

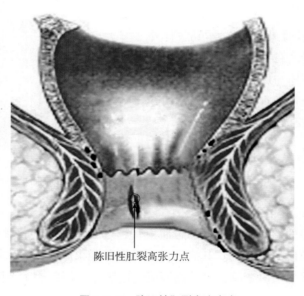

①
弹响髋高张力点

图4-5-6　弹响髋高张力点

陈旧性肛裂高张力点：取截石位，在肛周5点或7点距肛缘约1cm的括约肌间沟处定位（图4-5-7）。

①
陈旧性肛裂高张力点

图4-5-7　陈旧性肛裂高张力点

（三）针刀治疗

选择俯卧位和截石位，以上述体表定位点为进针刀点，局部常规消毒，铺无菌洞巾，以0.5%~1%利多卡因注射液局部浸润麻醉，按四步规程进针刀。

1.骶部阳性反应点　阳性反应点刺入0.2~0.4cm深，用切开剥离法，将红色斑点切开，并行横行剥离2~3次。

2.肛裂下方1cm点　在距肛门下方1cm处进针刀，左手中指伸入肛门做导引，右手持针刀，刀口线与肛门外括约肌平行，刺入肛管2~3cm，有韧性或紧缩感即为肛门内括约肌，调转刀口线15°左右，将肛门内括约肌切割2~3次，左手中指感到肛管皮下有凹陷无紧缩感即可出针刀，出针后用两个示指进行扩肛，持续5分钟，将部分未切断的肌纤维充分扩开，切除"哨兵痔"和肥大的乳头。

十、瘢痕挛缩高张力点

（一）简介

瘢痕挛缩是组织修复的最终结果，是人体抵抗创伤的一种保护反应，也是人体的一种代偿性修复过程。瘢痕挛缩重者可造成肌肉、肌腱、血管、神经短缩，甚至骨关节畸形。

（二）体表定位

瘢痕挛缩高张力点：在挛缩瘢痕周围1~2cm处定点，或在挛缩瘢痕处定点（图4-5-8）。

（三）针刀治疗

在定点处，刀口线与瘢痕纵轴平行，针刀体与皮肤垂直或45°斜刺入，缓慢推进针刀至挛缩的瘢痕高张力点部位，行纵横摆动2~3次，如瘢痕张力较高或挛缩较严重，可调转刀口线90°，横行切开挛缩部位2~3次。

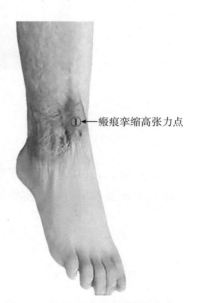
①←瘢痕挛缩高张力点

图4-5-8　瘢痕挛缩高张力点

十一、动力性皱纹高张力点

（一）简介

动力性皱纹是表情肌收缩的结果。表情肌附着在皮肤上，收缩时皮肤即在收缩成直角的方向发生皱纹，例如额肌的抬头纹、皱眉肌的眉间纹、眼轮匝肌的鱼尾纹、口轮匝肌的唇部竖纹、颧大肌和上唇方肌的颊部斜纹等。动力性皱纹一旦出现，则使表情肌没有动作，皱纹也不消失。

（二）体表定位

动力性皱纹高张力点：以皱纹部位周边或皱纹定点，根据皱纹部位的大小一般每间隔

1~2cm定一点（图4-5-9）。

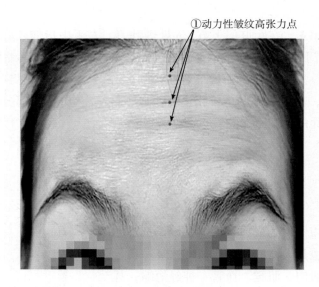

①动力性皱纹高张力点

图4-5-9　动力性皱纹高张力点

（三）针刀治疗

在定点处，刀口线与皱纹平行，针刀体与皮肤垂直刺入，透皮以后调转刀口线90°，针刀体与皮肤基本平行，在皮肤和肌肉之间力求横行切开皮肤与肌肉的粘连2~3次。

十二、带状疱疹后遗神经痛高张力点

（一）简介

带状疱疹后遗神经痛就是带状疱疹遗留下来的疼痛，属于后遗症的一种。临床上认为，带状疱疹的皮疹消退以后，其局部皮肤仍有疼痛不适，且持续1个月以上者称为带状疱疹后遗神经痛。该病可表现病变区皮下组织弹性降低。

（二）体表定位

带状疱疹后遗神经痛高张力点：根据患者疼痛部位与病变范围，选择主诉疼痛最明显的皮表为中心为定点（图4-5-10）。

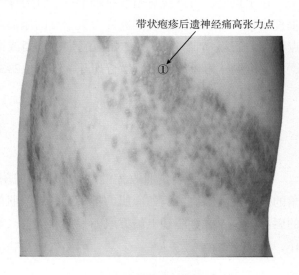

带状疱疹后遗神经痛高张力点

①

图4-5-10　带状疱疹后遗神经痛高张力点

（三）针刀治疗

在定点处，刀口线与人体主要血管和神经平行，针刀体与皮肤垂直刺入，在皮下调转针刀体基本与皮肤平行，在浅筋膜内呈放射状切开松解，将浅筋膜内坚韧的纤维结缔组织广泛切断，直至感到针刀下松动为止。

十三、慢性骨筋膜室综合征高张力点

（一）简介

慢性骨筋膜室综合征是指骨筋膜室的内压持续性高于8mmHg，影响局部血供的表现。

（二）体表定位

慢性骨筋膜室综合征高张力点：在骨筋膜室压力增高的部位定点，每个治疗点之间间隔1~2cm（图4-5-11）。

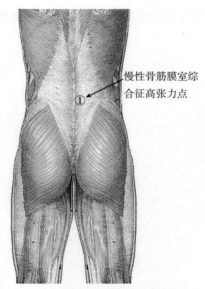

慢性骨筋膜室综合征高张力点

图4-5-11　慢性骨筋膜室综合征高张力点

（三）针刀治疗

在定点处，刀口线与人体纵轴平行，针刀体与皮肤垂直刺入，缓慢进针突破筋膜鞘，有落空感时即为刺入了骨筋膜室筋膜层，然后调转刀口线90°，行"十字"切开以充分减压。注意针刀操作时要避开重要的血管和神经。

第六节　周围神经卡压点

周围神经行经某部骨纤维管，或无弹性的肌肉纤维缘、腱弓受到压迫和慢性损伤引起炎性反应而产生神经卡压现象，易导致周围神经功能异常。其多为缓慢致病，不易自愈，针刀切开松解致压物可使神经得以减压松解。

一、枕大神经卡压点

（一）简介

枕大神经穿出斜方肌腱膜和深筋膜时紧贴枕骨膜，有大量腱纤维和筋膜束缠绕。此处的粘连、瘢痕卡压到枕大神经就会产生神经支配区的疼痛。

（二）体表定位

枕大神经卡压点：枕外隆凸与患侧乳突连线的内1/3处（图4-6-1）。

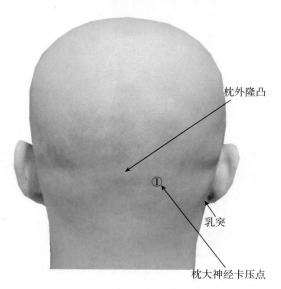

图4-6-1　枕大神经卡压点

（三）针刀治疗

在定点处，刀口线与人体纵轴成外上45°，针刀体向脚侧倾斜45°，与枕骨面垂直刺入，到达枕后腱弓时有阻力感，将腱弓横行切开2~3次，纵横摆动2~3次。

二、枕小神经卡压点

（一）简介

枕小神经主要由第2颈神经前支通过颈浅丛分出，沿胸锁乳突肌后缘向上走行，分出皮支支配后外侧头皮和耳郭。

（二）体表定位

枕小神经卡压点：在枕外隆凸与乳突尖连线的中外1/3交界处（即枕小神经于深筋膜浅出处）探及压痛处定位（图4-6-2）。

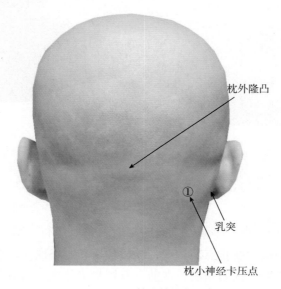

枕外隆凸

①

乳突

枕小神经卡压点

图4-6-2　枕小神经卡压点

（三）针刀治疗

在定点处，针刀刃与人体纵轴平行，针刀体与皮肤垂直刺入，纵向切开硬化的筋膜和腱纤维2～4次，纵横摆动2～3次。

三、臂丛神经卡压点（斜角肌）

（一）简介

前斜角肌是颈前深肌，起于第3～6颈椎横突前结节，向下止于第1肋骨内侧缘和斜角肌结节。前斜角肌后方为中斜角肌，该肌与前斜角肌和第1肋骨之间形成斜角肌间隙，内有锁骨下动脉和臂丛神经通过。前、中斜角肌组成的斜角肌痉挛、变性引起第1肋骨抬高，肋锁间隙变窄，前、中斜角肌间隙狭窄，从而对穿行于其中的臂丛神经形成压迫、刺激，引起臂丛神经卡压。临床上表现为手麻、上肢无力、颈肩酸痛等症状。

（二）体表定位

臂丛神经斜角肌卡压点：前斜角肌止点位于第1肋骨内侧缘和斜角肌结节。患者仰卧位，颈下垫枕。医生在患侧颈部以一手拇指指压触及第1肋骨头，固定手臂，以为针刀入路引导（图4-6-3）。

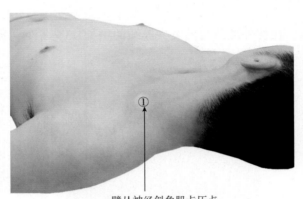

臂丛神经斜角肌卡压点

图4-6-3　臂丛神经斜角肌卡压点

（三）针刀治疗

患者仰卧位，在定点处，针刀刃方向应与前斜角肌走行一致，针刀体与皮肤垂直刺入，小幅度纵向切开前斜角肌止点2～3次，纵横各摆动2～3次。注意找准前斜角肌止点的准确位置再下刀至关重要。前斜角肌止点前方有锁骨下静脉，后方有锁骨下动脉，在止点处松解一定要在肌腱附着在第1肋骨的位置，不可有前后的差错。

四、正中神经腕管卡压点

（一）简介

腕管综合征，又称迟发性正中神经麻痹，是正中神经在腕管内受压引起的疾患。

（二）体表定位

正中神经腕管卡压点：在患腕远侧腕横纹上的桡侧腕屈肌腱的内侧缘定一点，再沿桡侧腕屈肌腱向远端移动2.5cm左右再定一点；在患腕远侧腕横纹尺侧腕屈肌腱的内侧缘定一个点，沿尺侧腕屈肌的内侧缘向远端移动2.5cm左右再定一点（图4-6-4）。

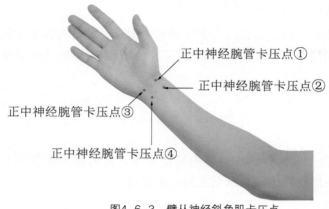

图4-6-3 臂丛神经斜角肌卡压点

（三）针刀治疗

在定点处，刀口线与肌腱走向平行，针刀体于皮肤垂直，横行切开腕横韧带2～3次，纵横摆动2～3次。

五、正中神经旋前圆肌受压点

（一）简介

正中神经于前臂近端，可被旋前圆肌两头之间的腱弓卡压，多发生于前臂反复强烈旋前动作过程中。

（二）体表定位

正中神经旋前圆肌卡压点：在旋前圆肌上缘压痛处定位（图4-6-5）。

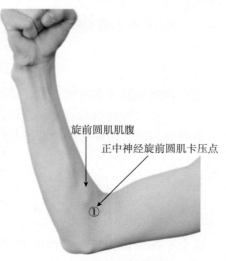

图4-6-5 正中神经旋前圆肌卡压点①

（三）针刀治疗

在定点处，推开浅层组织，刀口线与正中神经走向平行，针刀体于皮肤垂直刺入，按旋前圆肌纤维走行纵向切开2～3次，横向摆动2～3次，针刀下感松动时退出针刀。

六、肘部尺管卡压点

（一）简介

尺神经在肘部尺管组成的骨纤维通道内易受卡压。其内侧为肱骨内上髁，外侧为鹰嘴，管底为尺神经沟，肱骨内上髁与鹰嘴之间由腱膜覆盖。

（二）体表定位

肘部尺管卡压点：在肱骨内上髁处和尺骨鹰嘴内缘处定位（图4-6-6）。

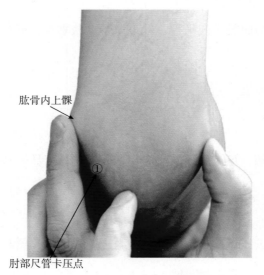

肱骨内上髁

①

肘部尺管卡压点

图4-6-6　肘部尺管卡压点

（三）针刀治疗

在肱骨内上髁处，刀口线与尺侧腕屈肌纤维方向一致，针刀体与皮肤垂直刺入，沿骨面向后，切开弓状韧带起点2～3次。在尺骨鹰嘴内缘处，刀口线与尺侧腕屈肌纤维方向一致，针刀体与皮肤垂直刺入，沿骨面向后，切开弓状韧带止点2～3次。

七、肩胛上神经卡压点

（一）简介

在肩胛骨上缘外1/3处、喙突根部的内侧有一骨缘的凹陷处称肩胛切迹。该切迹大都多呈"U"形、大弧形或"V"形，约有15mm宽、10mm深，内侧骨缘薄，外侧骨缘厚

（喙突基部）。在切迹的内、外侧端（喙突基部）间架有既坚韧又有丰富血供的肩胛横韧带，从而形成一个典型的骨纤维管性通道。肩胛上神经在骨纤维管内通过，肩胛上动、静脉在肩胛横韧带上方越过，然后相伴而行。肩周围软组织的退行性变等诸多因素可引起急、慢性局部出血、水肿、组织瘢痕化，致使肩胛上下横韧带粘连、增生、肥厚，导致肩胛上下孔变小，直接压迫神经。

（二）体表定位

肩胛上神经卡压点：在肩胛冈中点上方2cm处，约肩胛上横韧带附着处定位（图4-6-7）。

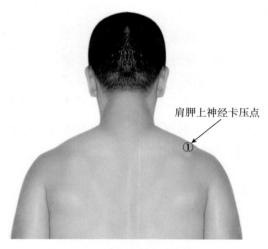

肩胛上神经卡压点

①

图4-6-7　肩胛上神经卡压点

（三）针刀治疗

患者坐位，两臂自然下垂。在定点处，针刀刃方向与肩胛骨上缘垂直，针刀体与皮肤表面垂直刺入，达肩胛骨骨面，向上铲剥，当针刀下有落空感时即到达肩胛上横韧带附着处，铲剥2~3次。如患者有触电样麻感或剧痛，调整针刀体方向再行切割。

八、腋神经卡压点

（一）简介

腋神经卡压多发生在与旋肱后动脉在四边孔处同时受压后所引起的四边孔综合征疾病中。

（二）体表定位

腋神经卡压点：由肩峰下角画一与肩胛骨下角水平线相垂直的垂直线，此垂直线中点深面即为四边孔中点，至皮肤深度约为5cm。或由肩胛冈下缘中点画一6cm长的垂直线，由线末端向外旁开3cm处深面即为四边孔中点。以小圆肌起点、大圆肌起点和止点定位，或在四边孔Tinel征阳性点定位（图4-6-8）。

（三）针刀治疗

1.定位于肩胛骨外缘上2/3处，刀口线与肩胛骨外缘平行，针刀体与皮肤垂直刺入达骨面，调整针刀刃到骨外缘，沿骨缘纵行切开小圆肌起点3～4次，然后纵横摆动，有松动感即出针刀。

2.定位于肩胛骨下角点，刀口线与肩胛骨下角的外缘平行，针刀体与皮肤垂直刺入达骨面，调整针刀刃至肩胛下角外缘的骨面，纵行切开大圆肌起点3～4次，然后纵横摆动，有松动感即出针刀。

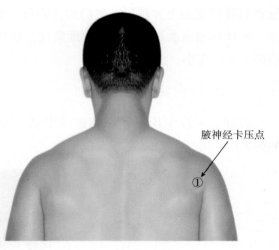

腋神经卡压点

①

图4-6-8　腋神经卡压点

3.定位于小结节嵴，刀口线与上肢纵轴平行，针刀体与皮肤垂直刺入直达骨面，纵行切开大圆肌止点2～3次，有松动感后即出针。

九、胸长神经卡压点

（一）简介

胸长神经穿过中斜角肌的腱性纤维组织，因此当中斜角肌劳损、无菌性炎症或肌肉痉挛时可导致胸长神经支卡压。

（二）体表定位

1. **胸长神经卡压点①**　位于胸锁乳突肌的后缘中点，约第5颈椎棘突旁压痛明显处（图4-6-9）。

2. **胸长神经卡压点②**　位于第5颈椎横突后结节处中后斜角肌附着点（图4-6-10）。

（三）针刀治疗

1.在定点处，刀口线与第5颈椎棘突纵轴线平行，针刀体与皮肤垂直刺入，达关节突关节囊，调转刀口线90°，切开关节囊2～3次。

2.在定点处，刀口线与第5颈椎棘突纵轴线平行，针刀体与皮肤垂直刺入，达横突后结节，切开斜角肌附着点2～3次。

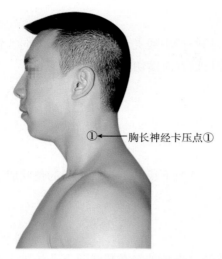

图4-6-9　胸长神经卡压点①

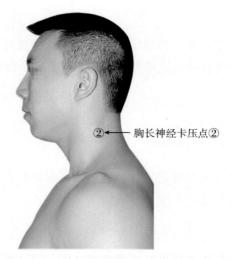

图4-6-10　胸长神经卡压点②

十、腰神经后外侧支卡压点

（一）简介

腰神经后外支发自腰神经，从横突间韧带内缘发出，向外下斜行穿越$L_{1\sim5}$横突背侧骨纤维管，于横突外侧端下缘处穿过深层胸腰筋膜进入竖脊肌。

（二）体表定位

腰神经后外侧支卡压点：位于后支骨纤维孔的体表投影，即位于同序数腰椎棘突中点水平线距后正中线2～3cm处（图4-6-11）。

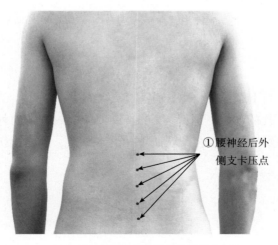

图4-6-11　腰神经后外侧支卡压点

（三）针刀治疗

在定点处，刀口线沿后外支骨纤维管长轴，约与后中线夹角45°的外下方向，针刀体与皮面垂直刺入达后外支骨纤维管，顺骨纤维管长轴方向横切1~3次。

十一、梨状肌卡压点

（一）简介

坐骨神经越过坐骨切迹一般在梨状肌前下，于该肌下缘和上孖肌之间的梨状肌下孔中穿出处易受到卡压。

（二）体表定位

梨状肌卡压点：位于坐骨神经在梨状肌下孔处。坐骨神经在梨状肌下孔的体表投影，即髂后上棘与尾骨尖连线的中点与股骨大转子连线的中内1/3交点处（图4-6-12）。

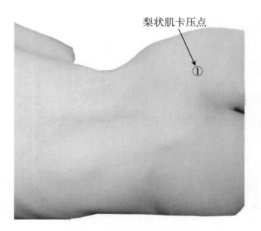

梨状肌卡压点

①

图4-6-12 梨状肌卡压点

（三）针刀治疗

在定点处，刀口线与下肢纵轴一致，针刀体与皮肤垂直刺入，当患者有串麻感时，已到坐骨神经在梨状肌下孔的部位，退针刀2cm，针刀体向内或者向外倾斜10°~15°，再进针刀有坚韧感时，即到坐骨神经在梨状肌下孔的卡压点，以横行切开肌筋膜2~3次。

十二、臀上皮神经卡压点

（一）简介

臀上皮神经发自第1~3腰神经的后外侧支，于竖脊肌外缘穿出胸腰肌筋膜与髂嵴形成的骨纤维管，分布于臀上部皮肤。

（二）体表定位

臀上皮神经卡压点：在髂嵴中点下2~3cm处有明显压痛点定位（图4-6-13）。

（三）针刀治疗

在定点处，刀口线与臀上皮神经平行，针刀体与皮肤垂直刺入，当针刀抵达臀肌筋膜时手下有韧感，将筋膜纵行切开2~3次，然后纵横摆动2~3次，有松动感后出针刀。

十三、股神经卡压点

（一）简介

髂腰肌为髂腰肌筋膜所包绕，在腹股沟处形成鞘管，其后壁及外侧壁为髂骨，内侧壁为髂耻弓，前方为腹股沟韧带。股神经卡压系途经鞘管时发生狭窄受压引起。

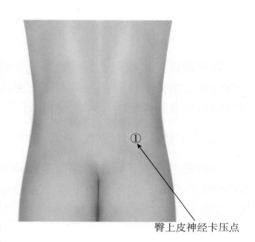

图4-6-13 臀上皮神经卡压点

（二）体表定位

股神经卡压点：在腹股沟韧带中点外侧，以及股神经经腹股沟韧带深面的外侧缘压痛或硬结处定位（图4-6-14）。

（三）针刀治疗

在定点处，刀口线与髂腰肌和股神经的长轴一致，针刀体于皮肤垂直刺入，沿与神经走形一致的方向将肌筋膜切开2~3次，纵横摆动2~3次，有松动感后出针刀。

十四、股外侧皮神经卡压点

（一）简介

股外侧皮神经卡压由股外侧皮神经通过髂前上棘处，在髂前上棘与腹股沟韧带外端的两层之间形成的骨纤维管内受到卡压引起。

（二）体表定位

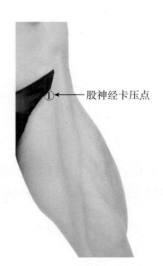

图4-6-14 股神经卡压点

股外侧皮神经卡压点：定位于患侧髂前上棘内下1~2cm处（图4-6-15）。

（三）针刀治疗

患者仰卧位，在定点处，刀口线与神经走行一致，针刀体与皮肤垂直刺入，对硬韧组织纵行切开2～3次，有松动感即可出针刀。

十五、隐神经卡压点

（一）简介

隐神经在穿出收肌管前壁处可能受到卡压引起膝内侧疼痛。另外，隐神经及其髌下支穿出Hunter's管前壁腱板以及缝匠肌时也可能受到卡压。

（二）体表定位

隐神经卡压点：定位于髂前上棘和股骨内上髁连线内侧0.5～1cm，距股骨内上髁上方12cm的压痛明显处（图4-6-16）。

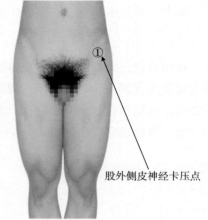

图4-6-15 股外侧皮神经卡压点

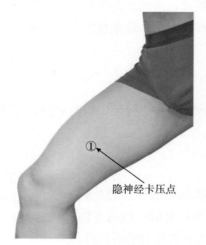

图4-6-16 隐神经卡压点

（三）针刀治疗

在定点处，刀口线方向与髂前上棘和股骨内上髁连线平行，针刀体垂直于皮肤刺入，沿神经方向切开神经出口处筋膜2～3次，纵横摆动2～3次，有松动感后出针刀。

十六、腓总神经卡压点

（一）简介

腓总神经卡压由腓总神经在腓骨颈的骨筋膜管内被卡压引起。

（二）体表定位

1.腓总神经卡压点① 在腓骨头颈交界的后方点（图4-6-17）。

2.腓总神经卡压点② 在腓骨头颈交界的前方点（图4-6-18）。

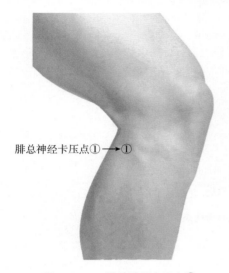

腓总神经卡压点①→①

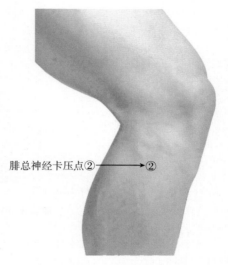

腓总神经卡压点②→②

图4-6-17 腓总神经卡压点①   图4-6-18 腓总神经卡压点②

（三）针刀治疗

1.在定点处，刀口线与腓骨纵轴成45°，针刀体与皮肤垂直刺入，直达腓骨头颈交界骨面，向前下方纵横摆动2~3次。

2.在定点处，刀口线与腓骨纵轴成45°，针刀体与皮肤垂直刺入，直达腓骨头颈交界骨面，向前下方纵横摆动2~3次。

十七、跖管卡压点

（一）简介

跖管卡压由胫后神经在内踝后下被屈肌支持带及跟骨形成的骨纤维管内受压引起。

（二）体表定位

跖管卡压点：定位于屈肌支持带在内踝和跟骨内侧的附着点（图4-6-19）。

（三）针刀治疗

在定点处，刀口线与屈肌支持带垂直，针刀体与皮肤垂直刺入，横行切开屈肌支持带2~3次，纵横摆动2~3次，有松动感后出针刀。

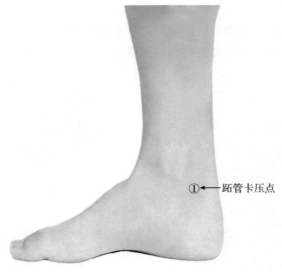

图4-6-19　跖管卡压点

十八、趾底总神经卡压点

（一）简介

趾底总神经卡压由趾底神经在相邻两个跖骨头、跖间深韧带与跖腱膜之间受到卡压所致。

（二）体表定位

趾底总神经卡压点：在足背患病的跖骨头之间扪到硬节、压痛明显处对应的足底处定位（图4-6-20）。

（三）针刀治疗

在定点处，针刀穿过皮肤到足底深筋膜，在趾底深横韧带纵向切开2~3次。若刺中趾底神经出现触电麻木感，则退针刀稍许调整方向再次进针刀。

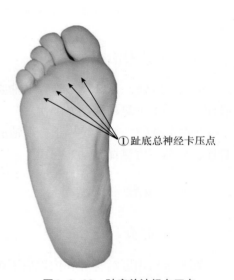

图4-6-20　趾底总神经卡压点

第七节　神经触激点

针刀神经触激术指针刀碰到或接近神经时所产生的应激反应。目前认为针刀神经触激术能减轻或消除肌肉痉挛是通过针刀触激神经而诱发动作电位，其去极化会沿着脊髓和感受末梢两方向传导，冲动上行兴奋大脑皮质产生下行调控，通过脊髓前角释放抑制性冲动

抑制 γ–运动神经元的兴奋，从而起到抑制神经对肌肉的传入冲动而减轻或消除肌痉挛达到治疗目的。神经触激术已由早期的脊神经触激术发展至现在的交感神经、神经干（丛）触激术。

一、喙突下臂丛神经触激点

（一）简介

触激喙突下臂丛神经可用于上肢桡侧急慢性疼痛。

（二）体表定位

喙突下臂丛神经触激点：患者仰卧位，头偏向对侧，患侧肢外展45°。定位于锁骨中外1/3段交点下方1.5~2cm处，深按时可触及喙突尖端（图4-7-1）。

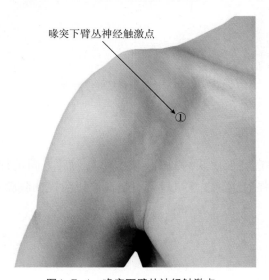

喙突下臂丛神经触激点

图4-7-1　喙突下臂丛神经触激点

（三）针刀治疗

在定点处，刀口线与血管肌肉走向平行，针刀垂直皮肤刺入，然后稍向外侧倾斜，突破胸大肌、胸小肌两次阻力感消失后产生串麻感，固定进针深度，纵横摆动针刀，加强刺激。注意针刀不可向内侧偏斜，以免损伤胸膜。

二、锁骨上臂丛神经触激点

（一）简介

触激锁骨上臂丛神经可用于上肢桡侧急慢性疼痛。

（二）体表定位

锁骨上臂丛神经触激点：患者仰卧位，头偏向对侧，尽量将锁骨和肩部压低，手臂尽量下垂。定位于锁骨中点上约1.5cm处，在肌间沟最低处动脉搏动的外侧（图4-7-2）。

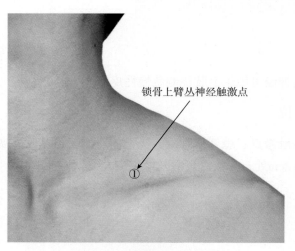

锁骨上臂丛神经触激点
①

图4-7-2　锁骨上臂丛神经触激点

（三）针刀治疗

在定点处，针刀垂直刺入皮肤约3cm，待产生反射后，固定针刀深度或针刀深达第1肋骨面后再摆动针刀加强触激。注意进针不可过深，以免损伤胸膜及肺尖。

三、锁骨下臂丛神经触激点

（一）简介

触激锁骨上臂丛神经可用于肩臂疼痛。

（二）体表定位

锁骨下臂丛神经触激点：患者仰卧位，头偏向对侧，患臂外展90°并旋后。定位于锁骨中点下2.5cm处（图4-7-3）。

（三）针刀治疗

左手拇指于定点处下压紧皮肤，右手针刀紧贴拇指指甲与皮肤成45°向外、下、后刺入达第2肋骨上缘，稍退针刀，待患臂肘下出现酸胀、麻木感后固定针刀深度，小幅度纵向横向摆动针刀，加强触激，以患者耐受为度。注意不可同时行双侧施术。

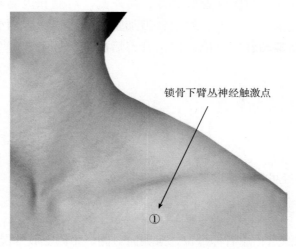

锁骨下臂丛神经触激点

图4-7-3 锁骨下臂丛神经触激点

四、斜角肌间臂丛神经触激点

（一）简介

触激斜角肌间臂丛神经可用于神经根型颈椎病、肩周炎、臂丛神经损伤，尤其是桡侧的疼痛、麻木。

（二）体表定位

斜角肌间臂丛神经触激点：患者去枕平卧，头偏向对侧，上肢紧贴身体旁，手尽量下垂，显露患侧颈部。首先确定肌间沟：在胸锁乳突肌锁骨头的后缘，为前斜角肌，其后为中斜角肌，两者之间为斜角肌间隙，用示指沿肌间隙向下触摸，在锁骨上窝触到锁骨下动脉搏动后用力按压，患者出现手臂酸胀、麻木感，即为肌间沟；从环状软骨向后作一水平线与肌间沟的交点为进针刀点。或定位肌间沟后在锁骨上1.5~2.5cm，相当于C_7水平定位进针刀点（图4-7-4）。

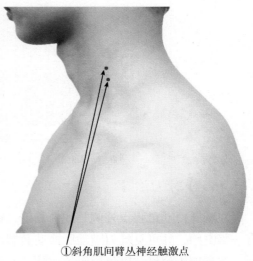

①斜角肌间臂丛神经触激点

图4-7-4 斜角肌间臂丛神经触激点

（三）针刀治疗

左手拇指在进针刀点用力下压（将锁骨下动脉置于拇指后）至骨面，右手持4号针刀紧贴拇指指甲垂直刺入达颈椎横突，进针刀深度为1.5~2cm。进针刀方向应与横突上沟的底面垂直，刀口线应与血管走形平行，向外侧、后侧和内侧45°，患者出现手臂酸胀、麻木感后，固定针刀深度，摆动针刀加强刺激，以患者耐受为度。针刀超过横突，反复提插有损伤椎动脉的可能。退出针刀后应局部压迫，避免出血及血肿。不宜双侧同时施术。

五、腋路臂丛神经触激点

（一）简介

触激腋路臂丛神经可用于上肢尺侧急慢性疼痛。

（二）体表定位

腋路臂丛神经触激点：患者仰卧位，头偏向对侧，患侧上肢外展90°，肘关节屈曲，前臂外旋，手臂贴床枕于头下。在腋横纹处触摸到腋动脉搏动最强点做标记，其两侧作为进针刀点（图4-7-5）。

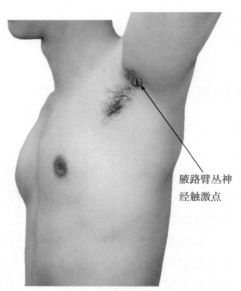

腋路臂丛神经触激点

图4-7-5　腋路臂丛神经触激点

（三）针刀治疗

在动脉搏动最强点外侧（或内侧），针刀垂直刺入皮肤进针刀，突破腋动脉鞘时，可有一落空感，并可见针刀随动脉搏动而摆动，固定针刀深度，小幅度摆动针刀体，加强触激。注意加压分离，以免损伤腋动脉。术后按压针孔3~5分钟。

六、肩胛上神经触激点

（一）简介

触激肩胛上神经可用于肩周炎、颈椎病上臂内侧疼痛。

（二）体表定位

肩胛上神经触激点：患者仰卧位，手臂自然放在体侧。在肩胛冈中点与肩胛骨下角作连线，定位于该线在肩胛冈上缘上1~2cm处（图4-7-6）。

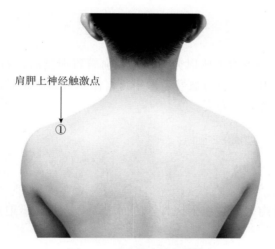

肩胛上神经触激点

①

图4-7-6　肩胛上神经触激点

（三）针刀治疗

针刀垂直刺入皮肤，深度约3cm，出现酸、麻、放射感终止进针刀深度，针刀刃与肩胛上神经平行，摆动针刀加强触激、分离、松解，手感到松动时退针刀。针刀刺入达肩胛骨面后继续深入不超过3cm，以避免引起气胸。

七、肘部正中神经触激点

（一）简介

触激肘部正中神经可用于中指、示指、环指和手掌、手背前臂中线部的疼痛，与臂丛神经触激术联合应用可增强疗效及适应范围。

（二）体表定位

肘部正中神经触激点：患者仰卧位，前臂外展，掌心向上。于肱骨内、外上髁之间画一横线，该线与肱动脉交叉点内侧0.5cm处即为正中神经所在部位，并在此做标记定位进针刀点（图4-7-7）。

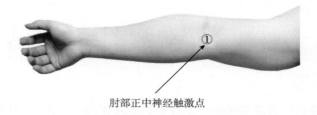

肘部正中神经触激点

图4-7-7　肘部正中神经触激点

（三）针刀治疗

左手拇指在定点部位用力下压以分离神经及血管置拇指后，右手持4号针刀紧贴拇指指甲垂直刺入达骨面，刀口线应与血管走形平行，出现酸麻胀感后，小幅度纵向、横向摆动针刀加强触激，以患者耐受为度。

八、旋前圆肌处正中神经触激点

（一）简介

旋前圆肌起于肱骨内上髁，止于桡骨外侧面中部。该肌易压迫正中神经引起该神经支配区域的疼痛。

（二）体表定位

旋前圆肌处正中神经触激点：患者仰卧位，肘屈曲旋后，腕部放松，肱动脉内侧为进针刀点（图4-7-8）。

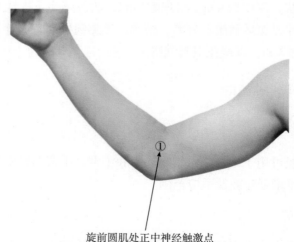

旋前圆肌处正中神经触激点

图4-7-8　旋前圆肌处正中神经触激点

（三）针刀治疗

用针刀在肘横纹处肱动脉内侧向内向头侧刺入达骨面，出现酸胀后纵横摆动针刀加强触激。

九、腕部正中神经触激点

（一）简介

触激腕部正中神经可用于腕管综合征、腕部软组织损伤或病变的疼痛、旋前圆肌综合征、前臂骨间神经卡压症、损伤性正中神经炎或正中神经支配区的疼痛。

（二）体表定位

腕部正中神经触激点：患者仰卧位，前臂外展，掌心向上。在桡骨茎突水平，腕横纹附近桡侧腕屈肌与掌长肌之间定为进针刀点（图4-7-9）。

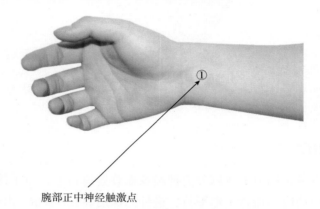

腕部正中神经触激点

图4-7-9　腕部正中神经触激点

（三）针刀治疗

左手拇指在定点部位用力下压以分离神经及血管置拇指后，手持4号针刀紧贴拇指指甲垂直刺入，刀口线应与血管走形平行，进针刀深度在1.5~2cm，出现向手掌桡侧放射的酸麻胀感后小幅度纵向、横向摆动针刀加强触激，以患者耐受为度。

十、肘部尺神经触激点

（一）简介

肘部尺神经卡压又称肘管综合征等，是临床上最常见的尺神经卡压病变，也是最常见的上肢神经卡压症之一。其主要表现为环指、小指麻木、刺痛感，手部无力和肌萎缩。触激肘部尺神经可用于治疗环指、小指和前臂尺侧部的疼痛、麻木和肌肉萎缩。

（二）体表定位

肘部尺神经触激点：患者仰卧位，肘关节屈曲90°。肱骨内上髁与尺骨鹰嘴之间的尺神经沟为进针刀点（图4-7-10）。

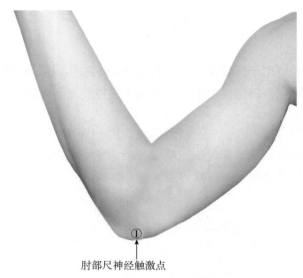

①
肘部尺神经触激点

图4-7-10　肘部尺神经触激点

（三）针刀治疗

左手拇指在定点部位用力下压以分离神经及血管置拇指下，右手持4号针刀紧贴拇指指甲垂直刺入，刀口线应与血管走形平行，进针刀深度在1.5~2cm，出现手掌尺侧放射的酸麻胀感后小幅度纵向、横向摆动针刀加强触激，以患者耐受为度。

十一、腕部尺神经触激点

（一）简介

触激腕部尺神经可用于肘管综合征、腕尺管综合征。

（二）体表定位

腕部尺神经触激点：患者仰卧位，手臂外展，肘部伸直，掌心向上。患者手指伸直屈腕，在腕横纹处尺侧腕屈肌桡侧缘定为进针刀点（图4-7-11）。

（三）针刀治疗

左手拇指在定点部位用力下压以分离神经及血管置拇指下，右手持4号针刀紧贴拇指指甲垂直刺入，刀口线应与血管走形平行，进针刀深度达肱骨，出现拇指或示指背面的酸麻胀感后小幅度纵向、横向摆动针刀加强触激，以患者耐受为度。

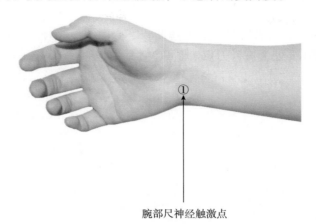

腕部尺神经触激点

图4-7-11 腕部尺神经触激点

十二、上臂部桡神经触激点

（一）简介

触激上臂部桡神经可用于上臂桡神经卡压综合征，桡管综合征，颈椎病时拇指及手背桡侧疼痛、麻木，桡神经麻痹。

（二）体表定位

上臂部桡神经触激点：患者坐位，施术侧手臂自然下垂。在上臂中下1/3交界处的外侧面，一般距肱骨外上髁8~9cm处定为进针刀点（图4-7-12）。

（三）针刀治疗

左手拇指在定点部位用力下压以分离神经及血管置拇指下，右手持4号针刀紧贴拇指指甲垂直刺入，刀口线应与血管走形平行，进针刀深度达骨面，出现拇指或示指背面的酸麻胀感后小幅度纵向、横向摆动针刀加强触激，以患者耐受为度。

十三、肘部桡神经触激点

（一）简介

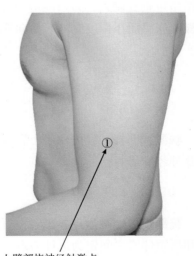

上臂部桡神经触激点

图4-7-12 上臂部桡神经触激点

触激肘部桡神经可用于桡管综合征，颈椎病时拇指及手背桡侧疼痛、麻木，桡神经麻痹。其与臂丛神经触激术联合应用可增强疗效及适应范围。

（二）体表定位

肘部桡神经触激点：患者臂外展，肘屈曲，掌心向下。肱骨内、外上髁连线与肱二头肌腱外侧缘交点外侧1cm处为进针刀点（图4-7-13）。

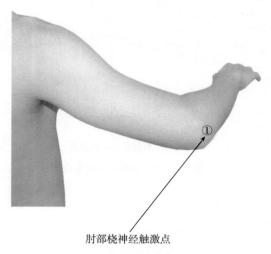

肘部桡神经触激点

图4-7-13　肘部桡神经触激点

（三）针刀治疗

左手拇指在进针刀点部位用力下压以分离神经及血管置拇指下，右手持4号针刀紧贴拇指指甲垂直刺入，刀口线应与血管走形平行，进针刀深度达骨面，出现拇指或示指背面的酸麻胀感后小幅度纵向、横向摆动针刀加强触激，以患者耐受为度。

十四、腕部桡神经触激点

（一）简介

触激腕部桡神经可用于上臂桡神经卡压综合征、桡管综合征、颈椎病时拇指疼痛或不适及神经麻痹。

（二）体表定位

腕部桡神经触激点：患者手置于不旋转的中间位，拇指外展，显露鼻烟窝。在拇长伸肌和拇短伸肌之间定为进针刀点（图4-7-14）。

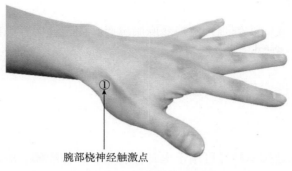

腕部桡神经触激点

图4-7-14 腕部桡神经触激点

（三）针刀治疗

左手拇指在进针刀点部位用力下压以分离神经及血管置拇指下，右手持4号针刀紧贴拇指指甲垂直刺入，刀口线应与血管走形平行，出现拇指或示指背面的酸麻胀感后小幅度纵向、横向摆动针刀加强触激，以患者耐受为度。

十五、指神经触激点

（一）简介

触激指神经可用于类风湿关节炎。

（二）体表定位

指神经触激点：手指展开，在掌侧骨间定位（图4-7-15）。

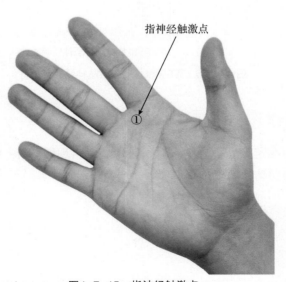

指神经触激点

图4-7-15 指神经触激点

（三）针刀治疗

用4号针刀垂直皮肤向头侧刺入出现酸麻胀感后，固定针刀并纵向、横向摆动针刀加强触激。

十六、第5腰椎横突处腰丛神经触激点

（一）简介

触激第5腰椎横突处腰丛神经可用于坐骨神经痛、股神经痛、股外侧皮神经痛、急性腰扭伤，以及腰椎间盘突出症及脊椎病引起的根性神经痛。

（二）体表定位

第5腰椎横突处腰丛神经触激点：患者俯卧位，两髂嵴连线与背正中线交点下3cm、外4~5cm处；或采用X线片辅助体表定位（图4-7-16）。

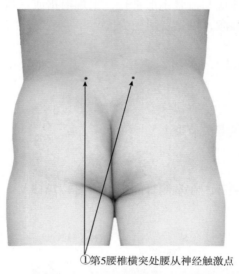

①第5腰椎横突处腰丛神经触激点

图4-7-16　第5腰椎横突处腰丛神经触激点

（三）针刀治疗

用1号或2号针刀在定点处垂直刺入达坐骨切迹，出现酸、麻、胀、放射感后，固定针刀深度并纵向、横向摆动针刀以加强触激。

十七、坐骨神经触激点

（一）简介

触激坐骨神经是针刀治疗下肢根性疼痛、麻痹如腰椎间盘突出症、腰椎椎管狭窄症等

椎管外施术的重要部位，同时可治疗梨状肌损伤、坐骨神经损伤、坐骨神经及其分布区域的疼痛、麻木，与腰脊神经的神经触激术联合应用可增强疗效及适应范围。

（二）体表定位

坐骨神经触激点：患者侧卧位，健侧腿伸直，患肢向前屈曲至脚跟能放置在健侧膝部。髂后上棘与股骨大转子连线中点向下3cm为进针刀点（图4-7-17）。

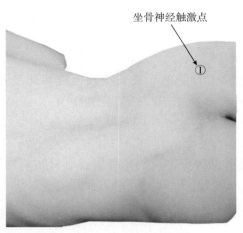

坐骨神经触激点

图4-7-17　坐骨神经触激点

（三）针刀治疗

左手拇指在定点处下压，右手持3号针刀沿指甲垂直刺入，刀口线与股动脉平行，当穿透阔筋膜和髂腰筋膜时有两次落空感，当出现酸麻胀并沿股神经分布区域传导（膝关节及小腿内侧）时，固定针刀深度，进行纵向、横向摆动针刀以加强触激，以患者耐受为度。

十八、股神经触激点

（一）简介

触激股神经可用于腰椎间盘突出症，脊神经触激后的补充治疗，股骨头缺血的股前疼痛。

（二）体表定位

股神经触激点：患者仰卧位，髂前上棘与耻骨结节连线中点下1cm处为进针刀点（图4-7-18）。

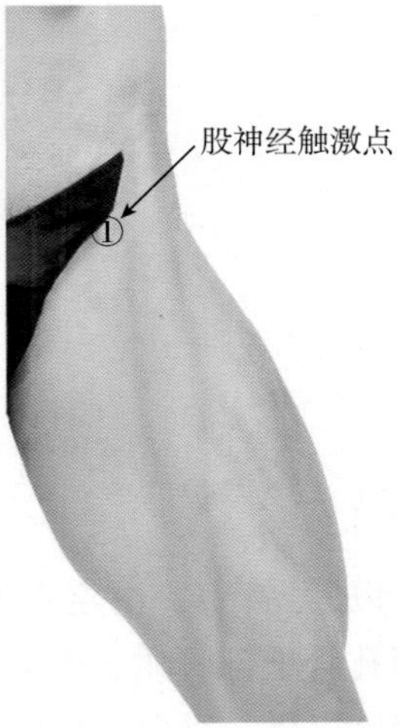

股神经触激点

图4-7-18　股神经触激点

（三）针刀治疗

左手拇指在定点处下压，右手持3号针刀沿指甲垂直刺入，刀口线与股动脉平行，当穿透阔筋膜和髂腰筋膜时有两次落空感，当出现酸麻胀并沿股神经分布区域传导（膝关节及小腿内侧）时，固定针刀深度，进行纵向、横向摆动针刀以加强触激，以患者耐受为度。

十九、闭孔神经触激点

（一）简介

触激闭孔神经可用于痉挛性脑瘫、股骨头缺血性坏死及各种原因引起的髋关节疼痛、内收肌痉挛和疼痛。

（二）体表定位

闭孔神经触激点：患者仰卧位，大腿稍外展，耻骨结节内下各1~2cm处为进针刀点（图4-7-19）。

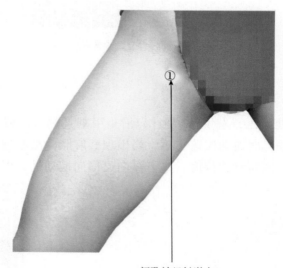

闭孔神经触激点

图4-7-19 闭孔神经触激点

（三）针刀治疗

以3号针刀，由定点处向内侧刺入达耻骨支，调整进针刀方向，向头侧约45°进针刀达闭孔管上部骨质，然后在向外后调整方向，刺入闭孔管2~3cm，待产生反射后，固定针刀深度，进行纵向、横向摆动针刀以加强触激。

二十、腓总神经触激点

（一）简介

触激腓总神经可用于小腿外侧及足背部疼痛、麻木及腓总神经损伤。腓总神经也是针刀治疗下肢根性疼痛、麻痹如腰椎间盘突出症、腰椎椎管狭窄症等椎管外施术的常用部位，其与腰脊神经触激术联合应用可增强疗效及适应范围。

（二）体表定位

腓总神经触激点：患者俯卧位，腘窝上方、股二头肌后内缘的内侧为进针刀点；仰卧位，腓骨头下方的凹陷部（腓骨头下方1~1.5cm）为进针刀点（图4-7-20）。

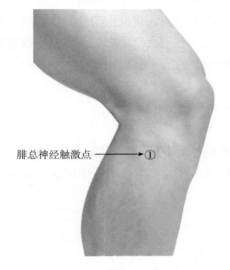

腓总神经触激点 →　①

图4-7-20　腓总神经触激点

（三）针刀治疗

左手拇指指腹触压该神经，用4号针刀从定点处沿拇指指甲刺入，当出现放射样异感时，固定针刀深度进行纵向、横向摆动针刀以加强触激。

【思考题】

1.简述斜方肌常见触发点的定位和针刀治疗方法。

2.简述项韧带附着点的定位和针刀治疗方法。

3.简述屈指肌腱腱鞘狭窄点的定位和针刀治疗方法。

4.简述颈椎关节突关节囊的定位和针刀治疗方法。

5.简述跟腱挛缩高张力点的定位和针刀治疗方法。

6.简述枕大神经卡压点的定位和针刀治疗方法。

7.简述喙突下臂丛神经触激点的定位和针刀治疗方法。

第五章 针刀治疗概述

清晰的适应证和禁忌证范围是针刀治疗的前提，也是针刀技术规范化和保证治疗安全的基础。随着技术的发展，针刀适应证会发生变化，本章所列举的是大多数人公认的适应证和禁忌证范围。此外针刀属于有创治疗手段，因此要求保证整体与局部兼顾、控制治疗量度以及与手法和康复等相结合的治疗原则。

第一节 针刀治疗的适应证和禁忌证

针刀治疗的作用是明确的，具有针对软组织的切开和牵拉作用，同时也有类似针灸治疗的机械刺激作用，因此针刀治疗具有明确的适应证和禁忌证。

一、适应证

（一）慢性软组织损伤

四肢和躯干肌肉、肌腱、腱围结构、筋膜、韧带等组织的慢性损伤，如肌筋膜炎、第3腰椎横突综合征、肱骨外上髁炎、屈指肌腱狭窄性腱鞘炎、髌下脂肪垫炎、跟痛症、肩周炎、陈旧性踝关节扭伤等。

（二）骨关节疾病

四肢、脊柱骨和关节疾病，如颈椎病、腰椎间盘突出症、骨性关节炎、缺血性股骨头坏死、关节僵直、类风湿关节炎、强直性脊柱炎等。

（三）周围神经卡压综合征

各个部位的周围神经卡压综合征，如梨状肌综合征、腕管综合征、踝管综合征、枕神经卡压综合征、臀上皮神经炎等。

（四）其他

脊源性疾病、三叉神经痛、面肌痉挛、过敏性鼻炎、陈旧性肛裂、痉挛性脑瘫、痛经、美容、瘢痕、腋臭等。

二、禁忌证

（一）全身禁忌证

1.**严重内脏病的发作期** 此时患者应积极行内科治疗，待病情稳定后再择期行针刀治疗。

2.**出血倾向者** 在这种情况下选择针刀治疗，可能会出现治疗部位止血困难，甚至形成血肿；长期使用华法林、阿司匹林等抗凝药物者，接受针刀治疗时应向医生说明，以便医生做出恰当的处理。

3.**体质极度虚弱不能耐受者** 相对而言，针刀治疗刺激量要比针灸更大，尽管医生通常会采用局部麻醉措施，但往往还是会有一些不适感，因此体质极度虚弱者不能实施针刀治疗。

4.**妊娠妇女** 妊娠妇女在接受针刀治疗时因疼痛刺激可能出现流产的风险。

5.**精神紧张不能合作者** 在这种情况下，勉强接受针刀治疗，可能会出现晕针或者相反的治疗效果。

（二）局部禁忌证

1.**施术部位有感染、坏死、血管瘤或肿瘤** 施术部位有感染、坏死者，容易加重患者感染和肌肉坏死；有血管瘤者，容易出现大量出血；肿瘤者，可能造成肿瘤增生扩散。

2.**施术部位有红肿、灼热，或在深部有脓肿者** 施术部位有红肿、灼热者，说明患者局部可能有急性感染，应积极查明原因，对症治疗；深部有脓者，针刀治疗可使脓肿扩散到周围软组织，使病情加重。

3.**施术部位有重要的神经、血管或脏器而施术时无法避开者** 施术部位有重要的神经、血管或脏器而无法避开时，不能采用针刀治疗，以避免损伤重要的神经、血管及脏器。

第二节 针刀治疗的基本原则

一、整体与局部兼顾

经筋痹证的治疗原则是"以痛为腧"，与之相似，针刀治疗运动系统慢性损伤经常遵从"以痛为腧"的治疗原则，也就是寻找病灶部位的压痛点进行针刀治疗，这是针刀治疗最常用的手段之一。但人体是一个各部位互相联系的有机整体，在生理功能上各个部位互相关联，在病理变化上可以互相影响，在运动系统尤其如此。人体两足直立行走，力线从足一直贯穿身体到头，一个部位的结构或功能出现异常很可能通过力线影响到其他部位，如长期存在的腰椎侧弯可带来颈椎侧弯代偿，颈椎长期侧弯会使面部两侧不对称。再如股四头肌肌力失衡可造成髌股关节吻合不良，出现膝关节疼痛，此时不应单纯从膝关节本身考虑问题，而需要从股四头肌入手治疗。所以对于常见的针刀治疗适应证来说，出现症状的部位一定是病变部位，但病变部位不一定表现出明显的症状。

因此，"以痛为腧"是针刀治疗的一条非常有价值的经验，但针刀治疗需要在"以痛为腧"之外考虑症状出现的部位和人体整体之间的关系。局部和整体建立联系的渠道有全身的神经网络、血管网络，同时还有全身的肌筋膜网络，肌筋膜网络具有传递、调整全身力线的作用。据此有专家提出了网眼理论和弓弦学说。针刀治疗要兼顾整体和局部，既要针对出现症状的部位进行治疗，也要通过神经、血管、肌筋膜网络究其根源，对根源问题进行治疗。

二、控制针刀治疗量度

（一）控制针刀治疗的次数

针刀治疗运动系统慢性损伤与外科手术类似，虽然与外科手术相比针刀治疗伤口小得多，但治疗过程中也不可避免地产生一定损伤，因此要求根据具体病情选择适当的治疗次数，达到最佳效果的同时尽可能减小伤害。一般情况下，同一部位针刀治疗每周治疗1次，非同一部位针刀治疗可每日连续治疗，4次为1个疗程，疗程根据病情、病种而异。

（二）控制针刀刺入的深度

针刀治疗要求对患者的病变情况有足够清晰的认识，对病变的层次要有明确的把握。如果病变的层次在浅筋膜，那么针刀刺入的深度就要限制在浅筋膜；如果病变层次在肌组织，那么针刀刺入的深度就要限制在肌组织层次；如果病变层次紧贴骨面，那么针刀刺入深度一定要到达骨面，避免损伤浅层的组织。控制针刀松解深度的目的也是为了避免盲目操作，减小不必要的伤害，同时做到定点的准确性。《灵枢·刺齐论》也表达了相似的观点："刺骨者无伤筋，刺筋者无伤肉，刺肉者无伤脉，刺脉者无伤皮，刺皮者无伤肉，刺肉者无伤筋，刺筋者无伤骨。"

（三）控制针刀松解的程度

针刀松解包括对组织的切开和牵拉，作用于病变组织可以起到松解作用，但是切开和牵拉的程度必须要控制。针刀刺入人体以后本身就是一个微小的损伤，所以针刀治疗过后往往会出现不同程度的针刀伤口附近组织的水肿，一次治疗松解的程度越多，那么带来的水肿也就越严重，水肿持续时间也就越长，所以减少不必要的治疗操作可以有效地减轻术后反应。

人体肌肉、肌腱、腱围、筋膜、韧带等组织大多承担一定程度的外力，在体内起稳定关节的作用，当这些组织出现慢性损伤以后本身的功能是下降的，针刀松解不可避免地会切断部分组织，切断得过多势必影响组织稳定关节的能力，因此针刀治疗达到减轻病痛的目的即可，不要对这些组织松解得过多。因此对于这些组织能采用牵拉方式松解的就不用切开方式松解，能少切开几次就不多切开几次，能纵向切开就不横向切开。

三、与手法和康复等相结合

针刀治疗的一个非常重要的原则是与其他方法相结合，可以用"针刀为主、手法为辅、药物配合、器械辅助"来概括。

（一）术后手法

针刀术后手法是在针刀治疗以后，根据患者的病情需要，通过手法加强针刀治疗作用的一种辅助方法。针刀刃一般只有1mm左右，形成的切口很小，对于某些患者的松解作用有限，当达不到松解要求时，就需要手法牵拉被松解组织来增强松解作用，比如针刀术后针对软组织的牵拉手法和针对关节的助动手法。针刀有切开和牵拉作用，手法也有牵拉作用，切开作用和牵拉作用是相辅相成、互相促进的，对于挛缩严重的软组织，如果只用切开的方法松解效果有限，如果只用牵拉的方法则起效缓慢，或者疗效不持久。当二者结合起来的时候，即先用针刀切开挛缩组织，然后对被切开的挛缩组织施加牵拉手法，可以起到最佳的松解延长作用。另外，涉及关节微小移位的疾病也必须施以恰当的手法进行辅助治疗，才能去除病理因素。

在针刀手法的施术过程中要达到以下操作标准：第一，手法操作定位准确，使之准确的作用到病变位置。第二，手法操作要以安全为前提，不允许盲目和过度使用手法。某些手法具有一定风险性，而且手法也有一定的禁忌证，比如整脊手法就存在一定的风险性，对于骨病患者不适合接受手法治疗。第三，针刀手法不注重手法外形和种类齐全，而是关注手法对人体组织结构产生的作用，通常根据治疗所需要的作用来选择或设计手法，这就要求对解剖结构和人体力学有充分的了解。

（二）康复训练

康复训练可最大程度地恢复和发展患者的身体和心理等方面的潜能。对于运动系统慢性损伤而言，很多患者都存在肌肉和神经功能不良的情况，或者存在运动能力和运动控制方面的问题，比如椎间盘突出的患者可能存在核心肌肉力量不足，膝骨关节炎患者可能存在股四头肌力量不足，陈旧性踝关节扭伤患者存在踝关节不稳。在这种情况下，在针刀和手法治疗以后还要配合康复训练，以便神经和肌肉功能恢复到较好状态。

（三）药物

适当应用药物可达到吸收针刀术后的组织渗出和出血、促进微循环恢复和预防感染等目的。具体药物有以下三大类：①非甾体抗炎药：是临床上广泛应用的解热镇痛类药物，用于骨关节炎、类风湿关节炎、各种疼痛症状的缓解。②活血化瘀药物：即用温热的药物配合活血化瘀药物，以温经通络散寒化瘀，驱散阴寒凝滞之邪，使经脉舒通、血活瘀化。③抗生素：用于针刀术后预防感染。

（四）器械

对于肢体畸形的患者，针刀治疗可以起到矫正畸形的作用，首先用针刀将挛缩的组织松解延长，然后通过特定的支架或石膏将畸形的肢体固定在正常位置上一段时间，就可以达到矫正畸形的目的。比如足外翻，针刀松解以后需要穿特制的矫正鞋；痉挛性脑瘫，针刀松解以后需要石膏固定一段时间；跟腱挛缩，针刀松解以后也要使用特制的支架一段时间。

第六章　针刀治疗慢性软组织损伤

最常见的针刀适应证就是慢性软组织损伤。慢性软组织损伤是运动系统慢性损伤最重要的组成部分，中医经常提到的经筋痹证通常都是慢性软组织损伤，针刀对这类疾病具有较好的疗效。

第一节　斜方肌慢性损伤

一、概述

斜方肌慢性损伤是临床的常见病。斜方肌覆盖了颈肩后部，因颈部活动幅度较大，频率较高，故斜方肌上部损伤较多，临床主要表现为颈肩部疼痛。此病延误治疗，病症常常会继续发展。

二、相关解剖

斜方肌为位于项区与胸背区上部的三角形的扁阔肌，于后正中线两侧左右各一块。斜方肌以腱膜的形式起于上项线内1/3部至枕外隆凸、项韧带全长、C_7棘突、全部胸椎的棘突及棘上韧带。其止点可分为三部分：上部纤维向下方止于锁骨外1/3部的后缘及其附近的骨面；中部纤维平行向外止于肩峰的内侧缘和肩胛冈上缘的外侧部；下部纤维斜向外上止于肩胛冈上缘的内侧部。

斜方肌上部肌纤维收缩，使肩胛骨上提、上回旋、后缩靠近脊柱；中部肌纤维收缩，使肩胛骨后缩；下部肌纤维收缩，使肩胛骨下降、上回旋和后缩。如一侧肌纤维收缩，使头向同侧屈和对侧旋转；两侧同时收缩，使头后仰和脊柱伸直。斜方肌宽大且富含血供，受$C_{3\sim4}$神经前支和副神经支配。该肌的主要营养动脉是颈横动脉、肩胛上动脉，其次是枕动脉及节段性的肋间动脉。

三、病因病理

跌落摔伤或者车祸时的挥鞭式损伤，以及暴力撞击等都可使斜方肌颈段拉伤，日久迁延变成慢性损伤。

急性创伤可使上斜方肌拉伤，但造成上斜方肌病损的更为常见的原因是过度的负荷、不明显的微小创伤以及劳损造成的慢性损伤，其中慢性劳损性损伤是最主要的致病因素。斜方肌的上中下三部分中的上部最容易损伤疼痛。生活和工作中的不正确姿势、久坐无靠背的座椅、高键盘操作、不正确的驾车姿势、反复快速投篮动作、长期背单肩包，以及一些习惯性动作如习惯性的头前倾姿势、焦虑或担忧、长时间接听电话、拉小提琴等均容易使斜方肌上部出现慢性损伤。

此外身体的畸形，如在骨盆倾斜、身体两侧不对称的情况下，斜方肌上部可代偿性持续收缩造成损伤。

四、临床表现

（一）症状

斜方肌慢性损伤多为缓慢发病，以单侧损伤多见。患者容易出现患侧颈、肩、背部酸痛沉紧，活动颈部时患处有牵拉感，甚至伴有头痛、上肢痛；喜向患侧做后仰运动，按压、捶打患处有舒服感并可缓解症状；重者低头、旋颈等活动障碍。有些患者只有肩背痛，如背负重物感。

（二）体征

触诊检查可发现明确的痛点和条索结节。

（三）特殊检查

X线片一般无明显变化，病程长者，枕后肌肉在骨面附着处可有骨赘生成。

五、针刀治疗

（一）体位

俯卧位或俯伏坐位。

（二）体表标志

上项线，枕外隆凸，C_7棘突，胸椎棘突，锁骨，肩峰，肩胛冈。

（三）定点

1.斜方肌在枕外隆凸和上项线附着点的阳性反应点。
2.斜方肌在C_7棘突附着点的阳性反应点。
3.斜方肌在T_{12}棘突附着点的阳性反应点。
4.斜方肌在肩胛冈上下缘止点的阳性反应点。

5.斜方肌在肩峰止点的阳性反应点。

6.斜方肌肌腹的阳性反应点，多见于上斜方肌垂直走行部分和水平走行部分的交界处。

（四）消毒与麻醉

常规消毒，铺无菌洞巾，0.5%利多卡因局部麻醉，每点注射1~2mL。注入麻药时，必须先回抽注射器确认无回血。

（五）针刀器械

Ⅰ型4号针刀。

（六）针刀操作

1.斜方肌在枕外隆凸和上项线附着点的阳性反应点　刀口线与人体纵轴一致，针刀体向脚侧倾斜30°，按四步进针刀规程进针刀达枕外隆凸骨面，调转刀口线90°，向下铲切3次，范围0.5cm。

2.斜方肌在C_7棘突附着点的阳性反应点　刀口线与人体纵轴一致，针刀体与皮肤垂直，按四步进针刀规程进针刀达C_7棘突顶点骨面，纵横摆动1~3次，范围0.5cm。

3.斜方肌在T_{12}棘突附着点的阳性反应点　刀口线与人体纵轴一致，针刀体与皮肤垂直，按四步进针刀规程进针刀达T_{12}棘突顶点骨面，纵横摆动1~3次，范围0.5cm。

4.斜方肌在肩胛冈上下缘止点的阳性反应点　刀口线与斜方肌肌纤维一致，针刀体与皮肤垂直，按四步进针刀规程进针刀达肩胛冈骨面，纵横摆动1~3次，范围0.5cm。

5.斜方肌在肩峰止点的阳性反应点　刀口线与斜方肌肌纤维方向一致，针刀体与皮肤垂直，按四步进针刀规程进针刀达肩峰骨面，纵横摆动1~3次，范围0.5cm。

6.斜方肌肌腹的阳性反应点　在定点位置触知阳性反应点并用拇指、示指将其固定，如果可能将其捏起使之与深层组织分离。刀口线与肌纤维平行，针刀与皮面垂直，针刀经皮肤刺入达结节条索表面，将结节条索表面筋膜切开并纵横摆动即可。

术毕拔出针刀，局部压迫止血3分钟后，无菌敷料覆盖伤口。

（七）疗程

每次治疗的治疗点数量视患者病情而定，一般每次定点不超过10个。如患者耐受能力差，可分多次完成治疗。同一治疗点治疗间隔3~7天，不同治疗点可于次日治疗。一般4次为1个疗程，视患者病情确定疗程。

六、术后手法及康复

（一）术后手法

斜方肌上部牵拉术。

（二）纠正习惯姿态

纠正驼背和身体的左右不对称，纠正生活和工作中不正确的姿态，不合适的桌椅板凳也要予以调整更换。对于长期伏案的工作人员应调整座位，寻求合适的肘部和背部支撑，并降低键盘高度。站立或行走时手插进裤袋可缓解上斜方肌张力。此外，游泳和跳绳是有助于放松斜方肌的有效的康复训练方式。

（三）康复训练

中下斜方肌激活训练。

【思考题】

1.斜方肌慢性损伤的原因是什么？

2.简述斜方肌慢性损伤的针刀治疗方法。

第二节　头夹肌慢性损伤

一、概述

头夹肌在C_7处和枕骨上项线处极易受损。由于长期反复定向低头工作，使头夹肌附着点出现损伤、粘连，因而形成瘢痕、挛缩和增生。该病原多见于长时间挑担子，故又称"扁担疙瘩"。

二、相关解剖

头夹肌起于$C_3 \sim T_3$的棘突及棘上韧带（项韧带），止于上项线外侧端及乳突后缘。它和枕部肌肉共同在上项线外侧端交织附着，枕部肌肉又移行于帽状腱膜，与额肌呈前后状态共同紧张帽状腱膜。头夹肌单向收缩使头转向同侧，双侧收缩使头后仰。

三、病因病理

头夹肌的上面有斜方肌、背阔肌，下面有骶棘肌，它是使头部后仰的主要肌肉之一。头颈部的活动以T_1为支点，而T_1本身活动幅度较小，头颈部在频繁大幅度活动时，C_7棘突就成为应力集中点。因此头夹肌C_7的附着处极易受损。

头夹肌的附着处损伤后，头颈部其他肌肉活动可影响头夹肌的修复。即使是肌腱处在制动状态下，肌腹也会在其他肌肉的活动下不停地收缩运动。因此，头夹肌损伤后，其修复和损伤同时进行，进而损伤点的瘢痕组织会越来越厚。

四、临床表现

（一）症状

有外伤史，或伏案工作，或长时间看电视、打电脑，以往有长期挑担劳损史。患侧枕骨缘的上项线或C_7棘突处疼痛，转头或仰头受限，颈项部有僵硬感。热敷可使颈项松弛，但附着处疼痛始终存在。不适感随气候变化而加重。更有严重者可引起上肢麻木感、头晕、目眩等症状。

（二）体征

在C_7棘突处或枕骨上项线单侧或双侧压痛；用手掌压住枕部，使其低头，令患者努力抬头后伸，即引起疼痛加剧；C_7棘突处有隆起的包块。

五、针刀治疗

（一）体位

俯卧位或俯伏坐位。

（二）体表标志

枕骨上项线，乳突，C_2棘突，C_7棘突。

（三）定点

1.上项线阳性反应点。
2.C_7棘突阳性反应点。

（四）消毒与麻醉

常规消毒，铺无菌洞巾，0.5%利多卡因局部麻醉，每点注射1～2mL。注入麻药时，必须先回抽注射器确认无回血。

（五）针刀器械

Ⅰ型4号针刀。

（六）针刀操作

1.**上项线阳性反应点**　针刀刃与头夹肌纤维一致，针刀体与骨面垂直，按四步进针刀规程进针刀达骨面，纵横摆动3～4次，必要时可将反应点处腱纤维行"十字"切开。

2.**C_7棘突阳性反应点**　刀口线与肌纤维一致，针刀体与皮面垂直，按四步进针刀规程进针刀达病灶即可，不可超过棘突根部，纵行切开2～3次。

术毕，拔出针刀，局部压迫止血3分钟后，无菌敷料覆盖伤口。

（七）疗程

每次治疗的治疗点数量视患者病情而定，一般每次治疗点不超过10个。如患者耐受能力差，可分多次完成治疗。同一治疗点治疗间隔3～7天，不同治疗点可于次日治疗。一般4次为1个疗程，视患者病情确定疗程。

六、术后手法及康复

（一）术后手法

头夹肌牵拉术。

（二）康复训练

颈部稳定性训练。

【思考题】

简述头夹肌慢性损伤的针刀治疗方案。

第三节　肩胛提肌慢性损伤

一、概述

肩胛提肌损伤又称为肩胛提肌综合征，是以肩背部及项部疼痛不适，有酸重感，严重时影响颈肩及上肢活动为主要表现的病症。该病以慢性发病者为多，常反复发作、经久不愈，是临床较为常见的一种颈肩部软组织损伤。本病以中青年患者居多，患者多有长期使用电脑或伏案工作史，肩胛提肌损伤往往被含糊地诊断为颈部损伤、肩颈痛、肩胛痛，也有被误诊为颈椎病、肩周炎或落枕者。

二、相关解剖

肩胛提肌位于项部两侧，其上1/3位于胸锁乳突肌的深面，下1/3位于斜方肌的深面，为带状长肌。其起自颈椎$C_{1\sim4}$横突的后结节，肌纤维斜向后下稍外方，止于肩胛骨的上角和肩胛骨内侧缘的上部。此肌收缩时，使肩胛骨上提内收，并向内旋转；若将肩胛骨固定，该肌单侧收缩可使头颈侧后屈，两侧同时收缩可使头后仰。肩胛提肌受肩胛背神经（$C_{3\sim5}$）支配。

三、病因病理

肩胛骨与胸廓相连的骨关节为肩锁关节—锁骨—胸锁关节，而另一重要连接是靠许多肌肉将肩胛骨悬吊在胸廓上，其中主要的是肩胛提肌。人坐或站时，肩胛骨由于重力向下坠，需要肩胛提肌等向上牵拉，这使得肩胛提肌经常处于高张力状态，同时肩胛提肌是头部旋转活动的应力集中处，因而容易造成肩胛提肌损伤。

肩胛提肌急性损伤多由突然性动作造成。颈部过度前屈时，突然扭转颈部易使肩胛提肌起点（$C_{1\sim4}$横突后结节部）的肌纤维撕裂；上肢突然过度后伸，使肩胛骨迅速上提和向内上旋，肩胛提肌突然强烈收缩，而肩胛骨受到多块不同方向肌肉的制约，致使肩胛骨与肩胛提肌不能达到同步配合，从而导致肩胛提肌止点（肩胛骨内上角）肌腱撕裂，从而引起瘀血、肿胀和局部肌痉挛，出现颈肩疼痛，后期受损组织通过自身修复、机化、粘连而形成瘢痕。

肩胛提肌慢性损伤与长期低头并稍转向一侧的姿势、长期过度负重用力、急性损伤未有效治疗以及局部感受风寒湿侵袭等有关，如长期伏案工作、织毛衣、睡眠时枕头过高等，导致肩胛提肌产生痉挛、缺血、水肿、代谢产物淤积等病理改变，形成条索结节等，从而引起疼痛。

四、临床表现

（一）症状

肩胛提肌急性损伤发病突然，有明确的损伤史，多为一侧发病，疼痛较剧，患处肿胀、拒按，疼痛可沿肩胛提肌的走向放散，上肢后伸及耸肩动作受限或使疼痛加重。

肩胛提肌慢性损伤主要表现为颈肩背部酸胀疼痛、沉重不适感，可向头颈部或肩背部放散，严重者可见颈部活动受限，或患侧耸肩畸形，多累及单侧，亦可双侧受累。疼痛部位以肩胛骨内上角最为明显，伴有颈部肌肉僵硬，耸肩或活动肩关节时肩胛骨内上方可有弹响声。低头、受凉或提拿重物时症状加重。病久者可有头痛、头晕、心烦等症状。

（二）体征

肩胛提肌急性损伤：在肩胛提肌体表投影范围内可有组织肿胀、僵硬，压痛明显，让患者尽力后伸患侧上肢，上提并内旋肩胛骨，可使疼痛加剧，或根本不能完成此动作。

肩胛提肌慢性损伤：在肩胛提肌体表投影范围内有明显的压痛点，主要分布在肩胛骨内上角、肩胛提肌抵止前的肋骨面以及$C_{1\sim4}$横突部的后结节上，尤以肩胛骨上角最为多见。触诊可有组织紧张、僵硬，并伴有硬结和条索状物，活动肩关节时肩胛骨上角有摩擦音，重按弹拨有弹响声。让患者尽力后伸患侧上肢，上提并内旋肩胛骨，可使疼痛加剧，或根本不能完成此动作。

（三）辅助检查

颈胸椎X线检查排除骨性病变，排除内脏病变引起的肩部牵涉痛。

四、针刀治疗

（一）体位

俯卧位或俯伏坐位。

（二）体表标志

肩胛骨内侧缘，肩胛骨内上角。

（三）定点

医生以拇指在肩胛骨上角按压寻找阳性反应点。

（四）消毒与麻醉

常规消毒，铺无菌洞巾，0.5%利多卡因局部麻醉，每点注射1~2mL。注入麻药时，必须先回抽注射器确认无回血。

（五）针刀器械

Ⅰ型4号针刀。

（六）针刀操作（图6-3-1）

刀口线与肌纤维方向一致，针刀体垂直于肩胛骨上角边缘骨面，按照进针刀四步规程进针刀达肩胛骨上角骨面，缓慢移动针刀刃至肩胛骨上角边缘，在此位置轻提针刀3~4mm，再切至骨缘，以切断少量肩胛提肌附着点纤维，每点切开4~5次。术毕出针刀，压迫止血，无菌敷料包扎。

（七）疗程

每周治疗1次，4次为1个疗程，视患者病情确定疗程。

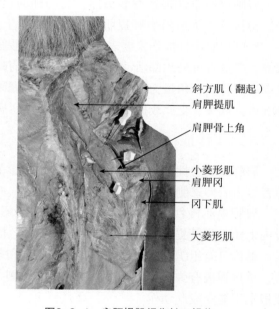

斜方肌（翻起）
肩胛提肌
肩胛骨上角
小菱形肌
肩胛冈
冈下肌
大菱形肌

图6-3-1　肩胛提肌损伤针刀操作

六、术后手法及康复

（一）术后手法

肩胛提肌牵拉术。

（二）康复训练

颈部稳定性训练。

【思考题】

针刀治疗肩胛提肌慢性损伤的定点有哪些？

第四节 冈上肌慢性损伤

一、概述

冈上肌起于冈上窝，与冈下肌、肩胛下肌、小圆肌共同组成肩袖，附着于肱骨解剖颈，形状如马蹄形，其作用为固定肱骨头于肩胛盂中，协同三角肌使上肢外展。冈上肌慢性损伤系指冈上肌受到喙肩韧带与肩峰部的摩擦、牵拉和卡压等损伤，产生疼痛、渗出和粘连等无菌性炎症改变。冈上肌损伤较常见，患者常因肩痛或背痛就医，针刀治疗适用于冈上肌的慢性损伤。一般情况下损伤时间愈长，针刀疗效愈明显。

二、相关解剖

该肌属于肩部肌肉中较小的，位于斜方肌下，起于冈上窝，向外行于喙肩弓之下，以扁阔的肌腱（腱宽2.3cm）止于肱骨大结节最上方的骨面上。其作用是使上臂外展，是肩关节外展活动开始15°的发动者。因此，它对肩关节的主动外展运动有着特殊的意义。冈上肌受肩胛上神经（$C_{5\sim6}$）支配。

肩胛上神经是臂丛上干的分支，行向后外侧，在肩胛横韧带下方经过肩胛切迹入冈上窝，再绕肩胛颈下方至冈下窝，支配冈上肌和冈下肌。其神经末梢的分布则紧贴骨面，故当冈上肌或冈下肌损伤粘连时，压迫了肩胛上神经的末梢而产生剧烈疼痛。

三、病因病理

冈上肌位于肩袖最中央，在肩关节肌群中是肩部四方力量之集汇点，因此是比较容易劳损的肌肉。当上臂外展起动时，冈上肌肌腱须通过肩峰与肱骨头之间的狭小间隙，经常处在肩峰与肱骨大结节的挤压、摩擦与撞击之中，极易受损退变而钙化，是全身最常发生钙化的肌肉之一。冈上肌常因摔跤、抬举重物或其他体力劳动，上肢突然猛烈外展而损伤或撕裂，严重者冈上肌腱可断裂。其撕裂的部位多在肱骨大结节以上1.25cm处，即经常受到撞击的腱末端，此处便是冈上肌肌腱的高应力点，故易于损伤。

冈上肌受肩胛上神经支配，该神经来自$C_{5\sim6}$节段，当颈椎损伤、颈椎病波及该节段时，即引起冈上肌的放射性疼痛、酸麻胀感等症状。当有冈上肌损伤症状时，亦应考虑是否与颈椎病有关。

四、临床表现

（一）症状

好发于中年体力劳动者，有肩部劳损或外伤史。发病后肩上部或外侧疼痛，有时向颈部或上肢放射。

（二）体征

肱骨大结节上方压痛，肩关节自动外展运动时小于60°和大于120°疼痛不明显，于60°～120°时出现疼痛加剧，称为疼痛弧试验阳性。因为此范围冈上肌肌腱被挤压在肩峰和肱骨头之间，所以肩部疼痛最明显，也是冈上肌损伤的特征。

（三）辅助检查图（图6-4-1至图6-4-3）

X线检查一般无异常，有时可见肱骨大结节处可有钙化、毛糙和骨质疏松，为组织变性后的一种晚期钙化性冈上肌损伤，治疗时要防止肌腱断裂。MRI显示冈上肌损伤。

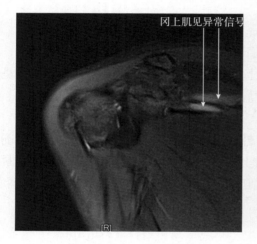
图6-4-1 冈上肌异常信号

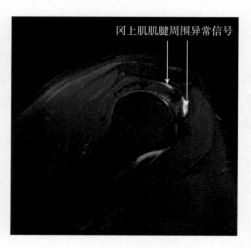
图6-4-2 冈上肌肌腱周围异常信号

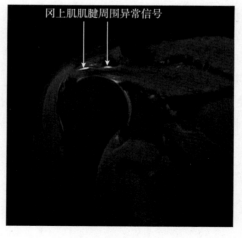
图6-4-3 冈上肌肌腱周围异常信号

五、针刀治疗

（一）体位

俯卧位、侧卧位或俯伏坐位。

（二）体表标志

肩胛冈，肩峰，肱骨大结节。

（三）定点

1.肱骨大结节上方阳性反应点。

2.冈上窝阳性反应点。

（四）消毒与麻醉

常规消毒，铺无菌洞巾。0.5%利多卡因局部麻醉，冈上窝麻醉时扪清痛点的骨面，以手指压住，注射针长轴应与背部平面几乎平行，直达冈上窝的骨面上，确认回吸无血、无气方可注入麻药，每点注射1～2mL。

（五）针刀器械

Ⅰ型4号针刀。

（六）针刀操作

1.**肱骨大结节上方阳性反应点**　刀口线和冈上肌纵轴平行，针刀体与骨面垂直，针体与上肢成135°，按四步规程进针刀达骨面，提起针刀切开肌腱止点1～2次，然后纵横摆动1～2次。

2.**冈上窝阳性反应点**　刀口线和冈上肌纵轴平行，针刀体与人体纵轴一致，由头端朝向足端，按四步规程进针刀达冈上窝骨面，提起针刀至结节、条索表面，由结节、条索表面切至骨面1～2次，然后纵横摆动1～2次。

出针，压迫针孔片刻，无菌敷料包扎。

（七）疗程

每周治疗1次，4次为1个疗程，视患者病情确定疗程。

六、术后手法与康复

（一）术后手法

冈上肌牵拉术。

（二）康复训练

肩部稳定性训练，胸椎灵活性训练。

七、注意事项

1.确定冈上窝痛点时，应在肩胛冈上方，与背部平行的方向扣压痛点。这样体表定点与痛性结节的连线，就与背部皮面几乎呈平行的关系。应用本法进行针刀操作时，针刀落点应达冈上窝的骨面，以避免因针刀刃指向胸膜腔方向而误入胸膜腔造成气胸。

2.冈上窝下面为肩胛骨面，针刀施术无任何危险。但冈上窝骨面较冈下窝小得多，其上方则有可能刺入胸膜顶，造成气胸皮下组织和肌肉丰厚，往往不易清晰触及骨面。如在定点时有误，将治疗点定于冈上窝前应予以注意。

【思考题】

针刀治疗冈上肌慢性损伤的定点有哪些？

第五节　冈下肌慢性损伤

一、概述

冈下肌起自冈下窝的骨面，肌束向外跨过肩关节后方，相当于天宗穴的位置，止于肱骨大结节中部。其功能是在上肢运动的时候稳定肱骨头与关节盂中，并外旋手臂。过度负荷会引起冈下肌慢性损伤，冈下肌慢性损伤十分多见，且损伤多在起点，慢性期疼痛非常剧烈，针刀治疗此病疗效显著。

二、相关解剖

冈下肌为肩带肌，位于肩胛冈下部，揭开皮肤皮下组织即可见到。其内上方被斜方肌覆盖，外下方被小圆肌、大圆肌和部分背阔肌覆盖。冈下肌起自冈下窝及肩部筋膜，形似三角形，向上外聚集形成扁腱，经肩关节后方止于肱骨大结节的中部骨面，构成肩袖的后面部分，冈下肌和小圆肌联合腱腱宽约4.7cm，止点腱下有滑液囊。该肌作用为内收上臂和外旋肩关节。此肌由肩胛上神经$C_{5 \sim 6}$支配，该神经以丰富的神经末梢止于冈下窝。肩胛骨常有变异，有的冈下窝骨面很薄，有的在骨面中间为空洞样缺损，这种先天的异常应引起注意。

三、病因病理

冈下肌慢性损伤通常为突然或反复超负荷应力所致，例如一些体育项目中的频繁屈伸手臂、击球或支撑以及不良体位和职业性操作姿势等。工作中的持续负荷，可因超负荷造成冈下肌损伤。冈下肌与肩胛骨骨面之间没有滑囊，肩关节活动时，冈下肌肌纤维与骨面发生摩擦，易出现损伤。此外，除冈下肌受到损伤外，还可使肩胛上神经受到过度牵张而导致其受损。冈下肌损伤疼痛剧烈的原因：一是冈下窝的肩胛上神经末梢十分丰富；二是冈下肌损伤时，粘连、瘢痕可能较重，挤压神经末梢。如果在大结节下方1cm处疼痛，多为冈下肌腱滑液囊炎所致，两者可并存。

四、临床表现（图6-5-1）

本病损伤早期疼痛严重，在冈下窝或肱骨大结节处多有，连及肩峰的前方，上肢不能自由活动。慢性期痛觉减退，冈下窝有麻木感。患者喜做肩胛上提的动作，冈下窝及肱骨大结节处有明显的电击样疼痛或胀痛，可牵涉拇指，为酸胀痛，也可为麻痛，肩部活动受限，上臂上举不完全，手后伸摸背困难。病程较长者可于冈下窝处触及块状或条索状物，压痛明显，并可向患侧上肢尺侧放射。患肢内收位主动外展时，引起疼痛加剧或根本不能完成此动作。MRI显示冈下肌损伤。

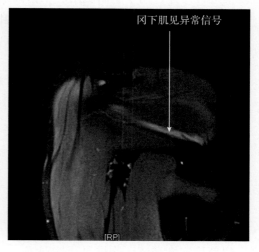

冈下肌见异常信号

图6-5-1 冈下肌异常信号

五、针刀治疗

（一）体位

俯卧位，患侧胸部垫枕。术野暴露好，可同时处理起、止点部位的损伤。

（二）体外标志

肩胛冈，肩胛骨内侧缘，肩胛骨外侧缘，肱骨大结节。

（三）定点

1.冈下窝阳性反应点。

2.肱骨大结节中部阳性反应点。

（四）消毒与麻醉

常规消毒，铺无菌洞巾，0.5%利多卡因局部麻醉，每点注射1～2mL。注入麻药时，必须先回抽注射器确认无回血。

（五）针刀器械

Ⅰ型4号针刀。

（六）针刀操作

1.**冈下窝阳性反应点**　刀口线与冈下肌纤维平行，针刀体与皮面垂直，按四步规程进针刀达骨面，纵横摆动3次。

2.**冈下肌止点**　刀口线与三角肌纤维平行，针刀体与上臂成135°，按四步规程进针刀达骨面，调转刀口线与冈下肌纤维平行，调整针刀刃到大结节中部骨面的内侧腱末端处，继续推进针刀穿过冈下肌肌腱附着于游离的交界处的骨缘，纵横摆3次。

术毕，拔出针刀，局部压迫止血1分钟后，无菌敷料覆盖针孔。

（七）疗程

每周治疗1次，4次为1个疗程，视患者病情确定疗程。

六、术后手法及康复

（一）术后手法

冈下肌牵拉术。

（二）康复训练

肩部稳定性训练，胸椎灵活性训练。

七、注意事项

1.针刀定点不得超出肩胛骨缘的范围。因肩胛骨可随肩、上肢活动而有所移动，所以一定要摆好位置，扣清冈下窝骨面后再定点，定点后不允许再变动体位。而在进刀之前，应再次确认定点无误，即确认定点在肩胛骨缘之内。这样可避免误伤胸膜而导致气胸并发症。

2.据解剖观察，肩胛骨体有先天缺损者，骨内有空洞，应注意X线片及物理检查，以免造成失误。

【思考题】

冈下肌慢性劳损的临床表现有哪些？

第六节　臀中肌慢性损伤

一、概述

臀中肌损伤发生于臀中肌及肌筋膜，临床表现为臀部疼痛，深夜、晨起、活动之初皆感疼痛，劳累、寒冷、潮湿时加重；局部可触及激痛点或痛性筋束，按压激痛点或痛性筋束时可复制与平时相似的局部疼痛及下肢放射痛，是软组织损伤常见病。本病有急性、慢性两种，急性损伤者，局部肿痛明显，一般无复杂的临床症状，严重时可引起臀部麻木、发凉等症状。慢性者临床多见，肿胀不明显，但出现的症状较为复杂，还可累及梨状肌引起坐骨神经疼痛，行走受限。

二、相关解剖

臀肌属髂肌后群，分为三层。浅层有臀大肌与阔筋膜张肌，中层由上而下依次是臀中肌、梨状肌、闭孔内肌和股方肌，深层为臀小肌和闭孔外肌。臀中肌为臀中层肌肉，起于髂骨翼外侧的臀前线和臀后线，其前2/3肌束呈三角形，后1/3肌束呈羽翼状，在下端集中止于股骨大转子外面及其后面，为主要的髋关节外展肌，并参与外旋及伸髋关节。站立时臀中肌可稳定骨盆，从而稳定躯干，特别在步行支撑相尤为重要。臀中肌前部被阔筋膜覆盖，后部被臀大肌覆盖，其深层有臀小肌。该肌肉由臀上神经（$L_4 \sim S_1$）所支配，主要由臀上动、静脉供血，臀上神经和动静脉出梨状肌上孔。梨状肌与臀中肌相邻，其起于$S_{2\sim4}$前面，穿坐骨大孔，止于股骨大转子尖。其下孔有坐骨神经穿出。所以臀中肌病变后累及梨状肌时，会影响其关联的神经、血管。

三、病因病理

臀中肌损伤分为急性和慢性两种，一般以慢性多见。急性损伤一般有明显的外伤史、突然体位改变或慢性损伤受诱因刺激引起臀中肌撕裂，引起炎症反应，刺激神经导致疼痛，疼痛引起肌肉痉挛，持续的肌肉筋膜痉挛又可导致组织缺血、缺氧，释放致痛致炎物质，使疼痛加重。在臀中肌筋膜处能摸到病理反应物（如肿块、条索状物等）。患者臀部疼痛剧烈，呈刺痛、撕裂痛、烧灼痛，行走、翻身或下肢抬高困难。日常生活中，长期行走、下蹲、弯腰等动作，引起慢性积累性损伤，使其在髂嵴附着区及其与臀大肌的结合部，以及股骨大转子止点受到反复的应力牵拉和摩擦作用，以致该处肌肉、筋膜等软组织发生无菌性炎症反应，释放炎性介质，致使肌肉痉挛，局部血液循环障碍，有害代谢产物积聚，刺激神经血管束，产生相应的疼痛症状，久之产生粘连、挛缩，进一步引起局部循环障碍以及卡压周围神经，引起疼痛及麻木。当波及梨状肌时可以出现梨状肌综合征。

四、临床表现

臀中肌损伤可根据损伤所波及的范围和病理变化分为两型，即单纯型和臀梨综合型。

（一）单纯型

臀中肌局部疼痛，有痛性筋束，下肢偶有散在疼痛和麻木感，但无神经根性刺激症状，无真正的放射痛。直腿抬高试验局限于臀部痛，小腿的神经系统检查呈阴性。臀中肌前外侧或后侧纤维处疼痛及压痛，可触及痛性筋束，压之疼痛并可往同侧膝关节及远端肢体放散，下肢主动外展引起症状加重。一些病例仅表现为足踝部的疼痛和不适，足底麻胀，踇跖趾关节疼痛，局部无明显压痛。

（二）臀梨综合型

臀部疼痛，伴有下肢放射性疼痛或麻木。臀中肌、梨状肌有压痛点及筋束，疼痛可及下肢。梨状肌牵拉试验阳性，直腿抬高试验阳性。

五、针刀治疗

（一）体位

俯卧位，或侧卧位，健侧腿在下伸直，患侧在上屈髋屈膝。

（二）体表定位

髂前上棘，髂后上棘，梨状肌体表投影（由髂后上棘至尾骨尖作一连线，在该线距髂后上棘约3cm处作一点，将该点至股骨大转子的连线分为三等份，其上、中1/3交点处为梨状肌的肌腹部）。

（三）定点

1.臀中肌起点阳性反应点。
2.臀中肌与梨状肌交界处：髂后上棘与尾骨尖连线的中点与股骨大转子连线的中内1/3。

（四）消毒与麻醉

常规消毒，铺无菌洞巾，0.5%利多卡因局部麻醉，每点注射1~2mL。注入麻药时，必须先回抽注射器确认无回血。

（五）针刀器械

Ⅰ型4号针刀。

（六）针刀操作

1.**臀中肌起点** 刀口线与臀中肌纤维平行，针刀体与皮面垂直，按四步规程进针刀达骨面，提起到达痛性条索、结节表面，纵行切开1~2次，然后纵横摆动1~2次，此时局部有酸胀或酥麻感，并可牵涉患侧下肢。

2.**臀中肌与梨状肌交界处** 刀口线与下肢纵轴方向平行，针刀体与皮肤垂直，按四步规程进针刀达梨状肌附近，当患者有麻木感时，退针刀2cm，针刀体向外倾斜10°~15°，再进针刀，手下有坚韧感时，平行梨状肌肌纤维切开1~2次，再纵横摆动1~2次。

术毕，拔出针刀，局部压迫止血1分钟后，无菌敷料覆盖针孔。

（七）疗程

每周治疗1次，4次为1个疗程，视患者病情确定疗程。

六、术后手法及康复

（一）术后手法

臀中肌和梨状肌牵拉法。

（二）康复训练

臀中肌激活训练。

【思考题】

1.简述臀中肌的解剖结构。

2.臀中肌慢性损伤的针刀治疗定点有哪些？

第七节　棘上韧带慢性损伤

一、概述

脊柱的弯曲活动常使棘上韧带劳损或损伤，突然外伤也常使棘上韧带损伤。腰段的棘上韧带最易受损。陈旧性的慢性损伤，针刀治疗效果较理想。

二、相关解剖

棘上韧带为一狭长韧带，起于C_7棘突，向下沿棘突尖部止于骶正中嵴。此韧带的作用是限制脊柱过度前屈，此韧带附着于除$C_{1\sim6}$颈椎以外的所有椎体的棘突。

三、病因病理

脊柱在过度前屈时，棘上韧带负荷增加。如果把脊柱前屈时的人体看作一个弯曲的物体，那么棘上韧带处在弯曲物体的凸面，腹部处于弯曲物体的凹面。根据力学原理，凸面所受的拉应力最大，凹面收到拉应力很小。所以，棘上韧带在脊柱过度前屈时最易发生牵拉损伤。如果脊柱在屈曲位时突然受到外力的打击，棘上韧带也会受损，脊柱屈曲时受到暴力扭转也易损伤棘上韧带。

棘上韧带损伤点大多在棘突顶部的上下缘。损伤时间较长，棘上韧带棘突顶部上下缘形成瘢痕挛缩，引起顽固性疼痛。

四、临床表现

（一）症状

腰背部有损伤或劳损史，腰椎棘突疼痛，弯腰加重。

（二）体征

在腰椎棘突上有明显的压痛点，且都在棘突顶部的上下缘，其痛点浅在皮下。

五、针刀治疗

（一）体位

俯卧位。

（二）体表定位

棘突顶点。

（三）定点

病变节段棘突顶点。

（四）消毒与麻醉

常规消毒，铺无菌洞巾，0.5%利多卡因局部麻醉，每点注射1～2mL。注入麻药时，必须先回抽注射器确认无回血。

（五）针刀器械

Ⅰ型4号针刀。

（六）针刀操作

刀口线和脊柱纵轴平行，针刀体和背面垂直，按四步规程进针刀达棘突顶部骨面。将针刀体倾斜，如痛点在进针刀点棘突上缘，使针刀体和下段脊柱成45°；如疼痛在进针刀点棘突下缘，使针刀体和上端脊柱成45°。先纵行切开1～2次，再纵横摆动1～2次，然后沿脊柱纵轴使针刀体向相反方向移动90°，使其与上段脊柱或下段脊柱成45°，先纵行切开1～2次，再纵横摆动1～2次。术毕，拔出针刀，局部压迫止血1分钟后，无菌敷料覆盖针孔。

（七）疗程

每周治疗1次，4次为1个疗程，视患者病情确定疗程。

六、术后手法与康复

（一）术后手法

腰背肌牵拉术。

（二）康复训练

核心稳定性训练。

【思考题】

1.棘上韧带的解剖结构和生理功能有哪些？

2.针刀治疗棘上韧带的方法有哪些？

第八节　第3腰椎横突综合征

一、概述

　　第3腰椎横突综合征又称腰3横突周围炎或腰3横突滑膜炎，是引起腰腿痛的常见病因之一。第3腰椎横突综合征，是由于腰部软组织的劳损、筋膜增厚、粘连等病理变化，对通过其间的腰脊神经后外侧支卡压所致的以腰、臀部酸痛及腰部活动受限为主的综合征。临床多表现为有慢性腰痛病史，腰部一侧或两侧疼痛，晨起、弯腰或劳累后加重，久坐直起困难，活动后略减轻，疼痛可累及臀部及大腿，有时可放射到腹部。临床报道中药、针灸、推拿、针刀等方法均有一定疗效，非手术治疗无效者可采用手术治疗。针刀治疗该病既具有必要的松解作用，又具有比手术治疗创伤小得多的优点，临床效果比较可靠。

二、相关解剖（图6-8-1）

　　第3腰椎横突位于$L_{2\sim3}$棘突间水平，距正中线约3.6cm（不恒定）。解剖可见第1腰神经后支（参与组成臀上皮神经）自内上而外下穿行于位于L_3横突中部背面的胸最长肌肌腹中，由于此处与横突尖部距离很近，当横突尖部附着的软组织（肌肉、韧带、筋膜等）发生病变时，也有可能对此处的胸最长肌造成牵拉，进而使臀上皮神经受到刺激，这是第3腰椎横突综合征患者同时可能出现（膝以上）下肢痛的解剖学基础。

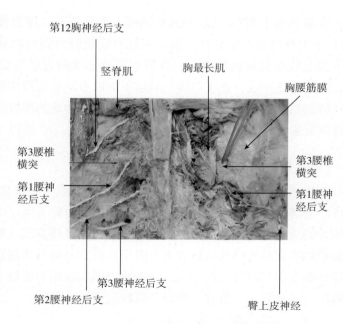

图6-8-1　第3腰椎横突相关解剖

（一）胸腰筋膜

在腰部，与第3腰椎横突相连的筋膜是胸腰筋膜，它是背部深筋膜的深层部分，向上续于项筋膜，向下附于髂嵴、骶骨后面和附近的韧带，向中线附于椎骨棘突和棘上韧带，向外侧附于肋骨角。胸腰筋膜的腰部发育良好，分为3层，其后层是腱性膜，覆被脊柱两侧纵行的竖脊肌；中层内侧附于横突及横突间韧带，分隔竖脊肌与腰方肌，其外侧缘与后层融合，作为腹肌的部分起处；前层从前面覆盖腰方肌。

（二）横突棘肌

横突棘肌又称横突棘肌群，是几部分起止点分别位于横突和棘突的肌肉的总称，包括半棘肌、多裂肌、回旋肌。横突棘肌群位于竖脊肌深面，居脊椎沟内，起自横突后斜向内上方走行，止于棘突。

（三）腰横突间肌

腰横突间肌位于相邻横突之间，起止点分别在相邻腰椎的横突。其功能为侧屈脊柱。它自内向外分成横突间内侧肌和横突间外侧肌两部分。横突间内侧肌连接相邻两个腰椎的乳突和副突；横突间外侧肌位于横突间内侧肌深面，相邻两个横突间大部分要靠横突间外侧肌相连。

（四）腰髂肋肌

腰髂肋肌起于骶骨、髂嵴外侧唇、胸腰筋膜，止于上位腰椎横突、第6～12肋的肋角。

（五）腹横肌

腹横肌起于第7～12肋软骨内侧面、胸腰筋膜（腰椎横突）、髂嵴、腹股沟韧带外侧1/3，止于腹白线、耻骨梳。腹横肌起自肋软骨内面的肌束，与膈之肌束相交错。腹横肌的大部分肌束向前内侧横行，在腹直肌外侧缘附近转变成腱膜，参与腹直肌鞘后壁的组成，达腹前正中线，止于白线。其前下部肌束起自腹股沟韧带，横向内或向下，其下缘呈弓状越过精索的前面和上方，逐渐移行为腱膜构成的腹股沟镰，止于耻骨梳。腹横肌使腹前外侧壁紧张，腹腔缩小，增加腹内压。其受$T_{7\sim12}$、髂腹下神经和髂腹股沟神经支配。

（六）腹内斜肌

腹内斜肌位于腹外斜肌深面，起自胸腰筋膜（腰椎横突）、髂嵴和腹股沟韧带外侧2/3后，肌束斜向内上方，后部肌束止于下3个肋骨下缘；中部肌束向前内延为腱膜，在腹直肌外侧缘处分为深、浅两层，经腹直肌深方及浅方织入腹直肌鞘和白线；下部起自腹股沟韧带的肌束呈弯弓状从精索上方跨至其后方并移行为腱膜，附于耻骨嵴及耻骨梳。腹内斜肌纤维方向与腹外斜肌相反。一侧腹内斜肌收缩可使躯干转向同侧，降肋以助呼气及增加腹压。其受$T_{7\sim12}$、髂腹下神经和髂腹股沟神经支配。

（七）腰大肌

腰大肌位于腰椎椎体和横突之间的深沟内，呈纺锤状。其起自T_{12}和$L_{1\sim4}$及其之间的椎间盘侧面，以及全部腰椎横突。其肌纤维向下外方向与髂肌的内侧部共同组成坚强的髂腰肌腱，经腹股沟韧带的肌间隙，止于股骨小转子。腰大肌和髂肌合成的髂腰肌是一个强有力的屈髋肌，如果下肢固定，此肌收缩可使脊柱前屈。腰大肌受腰丛的肌支（T_{12}、$L_{1\sim4}$）支配。

（八）腰方肌

腰方肌位于腰椎侧方，起点在髂嵴后部的内唇、髂腰韧带以及下 2～3 个腰椎横突尖部，止点在第 12 肋骨内侧半下缘。其肌纤维斜向内上方止于第 12 肋骨下缘。此肌两侧同时收缩时可降第 12 肋，还可协助伸脊柱腰段，一侧收缩时可使脊柱侧屈。腰方肌受腰丛（$T_{12}\sim L_3$）支配。

三、病因病理

腰椎呈正常生理性前凸，第 3 腰椎位于这个前凸的顶点。在人体的 5 个腰椎中，第 3 腰椎是活动的中心，成为腰椎前屈、后伸、左右旋转时的活动枢纽。如前所述，在腰椎的横突上有多条肌肉、筋膜附着，这些肌肉的收缩可以左右腰椎的活动。两侧横突所附着的肌肉和筋膜有着相互拮抗或协同的作用，以维持脊柱活动时人体重心的相对稳定。由于各个横突在发育时期所受的牵拉力大小不等，所以它们的形状长短不一，方向也不相同。由于第 3 腰椎横突最长，所以它所受的杠杆作用最大，在它上面附着的韧带、肌肉、筋膜等所受的拉力也是最大的，容易受到损伤。其次是第 2 和第 4 腰椎横突，而第 1 和第 5 腰椎横突所受的牵拉力最小。

第 3 腰椎横突综合征的发病一般都与腰部活动不当有关，例如弯腰负重、持续弯腰操作（例如做实验等工作）、负重的健身运动（例如杠铃）等。在这些情况下，如果姿势不正确，或用力过猛，或反复重复同一个动作，就有可能使第 3 腰椎横突上附着的肌肉或筋膜受到过度牵拉，从而出现附着点的损伤。这些情况也有可能使第 3 腰椎横突的尖部反复与它相邻近的软组织摩擦，造成这些部位软组织的损伤。

在受损伤的软组织局部，会有毛细血管出血，或肌肉纤维的断裂；在自我修复的过程中，会有瘢痕形成并与第 3 腰椎横突尖部粘连，限制腰部的活动。当人体用力做弯腰活动或弯腰负重的劳动时，第 3 腰椎横突尖部的软组织会受到进一步损伤，引起局部再出血或充血和水肿，出现严重的临床症状。经过一段时间的休息，充血和水肿被吸收，临床症状有所缓解，但是粘连更加严重，形成恶性循环。

臀上皮神经自 $L_{1\sim3}$ 椎间孔发出，穿出横突间韧带骨纤维孔后走行于 $L_{1\sim3}$ 腰椎横突的背面，并紧贴骨膜，经过横突间沟穿过起始于横突的肌肉至其背侧。当第 3 腰椎横突部出现肌肉或筋膜的损伤（撕裂、出血、血肿等）及相应的炎性反应（充血、渗出、水肿等）时，可导致邻近肌肉的肌紧张或肌痉挛，此时，走行在此处的臀上皮神经即可受到压迫、刺激，这种压迫或刺激还可能使臀上皮神经产生水肿、变粗，而臀上皮神经在其走行路径上始终被束缚在肌肉、筋膜之中，因此受到挤压时无处躲避，所以第 3 腰椎横突部的损伤还会因此种机制而出现臀上皮神经支配区域（臀及大腿）的疼痛。

由$L_{1\sim3}$腰椎间孔发出的脊神经后支除有纤维构成臀上皮神经外，还有一部分纤维参与闭孔的构成，因此，此处发出的脊神经后支受到刺激时还可能反射性地引起股内收肌紧张或痉挛。

四、临床表现

（一）症状

该病好发于从事体力劳动的青壮年，可有腰部外伤史，或超负荷弯腰负重致使腰部损伤史，或长时间弯腰劳作史。其主要症状为腰痛，部分患者可有臀部及下肢（膝关节水平以上）放射痛（或麻木），在极少数患者，疼痛（麻木）可放射至小腿外侧，但疼痛（麻木）不因腹压增高（如咳嗽、喷嚏等动作）而加重。

（二）体征

局部触压检查可见腰部压痛位置局限于第3腰椎横突尖端（一侧或两侧）。部分患者在第3腰椎尖端处可触及硬结或条索。有些患者在臀中肌后缘与臀大肌前缘交界处可触及条索状物（系臀中肌紧张或痉挛所致），并有明显压痛。部分患者股内收肌紧张，触之呈条索状。

（三）辅助检查（图6-8-2）

具有第3腰椎横突综合征临床表现的患者，其腰椎X光片表现并不一致。多数患者可以观察到第3腰椎两侧的横突不等长，患者的腰部压痛多位于横突较长的一侧；但也有部分患者第3腰椎两侧的横突长度无明显差别；另有一部分患者，其第3腰椎一侧横突表现为非水平位（向上方翘起）。部分患者可表现为腰椎侧弯。

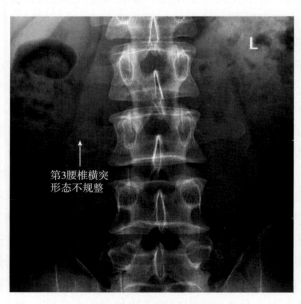

图6-8-2　第3腰椎横突综合征X线检查

五、针刀治疗

（一）体位

患者取俯卧位，腹部垫枕。

（二）体表标志

肋弓下缘，髂嵴，腰椎棘突。

（三）定点

第3腰椎横突尖阳性反应点。

（四）消毒与麻醉

常规消毒，铺无菌洞巾，0.5%利多卡因局部麻醉，每点注射1～2mL。注入麻药时，必须先回抽注射器确认无回血。

（五）针刀器械

Ⅰ型3号针刀。

（六）针刀操作（图6-8-3）

刀口线与躯干纵轴平行，针刀体与皮面垂直，按四步规程进针刀达第3腰椎横突骨面，调整针刀刃到达横突尖端边缘，此时调整刀口线方向，沿横突边缘弧形切割胸腰筋膜与横突连接处4～5次。出针，局部按压片刻，无菌敷料覆盖针孔。

（七）疗程

每周治疗1次，4次为1个疗程，视患者病情确定疗程。

六、术后手法及康复

（一）术后手法

行局部弹拨手法、腰背部牵拉术。

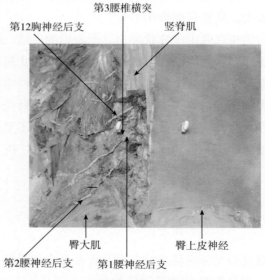

图6-8-3 第3腰椎横突综合征针刀操作

（二）康复训练

核心稳定性训练。

【思考题】

1.第3腰椎横突局部有哪些解剖结构？

2.简述针刀治疗第3腰椎横突综合征的方法。

第九节　肩周炎

一、概述

肩周炎，是指表现为肩痛伴肩关节运动障碍的一组症候群，它并非是单一组织病变，而是包含了在结构上与肩关节密切相关的多个组织的病变，包括肩峰下滑囊炎、冈上肌腱炎、肩袖破裂、肱二头肌长头肌腱炎及其腱鞘炎、喙突炎、粘连性关节囊炎、肩锁关节病变等。近年来，学术界倾向于对上述疾病分别进行诊断并给予相应治疗，但临床上多数患者表现为多组织、多部位混合发病，而且肩周炎这一病名已成为约定俗成的病名，因此本书仍予以沿用。

该病多见于老年人，女性多于男性，发病较慢。由于其发病年龄多在50岁左右，故又被称为"五十肩"。理论上，肩周炎属于有自愈倾向的自限性疾病，其自然病程不同个体差异极大，从数月到数年不等。

肩周炎患者由于症状突出，严重影响生活，因此一般就医要求较为强烈。肩周炎的治疗方法很多：西医治疗方法有口服物（镇静止痛和肌肉松弛性药物）、封闭（利多卡因和皮质激素的混悬液）、神经阻滞（肩胛上神经阻滞和星状神经节阻滞）、康复训练、肩关节腔内加压注射等；中医治疗方法有热敷、针灸、拔火罐、膏药外敷、中药、按摩等。这些治疗方法均有一定效果，但也存在着某些不足。自针刀疗法诞生以来，其在治疗肩周炎方面就体现出一定的优势，临床应用越来越广泛。

二、相关解剖（图6-9-1至图6-9-4）

（一）肩关节

肩关节又称肩肱关节，由肱骨头和肩胛骨的关节盂构成，属球窝关节，是上肢最大的关节，亦是全身运动最灵活的关节。其关节头大，关节窝小（仅为关节头面积的1/3）。关节盂的周缘附有纤维软骨构成的盂唇加大加深关节盂。除肩肱关节以外，肩部的活动还与胸锁关节、肩锁关节、肩胛骨与胸壁之间的连接等有密切关系。

1.关节盂　因为肩关节没有强劲的韧带，所以肩关节靠包裹在其周围的肌肉来维护，因而肩关节又被称为"肌肉依赖关节"。

2.**肱骨头**　肱骨头呈球形，覆盖其表面的透明软骨起自解剖颈，在结节间沟内稍向下延伸。关节软骨使肱骨头呈卵圆形。

3.**肩关节囊**　肩关节囊坚韧而松弛，厚度为1.5～3mm，由外层的纤维层和内面被覆的滑膜层构成，纤维层则由斜行、纵行及环形纤维构成。关节囊的后下部起于关节盂唇的周缘及相邻关节盂的骨质，其上方在盂唇外面附于关节盂的周缘，前部起于滑膜隐窝，如无滑膜隐窝则也起于关节盂唇的周缘及邻近骨质。关节囊向下附于肱骨解剖颈，但其内侧的附着处抵达外科颈。关节囊内有肱二头肌长头腱通过，关节囊的滑膜沿肱二头肌长头腱囊内的部分像口袋一样膨出，在结节间沟内形成滑膜鞘，包绕肌腱。肩关节囊的纤维膜形成一层结缔组织越过结节间沟，与结节间沟共同构成骨纤维管，肩关节囊的上壁有喙肱韧带加强。

关节囊纤维层甚为松弛，其面积较肱骨头大两倍，它被下列肌纤维加强：上、下部分别有冈上肌腱及肱三头肌长头腱；前、后部分别有肩胛下肌腱、冈下肌腱及小圆肌；前下部只有盂肱韧带的中部覆盖，比较薄弱，因此肩关节脱位往往在此处发生。肌腱与关节囊纤维彼此紧密融合，一般甚难分开，特别是在肱骨结节间沟处更是如此，各肌腱的纤维亦彼此相混，肌腱帽可使肱骨头保持于原位。

4.**肩峰**　肩峰是肩胛冈向外的直接延续，初朝外，继而向前，突出于肩胛盂之上，形成肩的顶峰，易触摸，是肩关节脱位、测量上肢骨及确定肩宽的标志。肩峰形态扁平，有上、下两面及内、外两缘。其中上面粗糙凸隆，朝向后上外方，有三角肌附着；下面光滑凹陷；内侧缘较短，前端有一向内上方的卵圆形关节面，称为肩峰关节面，与锁骨的肩峰关节面相接，峰尖有喙肩韧带附着；外侧缘肥厚而凸隆，内外两缘均移行于肩胛冈的游离缘。

5.**喙突**　喙突是肩胛骨的一部分，为弯曲的指状突起，自肩胛颈凸向前、外、下，弯曲作环抱肱骨头状，可分为水平部及升部，两部以直角相接。其升部前后扁平，朝向内上方，底部宽广。上下两面分别为肩胛下肌和冈上肌的附着部，内侧缘有肩胛上横韧带和椎状韧带附着，外侧缘为喙肱韧带的附着部。水平部上下扁平，朝向前外方。上面为胸小肌与斜方韧带的附着部，下方光滑，内侧缘有胸小肌和喙锁韧带附着。在喙突与锁骨外1/3之间有坚强的喙锁韧带相连。在喙突与肩峰之间有喙肩韧带相连，该韧带内侧起于喙突上面的外侧，也十分坚强，形成喙肩弓。

（二）肩关节的韧带

1.**喙肱韧带**　喙肱韧带为一坚韧的纤维束，贴于关节囊上面，其前缘和上缘游离，后缘和下缘与关节囊愈合。该韧带起自喙突的根部（水平部外缘），其纤维呈放射状达关节囊，延伸至大、小结节及其间的肱骨横韧带。喙肱韧带长度约为24mm，宽度约为16mm。喙肱韧带加强关节的上部，好似肱骨头的悬吊韧带，其近侧纤维在外旋时紧张，有约束外旋的作用，肩周炎时可因该韧带挛缩而出现肱骨头处于内旋位，从而限制肩肱关节的外展外旋。

2.喙肩韧带　喙肩韧带连于喙突与肩峰之间，凌驾于肩关节上方，它与喙突、肩峰共同构成喙肩弓。其前后部较厚，宽广的基底起自喙突外缘，之后缩窄，在肩锁关节前止于肩峰尖部的前缘；中部纤维甚薄或缺如，因此形成两个坚强的纤维束，呈分支状。喙肩韧带长度约为27mm，宽度约为13mm，厚度约为15mm。此韧带将肩峰下滑囊自肩锁关节隔开，其下面为肩峰下滑囊后部之项。上臂抬起时，肱骨下的滑膜囊及疏松组织便于肩部浅、深层肌肉滑动。喙肩韧带是肩肱关节上部强有力的屏障，可防止肱骨头向内上方脱位。

3.盂肱韧带　盂肱韧带位于关节囊前壁的内面，对关节囊前壁起加强作用。该韧带分为上、中、下三束，分别称为盂肱上韧带、盂肱中韧带、盂肱下韧带，均随年龄增加而出现增厚变化。这些韧带仅能在关节囊部看到，有约束肩肱关节外旋的作用。

盂肱上韧带较细，与肱二头肌长头腱平行，上部起自喙突根部的关节盂边缘，斜向外下方，止于肱骨小结节上方的肱骨头小凹。盂肱中韧带起于盂唇前部及肩胛颈，在盂肱上韧带之下，附着于小结节，与肩胛下肌腱密切相关。盂肱中韧带在三束盂肱韧带中最为重要，它位于关节囊前下部，在肩胛下肌和肱三头肌长头起始部之间的裂隙中，该处构成腋隐窝。盂肱下韧带呈三角形，尖部起自盂缘，斜向外下方，基底部位于肩胛下肌和肱三头肌长头腱之间，向远侧延伸至外科颈和小结节内侧缘。

4.肱骨横韧带　肱骨横韧带又简称肱横韧带，为肱骨的固有韧带，厚度约为1mm，横跨在结节间沟的上方，连接大小结节之间，部分纤维与肩关节囊愈合。肱骨横韧带和结节间沟之间形成一骨纤维管，肱二头肌长头肌腱通过此纤维管。肱骨横韧带在距小结节突起点2cm处开始增厚，增厚部分沿肱骨干向下延伸约7cm，与结节间沟之间构成骨纤维管，肱二头肌长头腱即在管中穿行，肱二头肌长头腱在此处滑动刺激，容易形成肱二头肌长头肌腱炎。

（三）肩关节周围肌肉

肩关节周围肌肉较多，分内、外两层。内层肌肉有肱二头肌、肩胛下肌、冈上肌、冈下肌、小圆肌等，这些肌共同组成腱帽；外侧肌肉主要是三角肌。

1.肱二头肌　肱二头肌肌腹呈梭形，位于上臂前面皮下，小部分被三角肌和胸大肌遮盖。肱二头肌有长、短两个头。其长头以长腱起自肩胛骨的盂上结节和关节盂后缘，在肱骨结间间沟内穿过，在结节间韧带的下面穿出肩关节囊；短头与喙肱肌共同起自喙突。长、短头在肱骨中点处互相愈合形成一梭形肌腹，向下移行于肌腱和腱膜。肌腱经过肘关节前面，再经旋后肌和旋前圆肌之间向后，止于桡骨粗隆。肱二头肌受来源于$C_{5\sim7}$的肌皮神经支配，功能为屈肘关节，也可屈肩关节，在前臂旋前时有使之旋后的作用。

肱二头肌长头腱在经过结节间沟时，周围被结节间腱鞘所包裹，是肱二头肌长头肌腱炎的好发部位，常见原因是肩袖的退行性变累及肱二头肌长头肌腱发生的退行性病变，或长头腱与结节间沟的过度摩擦所导致的腱鞘炎症。

2.肩胛下肌　肩胛下肌起自肩胛骨前面、肩胛下筋膜和附着于肌线的结缔组织，肌纤维斜向外上方移行于扁腱，经肩关节囊前面止于肱骨小结节、肱骨小结节嵴的上部及肩关节囊前壁。此肌收缩时可使肱骨内旋（肩关节内收及旋内），并向前牵拉肩关节囊。肩胛下肌受来源于$C_{5~7}$的肩胛下神经支配。

3.**冈上肌** 冈上肌起自冈上窝骨面的内侧2/3及冈上筋膜，肌束斜向外上方经肩峰及喙肩韧带的深面，止于肱骨大结节最上端的骨面并和肩关节囊愈合。此肌收缩时使肱骨外展，牵拉关节囊，并有使肱骨轻微外旋的作用。冈上肌受来源于$C_{4~6}$的肩胛上神经支配。

4.**冈下肌** 冈下肌起自冈下窝的内侧半及冈下筋膜，肌纤维向外逐渐集中，经肩关节囊的后面止于肱骨大结节中部和关节囊。冈下肌腱与关节囊之间可能有一滑液囊，即冈下肌腱下囊。此肌收缩时可使肱骨旋外并牵拉关节囊。冈下肌与冈上肌同受来源于$C_{4~6}$的肩胛上神经支配。

5.**小圆肌** 小圆肌起自肩胛骨腋缘的上2/3背面，肌束向外移行于扁腱，止于肱骨大结节和肩关节囊。小圆肌收缩可使肱骨后伸、旋外和内收。小圆肌受来源于$C_{5~6}$的腋神经的分支支配。

6.**大圆肌** 大圆肌起自肩胛骨腋缘下部和下角的背面及冈下筋膜，肌束向外上方集中，经过肱三头肌长头的前面移行于扁腱，于背阔肌腱的下方止于肱骨小结节嵴。大圆肌的作用与背阔肌相似，均可使肱骨后伸、旋内及内收。大圆肌受来源于$C_{5~7}$的肩胛下神经支配。

7.**肩袖** 在盂肱关节周围，冈上肌、冈下肌、小圆肌与肩胛下肌彼此交织形成一半圆形马蹄状的扁宽腱膜，由前、上、后三个方向牢固地附着于关节囊上，不易分离，这一结构即称为肩袖，肩袖对稳定肩关节具有特殊意义。

8.**三角肌** 三角肌起自锁骨外1/3段前缘、肩峰（尖部及其外侧缘）、肩胛冈下唇及冈下筋膜，包绕肩关节的上、前、后和外面，肌纤维向外下方逐渐集中变窄成肌腱，止于肱骨三角肌粗隆。三角肌收缩可使肩关节外展。若其前部纤维单独收缩则使肱骨前屈及旋内，后部纤维单独收缩可使肱骨后伸和外旋。三角肌受来源于$C_{4~6}$的腋神经支配。

（四）肩关节周围的滑囊

机体的某些部位，为了适应肌肉的运动，可出现滑膜囊，简称滑囊。滑囊是由该处的结缔组织分化而成，内含滑液，腔壁无上皮细胞，大多位于肌肉（或肌腱）与韧带（或骨）之间，以减少摩擦。有的滑囊与关节的滑膜腔相通，有的在关节伸面的皮下。肩部有多个滑囊，分别是三角肌下滑囊、肩峰下滑囊、冈下肌腱下囊、背阔肌腱下囊、大圆肌腱下囊、肩胛下肌腱下囊、胸大肌腱下囊、喙突下囊、前锯肌腱下囊、肩峰皮下囊、结节间滑囊等。对于肩关节这个全身运动最灵活的关节而言，这些滑囊的存在十分重要，它们可使肩关节在做各个方向的运动时减少摩擦，对于肩关节功能的正常发挥具有重要意义。如果这些滑囊出现炎症、粘连等病变，必然会影响肩关节的活动。在上述各个滑囊中，三角肌下滑囊和肩峰下滑囊是两个最大的滑囊，其病变也最常见。这两个滑囊均位于肩部侧上方，二者之间互相交通，但与肩肱关节腔不交通。

1.**三角肌下滑囊** 位于三角肌深面、三角肌筋膜深层与肱骨大结节之间。该滑囊较大而恒定，由此囊膨出许多突起，其中一个突起进入肩峰下方，即为肩峰下滑囊。三角肌下滑囊在40岁以后容易发生损伤、变性、渗出、粘连等一系列病理变化，是导致肩周炎的因素之一。

2.**肩峰下滑囊**　简称肩峰下囊，位于肩峰与冈上肌腱之间，其上为肩峰，其下为冈上肌腱的止点，由于冈下肌腱与关节囊相融合，所以可视作滑膜囊之底。当上臂外展成直角时，肩峰下滑囊几乎消失。肩峰下滑囊的作用，一是协助骨骼肌运动顺利进行，二是保证肱骨大结节顺利通过肩峰进行外展活动。肩峰下滑囊的底坚固地附着于大结节的上部、外部及肌腱帽上，并越过结节间沟。该滑囊可随年龄的增长而出现退行性变，表现为囊壁增厚，滑膜囊可被厚而平滑的粘连分为数个腔隙。

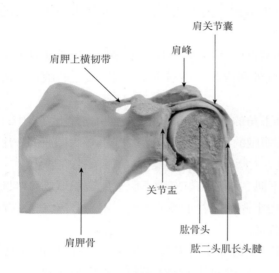

图6-9-1　肩关节周围解剖1

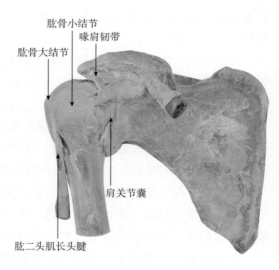

图6-9-2　肩关节周围解剖2

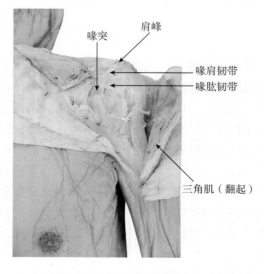

图6-9-3　肩关节周围解剖3

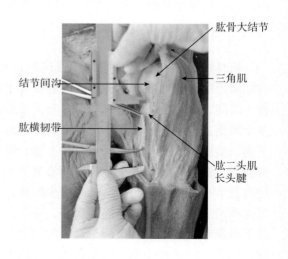

图6-9-4　肩关节周围解剖4

三、病因病理

肩周炎的发病，一般认为是在肩关节周围软组织退行性变的基础上，加之肩部受到轻微的外伤、积累性劳损、受凉等因素的作用后，未能及时治疗和功能锻炼，肩部功能活动减少，以致肩关节粘连，出现肩痛、活动受限而形成。其主要的病理变化为肩关节及其周围组织的一种损伤性退行性的慢性炎症反应。临床上因冈上肌腱炎、肱二头肌腱炎、肩峰下滑囊炎、肩峰撞击症等疾病造成的肩部长期固定不动、内分泌紊乱、慢性劳损、感受风寒湿邪等因素，而继发引起肩周炎。由于肩部肌腱、韧带、关节囊、滑液囊、韧带充血水肿，炎性细胞浸润，组织液渗出而造成肩周围软组织广泛性粘连、疼痛、挛缩，进一步造成关节活动严重受限。

颈椎病也是引起肩周炎的原因之一，颈椎病变压迫$C_{4\sim6}$脊神经，可造成肩部支配区软组织运动失调和神经营养障碍。此外，心、肺、胆道疾患发生的肩部牵涉痛，因原发病长期不愈而使肩部肌肉持续性痉挛，肩关节活动受限而继发为肩周炎。

因此，本病发病过程主要与以下六方面因素密切相关：①年龄及内分泌因素。②骨质疏松及肩关节退行性改变。③外伤与运动失稳。④颈椎退行性疾病。⑤感受风寒湿邪。⑥内脏牵涉痛长期不愈。中医学认为该病是年老体衰，气血虚损，筋失濡养，风寒湿邪侵袭肩部致经脉拘急所致。故气血虚损、血不荣筋为内因，风寒湿邪侵袭为外因。内外因相互作用，共同影响，引起肩周炎。

四、临床表现

（一）症状

多数病例呈慢性隐匿性发病，常因上举外展动作引起疼痛始被注意，亦有疼痛较重及进展较快者，个别病例有外伤史。其主要症状为肩周疼痛，肩关节活动受限或僵硬。疼痛可为钝痛、刀割样痛，夜间加重，甚则痛醒，可放射至前臂或手部、肩胛、背部，亦可因运动加重。

（二）体征

检查时局部压痛点在肩峰下滑囊、肱二头肌长头肌腱、喙突、冈上肌附着点等处，常见肩部广泛压痛而无局限性压痛点。肩关节各方向活动受限，但以外展、外旋、后伸障碍最显著，如不能梳理头发、穿衣、提裤等。肩周软组织间发生广泛性粘连，而使所有活动均受到限制，此时用一手触摸肩胛下角，另一手将患肩外展，感到肩胛骨随之向外上转动，说明肩关节已有粘连。病程较长者，可见肩胛带肌萎缩，尤以三角肌萎缩明显。此病进行数月至2年左右，在不同的程度中停止，疼痛消失，肩部活动逐渐恢复。根据不同病理过程，本病可分为急性炎症期、粘连渗出期、缓解恢复期。

（三）分期

1.**急性炎症期** 病期约1个月，亦可延续2～3个月。本期患者的主要临床表现为肩部疼痛，肩关节活动受限，是由于疼痛引起的肌肉痉挛，韧带、关节囊挛缩所致，但肩关节本身尚能有相当范围的活动度。如果此期积极治疗，可直接进入缓解期。

2.**粘连渗出期**　病期为2～3个月。本期患者疼痛症状已明显减轻，其临床表现为肩关节活动严重受限。肩关节因肩周软组织广泛粘连，活动范围极小，外展及前屈运动时肩胛骨随肱骨出现连动耸肩现象。

3.**缓解恢复期**　病期为2～3个月，为本症的恢复期或治愈过程。本期患者随疼痛的消减，在治疗及日常生活劳动中，肩关节的挛缩、粘连逐渐消除而恢复正常功能。

（四）辅助检查（图6-9-5至图6-9-11）

肩周炎是软组织病变，所以X线检查多属阴性，对直接诊断无帮助，有时可见冈上肌腱钙化，或大结节处有密度增高的阴影。MRI显示肩周软组织损伤和炎症。

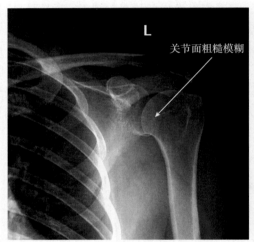

图6-9-5　关节面粗糙模糊

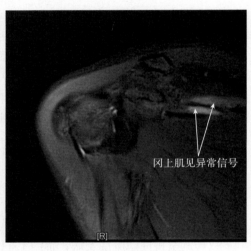

图6-9-6　冈上肌异常信号

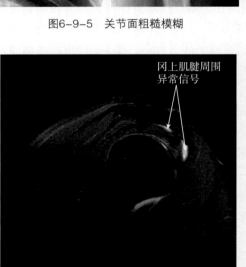

图6-9-7　冈上肌腱周围异常信号1

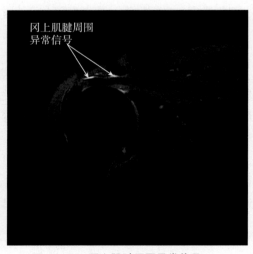

图6-9-8　冈上肌腱周围异常信号2

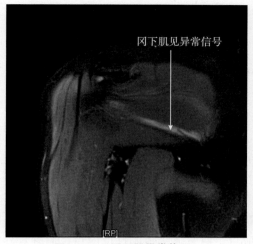

图6-9-9　冈下肌异常信号

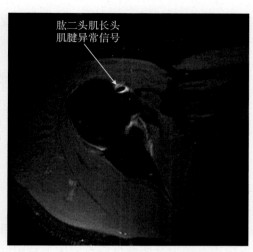

图6-9-10　肱二头肌长头肌腱异常信号

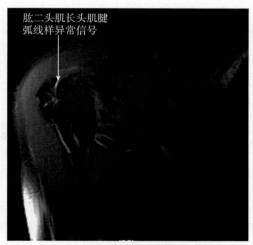

图6-9-11　肱二头肌长头肌腱弧线样异常信号

（五）鉴别诊断

本病需与肩部骨、关节、软组织的损伤，以及由此而引起的肩关节活动受限的疾患相鉴别。此类患者都有明显的外伤史，且可查到原发损伤疾患，恢复程度一般较本病差。本病还要注意与颈椎病相区别，颈椎病虽有肩臂放射痛，但在肩部往往无明显压痛点，仅有颈部疼痛和活动障碍，肩部活动尚好。

五、针刀治疗

针刀治疗肩周炎的效果因人而异，主要是因为不同个体之间的病情差异性较大，临床治疗时首先应做到详细检查、明确病变位置，然后做出有针对性的针刀治疗。除了对患者的症状进行分析以外，一般来说还应在喙突、喙肱韧带、结节间沟、冈上窝、冈下窝、大结节后外侧、肩胛骨外侧缘、肩峰下等位置寻找压痛点。

（一）体位

针刀治疗肩周炎时通常取仰卧位或侧卧位（患肩向上），这样的体位便于患者放松，有利于配合治疗。

（二）体表标志

锁骨，肩峰，肩胛冈，喙突，大结节，小结节。

（三）定点

喙突阳性反应点，喙肱韧带与喙肩韧带阳性反应点，结节间沟阳性反应点，肩峰下阳性反应点，冈上窝阳性反应点，冈下窝阳性反应点，肱骨大结节阳性反应点，肩胛骨外侧缘阳性反应点。

（四）消毒与麻醉

常规消毒，铺无菌洞巾，0.5%利多卡因局部麻醉，每点注射1~2mL，注入麻药时，必须先回抽注射器确认无回血。

（五）针刀器械

Ⅰ型3号针刀。

（六）针刀操作

1.**喙突阳性反应点**　刀口线与人体纵轴平行，针刀体与皮面垂直，按四步规程进针刀达喙突尖骨面后，在喙突尖部行"十字"切开，然后沿喙突尖外侧缘弧形切开1~3次，将喙肱韧带、喙肩韧带在喙突上的附着部切开以降低两韧带的张力。

2.**喙肱韧带与喙肩韧带阳性反应点**　刀口线与人体纵轴平行，针刀体与皮面垂直，按四步规程进针刀达喙肱韧带及喙肩韧带，调整刀口线使之分别与喙肱韧带、喙肩韧带之纤维方向垂直，将针刀穿过韧带至肱骨头骨面1~3次。

3.**结节间沟阳性反应点**　刀口线方向与上肢纵轴平行，针刀体与皮面垂直，按四步规程进针刀达肱横韧带表面，切开肱横韧带3~5次，纵横摆动1~2次。

4.**肩峰下阳性反应点**　刀口线方向与上肢纵轴平行，针刀体与皮面垂直，按四步规程进针刀达肩峰外侧端骨面，然后移动针刀刃至肩峰下缘，使针刀沿肩峰下缘向深部继续刺入肩峰下滑囊，充分切开囊壁4~5次，在囊内通透剥离4~5次。然后保持刀口线方向呈水平位，在与肩峰外侧端相对应的肱骨头上将冈上肌腱切开4~5次。

5.**冈上窝阳性反应点**　刀口线方向与冠状面平行，针刀体与人体纵轴平行，按四步规程进针刀达冈上窝骨面，然后调整刀口线方向呈矢状位，在冈上窝骨面向外侧铲切4~5次，以切断少量冈上肌起点处纤维，再将针刀刃提至皮下，保持刀口线方向呈矢状位不变，缓慢切至冈上窝骨面2~3次，以切断少量冈上肌纤维。在操作过程中应始终密切关注患者反应，一旦出现触电感则立即停止操作并移动针刀刃，以免伤及肩胛上神经等在冈上窝内分布的神经组织。

6.**冈下窝阳性反应点**　刀口线与冈下肌纤维一致，使针刀体与皮肤表面垂直，按四步规程进针刀达骨面，然后将针刀柄摆向脊柱侧，沿冈下窝骨面向外侧方向铲切2~3次，以切断少量冈下肌起点肌纤维。因冈下窝骨面与冈下肌之间有旋肩胛动脉走行，铲切时必须注意针刀刃始终不离骨面操作，以免伤及该动脉。

7.**肱骨大结节阳性反应点**　刀口线与冈下肌纤维一致，使针刀体与皮肤表面垂直，按四步规程进针刀达肱骨大结节后外侧骨面，轻提针刀0.1~0.2cm，然后沿大结节骨面铲切2~3次，将少量冈下肌、小圆肌在肱骨大结节后外侧部的止点纤维切断以充分松解其张力。

8.**肩胛骨外侧缘阳性反应点**　刀口线与大圆肌、小圆肌纤维一致，使针刀体与皮肤表面垂直，按四步规程进针刀达小圆肌起点区，向外缓慢移动针刀刃至肩胛骨边缘，然后轻提针刀0.1~0.2cm，沿骨面铲切3~4次以切断少量小圆肌纤维，有效降低其张力。

（七）疗程

每次治疗的治疗点数量视患者病情而定，一般每次治疗点不超过10个。如患者耐受能力差，可分多次完成治疗。同一治疗点治疗间隔3~7天，不同治疗点可于次日治疗。一般4次为1个疗程，视患者病情确定疗程。

六、术后手法及康复

（一）术后手法

肩关节助动手法。

（二）康复训练

肩部稳定性训练。

（三）体操锻炼

医疗功能锻炼极为重要，患者应在医生的指导下进行积极锻炼，尤其是主动活动，即使是急性期也应做一些适当的锻炼，以防止关节的粘连。粘连期可忍着轻痛一日数次坚持锻炼。但锻炼的时间和强度因人而异，不论时间长短，有计划地进行，直至达到目的。常用的练功方法如下。

1.**环绕甩肩法**　患者在早晚做肩关节内旋、外旋、外展、环转上臂动作，反复锻炼，锻炼时必须缓慢持久，不可操之过急，否则有损无益。

2.**爬墙法**　患者侧面站立，靠近墙壁，在墙壁上画一高度标志，以手指接触墙壁逐步向上移动，做肩外展上举动作，每日2～3次，每分钟5～10次，逐日增加上臂外展上举次数。

3.**握杆甩肩法**　患者双手握住木棍或擀面杖两端，体前左右摇摆，以健肩推患肩尽力外展，再换于背后肩上，锻炼患肩外展上举功能。

【思考题】

1.针刀治疗肩周炎有哪些定点？

2.肩关节局部解剖结构有哪些？

第十节　肱骨外上髁炎

一、概述

肱骨外上髁炎是肘关节外上髁部局限性疼痛，并伴随影响伸腕和前臂旋转功能的慢性劳损性疾病。其又称肱骨外上髁症候群、网球肘等，是一组以肘外侧疼痛为主的综合征。该病好发于前臂劳动强度较大的中年人，多见于网球、羽毛球运动中的频繁抽杀，以及过多的家务劳动等，也有患者找不到明确的发病原因。该病发病男女比例为1：3，右侧多见。

二、相关解剖（图6-10-1）

（一）肱骨下端

肱骨下端扁宽，向前卷曲，前面凹陷为冠状窝，后面为鹰嘴窝，之间有骨质相隔。肱骨下端两端变宽，成内、外上髁，均为非关节部分，其中肱骨外侧的外上髁较内上髁稍小，前外侧有一浅压迹，与肱骨小头之间无明显界线。

从解剖学观察来看，肱骨外上髁与肌相连的部分呈现为一不规则的箭头形嵴性突起，其突起高点呈条形，较锐，两侧延续为较平坦的骨面。整个外上髁与肌相连的区域约为11mm（宽）×24mm（长）。

（二）与肱骨外上髁相连的组织

1.**与肱骨外上髁相连的肌肉**　肘关节的运动分为屈和伸，运动轴通过肱骨的内、外上髁，所有通过此轴后面的肌肉都属于伸肌，包括肘肌、桡侧腕长伸肌、桡侧腕短伸肌、指伸肌、小指伸肌、尺侧腕伸肌、旋后肌等。它们的两端连接着不同的部位，其中部分伸肌（桡侧腕短伸肌、指伸肌、小指伸肌、尺侧腕伸肌、旋后肌）的上端有一个共同的止点，就是肱骨外上髁，或者可以说，这些肌肉的上端肌腱汇总成为一条伸肌总腱止于肱骨外上髁。

（1）肘肌：位于肘关节后面的外侧皮下，为三角形，上缘与肱三头肌内侧头合并，肌纤维成扇形向内。肘肌起于肱骨外上髁和桡侧副韧带，止于鹰嘴、尺骨上端的背面和肘关节囊。该肌功能为伸肘、牵引肘关节囊；受桡神经$C_{5～6}$支配。

（2）桡侧腕长伸肌：位于前臂桡侧缘皮下，近侧大部分在肱桡肌和桡侧腕短伸肌之间的浅面，肌腹呈长纺锤形，肌纤维向下移行于长腱，经伸肌支持带的深面至手背。该肌起于肱骨外上髁和臂外侧肌间隔，止于第2掌骨底背侧。该肌功能为伸腕，协助屈肘和使手外展，前臂旋后；受桡神经$C_{5~7}$支配。

（3）桡侧腕短伸肌：位于前臂外侧皮下，桡侧腕长伸肌的深侧，指伸肌的浅面，肌腹较桡侧腕伸肌短。其肌束向下移行长而扁的肌腱，位于桡侧腕长伸肌的背内侧。该肌起于肱骨外上髁和前臂骨间膜，止于第3掌骨底的背侧。该肌功能为伸腕，协助手外展；受桡神经$C_{5~7}$支配。

（4）指伸肌：位于前臂背面皮下，外侧是桡侧腕短伸肌，内侧是尺侧腕伸肌。其肌纤维向下移行4个并排的长腱，与示指伸肌腱共同通过伸肌支持带深面的骨性纤维管至手背，分别移行于第2～5指背腱膜，各腱在掌骨背面时在掌骨头近侧被三束纤维相连。该肌起于肱骨外上髁和前臂筋膜，两侧止于第2～5指远节指骨底的背面，中部止在第2～5指中节指骨底的背面。该肌功能为伸指和伸腕；受桡神经$C_{6~8}$支配。

（5）小指伸肌：为指伸肌的一部分，位于指伸肌内侧面。指伸肌至小指的肌腱内侧移行于指背腱膜。该肌起于同指伸肌，止于小指的中节和远节指骨底的骨面。该肌功能为伸小指（作用于掌指关节）；受桡神经$C_{6~8}$支配。

（6）尺侧腕伸肌：位于前臂背面最内侧皮下，为一梭形肌。其肌纤维向下移行于长腱，在尺骨后面，经伸肌支持带的深面。该肌起于肱骨外上髁、前臂筋膜和尺骨后缘，止于第5掌骨底的后面。该肌功能为伸腕，使手内收；受桡神经$C_{6~8}$支配。

（7）旋后肌：位于前臂背面上方，桡骨的上1/3，为一短而扁的肌肉。其肌纤维斜向外并向前包绕桡骨上端。该肌起于肱骨外上髁（起点与指伸肌和尺侧腕伸肌愈着）、桡骨环状韧带和尺骨旋后肌嵴，止于桡骨的上1/3。该肌功能为使前臂旋后（不因手的位置影响旋后）；受桡神经$C_{5~8}$支配。

2.与肱骨外上髁相连的韧带

（1）桡骨环状韧带：该韧带附着于尺骨桡切迹（位于尺骨外侧，与桡骨头环状关节面相关节）的两端，环绕桡骨头。其内侧面常常有软骨组织，在桡骨旋前和旋后时起支撑桡骨环状韧带的作用。

（2）桡侧副韧带：位于肘关节桡侧，起自肱骨外上髁，延伸至桡骨环状韧带，靠近环状韧带的部分呈放射状达尺骨。该韧带与浅伸肌愈合。

3.与肱骨外上髁相连的关节囊　　肘关节关节囊附着于前方的冠状突窝上缘和后部鹰嘴窝的上缘，关节囊两侧肱骨内、外上髁的下方及半月切迹的两侧、外侧部分与环状韧带相连。关节囊的滑膜层紧贴关节囊的纤维层。

（三）肘外侧血管、神经的分布

1.浅层结构　　在浅筋膜深部肱二头肌腱外侧有前臂外侧皮神经穿出深筋膜后与头静脉伴行，布于前臂外侧皮肤。桡神经臂后区皮肤较厚，浅筋膜比前区致密，有4条皮神经分布，即臂外侧上皮神经、臂外侧下皮神经、臂后皮神经、前臂后皮神经。

2.**动脉**　肱动脉于肘窝中点远侧2cm处分为桡动脉和尺动脉。桡动脉较细，从肘窝尖处进入前臂桡侧。

桡动脉和尺动脉在肘窝内均发出返支，参与肘关节动脉网的构成。其根据位置可分为肘前动脉网、肘后动脉网。肘前动脉网主要由尺侧下副动脉前支、桡侧返动脉前支、尺侧返动脉前支及肱深动脉前支构成。其中桡侧返动脉前支与肱深动脉前支吻合，主要供血于外上髁的前面。

肘后动脉网外侧由中副动脉、骨间返动脉和桡侧返动脉后支在鹰嘴与外上髁之间的肘后外侧沟吻合形成，肱深动脉的中支中副动脉是此区的主要血管，是肘后外侧区血供的主要来源。

3.**桡管**　在肘前部，由肱肌、肱桡肌、桡侧腕长伸肌、桡侧腕短伸肌、旋后肌、肱骨小头、桡骨头以及环状韧带和肘关节囊共同构成桡管，其上部开口位于肱桡关节平面近端，下方止于旋后肌远端。桡管长约7cm，桡神经及其深支（骨间后神经）从此通过。

4.**神经**　桡神经：绕肱骨桡神经沟后，在肱骨外上髁近侧穿外侧肌间隔至肘窝前下缘，与桡副动脉（肱深动脉的前降支）伴行，介于肱肌与肱桡肌之间，在桡管内下行，在桡神经未分出浅、深支之前，发出两肌支，分别支配肱桡肌、桡侧腕长伸肌。在平肱骨外上髁处，桡神经分为两支：浅支是感觉支，经肱桡肌深面达前臂桡侧，为肱桡肌覆盖；深支为混合神经，穿旋后肌至前臂后区，改名为骨间后神经，支配前臂诸伸肌。

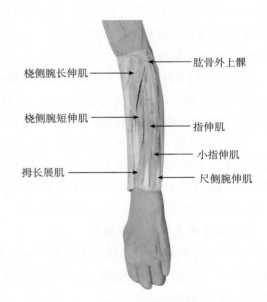

桡侧腕长伸肌
肱骨外上髁
桡侧腕短伸肌
指伸肌
小指伸肌
拇长展肌
尺侧腕伸肌

图6-10-1　肱骨外上髁相关解剖

三、病因病理

肱骨外上髁为肱桡肌和伸肌总肌腱附着处。经常用力屈伸肘关节，前臂反复做旋前、旋后动作，容易引起这些肌腱特别是桡侧腕短伸肌腱在肱骨外上髁附着部的牵拉、撕裂伤，使局部出现充血、水肿等损伤性炎症反应，因而在损伤肌腱附近发生粘连，以致纤维变性。

其局部病理改变可表现为桡侧副韧带、桡骨头环状韧带的退行性变，肱骨外上髁骨膜炎、前臂伸肌总腱深面滑囊炎，慢性肱桡关节的滑膜炎症，桡神经分支或前臂外侧皮神经分支的神经炎，或局部滑膜皱襞的过度增厚等。病理检查可发现局部瘢痕组织形成及包裹在瘢痕组织中微小撕脱性骨折。

四、临床表现

（一）症状

患者常诉肘关节外侧疼痛。患者往往于初期时感到肘外侧酸痛无力，在屈肘手部拿物、握拳旋转时疼痛加重，肘部受凉时加重，严重者握物无力，疼痛可向上臂、前臂及腕部放射，但在肘关节提重物时疼痛不明显，休息时多无症状。部分患者夜间疼痛明显。

（二）体征

局限性敏感性压痛。压痛点位于肘关节外上方，即肱骨外上髁处，常为锐痛。检查肱骨外上髁部多无红肿，肘关节屈伸范围不受限，较重时局部可有微热，病程长者偶有肌萎缩，肘关节屈伸旋转功能虽正常，但做抗阻力的腕关节背伸和前臂旋前旋后动作均可引起患处的疼痛。严重者局部可出现高起，微肿胀。

（三）特殊检查

伸肌腱牵拉试验阳性：令患者在前臂旋前位做抗阻力旋后动作，或伸肘、握拳，或于屈腕位用力做旋前动作时引发或加重肱骨外上髁处疼痛。前臂屈伸肌紧张试验阳性：患者握拳、屈腕，检查者以手按压患者手背，患者抗阻力伸腕，如肘外侧疼痛则为阳性。

（四）辅助检查（图6-10-2）

X线检查多为阴性，有时可见肱骨外上髁处骨质密度增高，或在其附近可见浅淡的钙化斑。MRI显示肱骨外上髁处损伤。

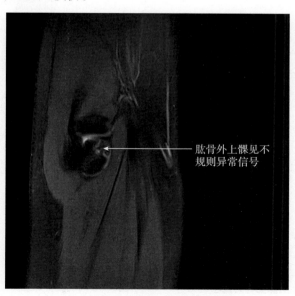

肱骨外上髁见不规则异常信号

图6-10-2　肱骨外上髁见不规则异常信号

五、针刀治疗

（一）体位

患者仰卧位，患肘屈曲90°平置于床面。

（二）体表定位

肱骨外上髁，鹰嘴，桡骨小头。

（三）定点

肱骨外上髁处阳性反应点（阳性反应点数量因人而异）。

（四）消毒与麻醉

常规消毒，铺无菌洞巾，0.5%利多卡因局部麻醉，每点注射1~2mL，注入麻药时，必须先回抽注射器确认无回血。

（五）针刀器械

Ⅰ型4号针刀。

（六）针刀操作（图6-10-3，图6-10-4）

刀口线与前臂纵轴平行，针刀体与皮肤表面垂直，按四步规程进针刀达肱骨外上髁，提起针刀到达伸肌总腱表面，纵行切开伸肌总腱3~4次，再使针体向两侧倾斜约45°，向其两侧铲切2~3次，调转刀口线90°，横向切割肌腱1~2次。出针后局部按压片刻，确认无出血，外敷无菌敷料包扎。

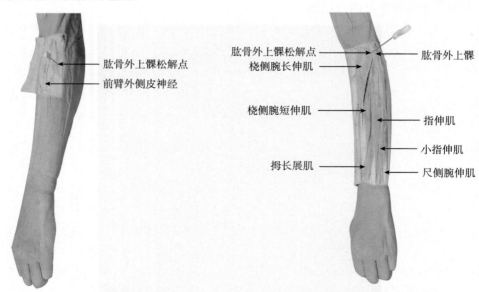

图6-10-3　肱骨外上髁炎针刀操作1　　　　图6-10-4　肱骨外上髁炎针刀操作2

（七）疗程

每1～2周治疗1次，4次为1个疗程，视患者病情确定疗程。

六、术后手法及康复

（一）术后手法

医生以拇指在进针点一侧按压，推动皮下组织连同肌腱沿骨面向另一侧滑动，以扩大针刀松解范围，反复3～5次即可。弹拨过程中患者感觉局部疼痛为正常现象。

（二）康复训练

肘关节主动屈伸练习，腕关节主动活动度练习，腕关节拉伸练习等。

【思考题】

1.肱骨外上髁炎的发病机制是什么？

2.简述针刀治疗肱骨外上髁炎的方法。

第十一节　桡骨茎突狭窄性腱鞘炎

一、概述

桡骨茎突狭窄性腱鞘炎是以手腕桡侧疼痛为主诉的一种疾病。该病多见于看护小孩者、手工操作者及中老年人，女性多于男性。该病起病缓慢，但有时也可突然发生。由于病变发生在手腕部，病情严重者可对日常生活与工作造成不利影响。对于初次发作且病情较轻者，局部制动、热敷或类固醇药物鞘管内注射可缓解症状。但对于病程较长、症状明显者，非手术疗法往往无效。对于此类患者，以往需经外科手术行鞘管切开松解术。针刀技术的出现，使得该病的治疗实现了微创、闭合松解的重要转变，基本结束了外科手术治疗该病的历史。

二、相关解剖（图6-11-1）

（一）桡骨茎突部的骨结构——桡骨下端

桡骨下端逐渐变宽，横切面略呈四方形，分为5个面，即2个关节面（内侧面与尺骨相接，下面为腕关节面）和3个非关节面（外侧面、后面、前面）。其外侧面粗糙，有一个向下方的锥形隆起，称为茎突。桡骨茎突的基部为肱桡肌腱的止点。在其外侧有2条浅沟，有拇长展肌及拇短伸肌腱通过。

（二）桡骨茎突部的肌腱

1. **深层肌腱——肱桡肌腱** 肱桡肌上端肌腱起于肱骨外上髁，下端肌腱止于桡骨茎突的基部，其表面被拇长展肌和拇短伸肌腱掩盖。该肌位于前臂掌侧面的外侧部皮下，为长而扁的梭状肌。肱桡肌协助已旋前或旋后的前臂回至中立位。该肌由桡神经$C_{5\sim7}$支配。

2. **浅层肌腱**

（1）拇长展肌腱：位于桡骨茎突部肱桡肌腱的表面。拇长展肌起于尺骨和桡骨中部的背面及界于两者之间的骨间膜，止于拇指第1掌骨底的外侧。该肌是位于前臂背面中部的梭形肌，居尺侧腕伸肌、指伸肌的深面和拇短伸肌的上方。其肌纤维向下外方移行于长腱，在前臂下外侧与桡侧腕长、短伸肌腱斜行交叉，经上述两肌腱的浅面下行，经伸肌支持带的深面至手，止于第1掌骨底的外侧。拇长展肌使拇指和全手外展并使前臂旋后。该肌受桡神经$C_{6\sim8}$支配，以及骨间后动脉和桡侧动脉的分支支配。

（2）拇短伸肌腱：拇短伸肌腱与拇长展肌腱并排位于桡骨茎突部肱桡肌腱的表面。拇短伸肌紧贴拇长展肌的外侧，在拇长展肌起点的下方起自桡骨背面及邻近的骨间膜，肌纤维向下移行于长腱，紧贴拇长展肌腱的外侧下行，其行程与拇长展肌腱相同。在大多数人，该肌腱止于拇指近节指骨底的背侧，但有（29±2.63）％的人同时延伸于中节指骨底。拇短伸肌可伸拇指近节指骨，使拇指外展。该肌受桡神经$C_{6\sim8}$支配，以及骨间后动脉和桡侧返动脉的分支支配。

（3）拇长伸肌腱：拇长伸肌腱位于桡骨茎突部下外侧，构成鼻咽窝的外侧边界，与内侧的拇长展肌腱共同围成鼻咽窝的内、外两个边界。拇长伸肌起自尺骨后面中1/3和其邻近的骨间膜，肌束斜向下方，在指伸肌腱的外侧移行于长腱，越过桡侧腕短伸肌腱和桡侧腕长伸肌腱的浅面，经伸肌支持带深面，斜向拇指背面，止于拇指远节指骨底的背面。拇长伸肌的肌腹位于前臂背面中部、指伸肌和尺侧腕伸肌的深面，其内侧为示指伸肌，外侧自上而下为拇长展肌和拇短展肌。拇长伸肌使拇指内收，伸展指间关节，使前臂旋后。该肌受桡神经支配，以及骨间后动脉和桡侧返动脉的分支支配。

（4）伸肌支持带：伸肌支持带是前臂筋膜的一部分。前臂筋膜是深筋膜，很发达，它在前臂远端腕关节附近增厚，内侧形成掌浅横韧带及其深面的屈肌支持带；而外侧则形成伸肌支持带，又称腕背侧韧带，在桡骨茎突部。伸肌支持带的宽度约为20mm。自伸肌支持带深面向桡、尺骨远侧端背面的隆起发出数个纵隔，伸入到各肌腱之间，与骨膜共同构成6个骨性纤维管，各伸肌腱分别通过其相应的管，每个管内均衬以腱滑液鞘，即背侧腱滑液鞘。拇长展肌腱和拇短伸肌腱位于同一个鞘内。腱鞘的长度超过伸肌支持带的的宽度，成人可超过其近侧和远侧缘各25mm。腱鞘是整个包裹肌腱的一种囊。腱鞘有两个壁，内壁紧贴肌腱，使肌腱表面看上去光滑发亮；外壁是一个紧闭的囊，在鞘的两端反折成内壁。在鞘内有一层薄膜称为腱间膜，把腱鞘内、外壁部分连接起来。位于内、外壁之间的腱鞘腔含有类似关节腔内的物质，起润滑作用以减少肌腱的摩擦，称为滑液腱鞘。另外，在腕部还有一条腕桡侧副韧带，该韧带上方起自桡骨茎突尖部的前面，分散于舟骨、头状骨和大多角骨。

（三）桡骨茎突部的神经与血管

桡骨茎突部的软组织由桡神经的骨间背侧神经支配。桡骨茎突部有桡神经浅支通过；行经桡骨茎突部的动脉主要是桡动脉和腕背动脉网；局部表浅静脉主要是桡静脉和手背静脉网。桡神经浅支和桡动、静脉位置关系是：桡神经浅支位于桡动脉的外侧，桡动脉和桡静脉伴行。临床针刀治疗时要注意避免损伤这些神经、血管。

1.神经 桡神经是臂丛神经中较大的一个分支。其浅支属于皮神经，它在肱桡肌前缘深面下降，依次跨过旋后肌、旋前圆肌、指浅屈肌和拇长屈肌掌侧面，伴行于桡动脉外侧。约在腕上7cm处，桡神经浅支经肱桡肌腱的深面转至前臂背侧，在此处与桡动脉分离。转至前臂背侧后，它穿过固有筋膜，跨过拇长展肌、拇短屈肌和伸肌支持带浅面，分成内、外侧支，最终支配手背桡侧两个半指的皮肤。

2.血管

（1）动脉：桡动脉是肱动脉的终支之一，它在桡骨颈稍下方自肱动脉分出，向下行至桡骨下端时，斜行穿过拇长展肌和拇短伸肌腱深面至手背。桡动脉的走行在少数人会发生变异：在桡骨茎突的近侧即绕到前臂的背面，形成所谓的"反关脉"。

（2）静脉：桡静脉起自手背深静脉网，有两支，与桡动脉伴行，向上至肘窝与尺静脉汇合成肱静脉。头静脉自手背静脉网桡侧部起始，向上绕过前臂桡侧缘至前臂掌侧面，沿途接受掌、背两面的属支。

（四）鼻烟窝区

在活体上，主动外展拇指可使得拇长展肌和拇短伸肌腱紧张，如弓弦一般越过"鼻烟窝区"。所谓"鼻烟窝区"，是腕桡侧窝的俗称，是指桡骨茎突下方的小凹陷。鼻烟窝区的近侧界为桡骨茎突；桡侧界为拇长展肌和拇短伸肌腱；尺侧界为拇长伸肌腱；鼻烟窝区的底部是桡骨茎突尖、舟骨、大多角骨及第1掌骨底。桡动脉在分出腕掌侧支之后从腕前方经鼻烟窝的底部，经拇长展肌和拇短伸肌腱的深面穿过至第1掌骨间隙，所以在鼻烟窝区的底部可以扪及动脉跳动。桡骨茎突的背面稍上方有桡神经浅支在皮下通过，走向手背桡侧部皮下。

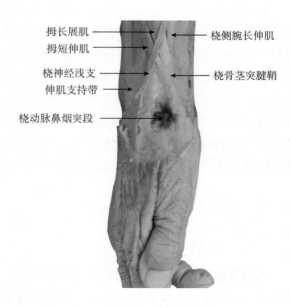

图6-11-1　桡骨茎突腱鞘相关解剖

三、病因病理

在腕部的桡侧，拇长展肌腱及拇短伸肌腱与桡骨茎突关系密切：拇长展肌腱和拇短展肌腱共同走行于桡骨茎突部的纤维鞘管内，肌腱出鞘管后，呈不同角度分别止于第1掌骨基底和拇指近节指骨基底。桡骨茎突部的腱鞘长5～6cm，外侧及背侧为伸肌支持带紧紧包围（伸肌支持带为非常纤薄但坚韧的结缔组织），内侧为桡骨茎突，故通过部狭窄，且距皮肤极近。拇长展肌腱及拇短伸肌腱在经过桡骨茎突到第1掌骨时，屈曲角度大约为105°，拇指和腕关节活动时此处肌腱折角加大，增加了肌腱与鞘管的摩擦。持续过度活动及反复轻度外伤，如用手指握物，手指内收及腕部尺屈时，可以摩擦、挤压腱鞘，腱鞘受刺激后发生炎症样改变，如水肿、渗出。纤维管壁正常厚约0.1cm，腱鞘炎时可增厚2～3倍，这样便使得狭窄的腱鞘变得更加狭窄，引起腱鞘内的肌腱滑动障碍。日久该处腱鞘增生、肥厚，发生纤维样变。

通过外科手术中对病变局部的观察发现，病变鞘管表面不同程度充血，鞘管壁增厚，管内滑液量增加，颜色呈黄色。鞘管壁与肌腱之间有条索状粘连带，偶见肉芽组织。

女性拇长展肌腱和拇短展肌腱从腕到手的折角较男性大，这可能是女性发病率较男性高的原因之一。另外，女性发病多在哺乳期，可能与哺乳期妇女需要经常做双手举托小孩动作有关，当双手于床上将小孩夹托起时，拇长短展肌即处于持续紧张状态，反复重复该动作必然加重对桡骨茎突腱鞘的摩擦刺激，从而导致该病的发生。实际上，从临床来看，并不只是哺乳期妇女本人易患此病，凡参与看护小孩的人员都易患此病，说明反复的腕部负重桡屈动作是诱发该病的关键因素，其他以手工操作为主的职业如反复重复此动作同样容易发病。

拇短伸肌腱及拇长展肌腱的变异也较为常见，迷走肌腱的存在是引起狭窄性腱鞘炎的另一重要原因。腕桡侧及鼻咽窝处的解剖学变异较多，拇长展肌腱经常存在附着及数目的变异，约75%的人有迷走肌腱存在。起于拇长展肌的迷走肌腱，其止点或较正常附着更位于近侧及尺侧，或同时附着于大多角骨及第1掌骨底，还可附着于拇短展肌、拇对掌肌及其筋膜。从种系发生上看，拇短展肌出现较晚，约5%的人缺如。另外拇短伸肌腱与拇长展肌腱之间或存在一个明显的间隔，或共处于一个腱鞘内。后一种情况如发生狭窄性腱鞘炎也称为Quervain病。迷走肌腱较拇长展肌腱短小，伸张度不如后者范围大，因此当拇指及手腕过度活动时，迷走肌腱更易受伤而发生症状。

四、临床表现

（一）症状

本病多发于中老年妇女和常抱孩子的产后2～3个月的妇女及手工业劳动者，如从事包装工作者易患本病。本病起病缓慢，腕部桡侧疼痛，握物无力，提重物时自觉手腕乏力，并使疼痛加重，尤其是不能提起热水瓶做倒水等动作。疼痛可向拇指和前臂扩散，严重者可放射至全手或肩、臂等处，甚至夜不能寐。受到寒冷刺激时，腕桡侧疼痛加重。另外，活动腕关节和拇指时疼痛加剧，尤其是屈拇同时腕尺偏时更加明显。严重者，拇指伸展活动受限。

（二）体征

桡骨茎突处可触及摩擦音，触之可摸到一豌豆大小的结节，似骨性突起，桡骨茎突桡侧部压痛明显。与对侧比较，患侧可见桡骨茎突处有一轻微隆起，但无红热现象。

芬克斯坦试验（又称握拳尺屈试验）阳性：拇指屈向掌心，其余四指握住拇指，呈握拳状，向尺侧做屈腕动作，桡骨茎突处出现疼痛。

（三）鉴别诊断

本病要与腕桡侧副韧带损伤相鉴别。一般桡侧副韧带损伤有急性外伤史，腕尺偏的疼痛与拇指内收掌心无关，与尺偏的程度和速度有关。该病压痛在桡骨茎突的尖部（远端），而腱鞘炎的压痛则在桡骨茎突的桡侧部。

五、针刀治疗

（一）体位

患者取仰卧位，上臂平置于治疗床面，医生坐于患肢一侧。

（二）体表定位

桡骨茎突。

（三）定点

桡骨茎突处按压寻找压痛点并做好标记。

（四）消毒与麻醉

常规消毒，铺无菌洞巾，0.5%利多卡因局部麻醉，每点注射1～2mL。注入麻药时，必须先回抽注射器确认无回血。

（五）针刀器械

Ⅰ型4号针刀。

（六）针刀操作（图6-11-2）

刀口线与患肢纵轴平行，针刀体与皮肤垂直，按四步规程进针刀达腱鞘表面，顺患肢纵轴方向倾斜针刀至于皮肤表面成15°，依定点标志范围分别向近心端方向和远心端方向行腱鞘切开，针下有松动感时说明已达到松解目的。全过程中必须始终保持刀口线与患指纵轴平行，禁止调转刀口线以避免横断肌腱。出针后以无菌敷料包扎。

（七）疗程

每周治疗1次，4次为1个疗程，视患者病情确定疗程。

六、术后手法及康复

（一）术后手法

腕部助动手法。

（二）康复训练

腕关节桡侧肌力练习，腕关节背伸练习，对指拉伸练习等。

【思考题】

1.桡骨茎突狭窄性腱鞘炎的发病机制是什么？

2.简述针刀治疗桡骨茎突狭窄性腱鞘炎的方法。

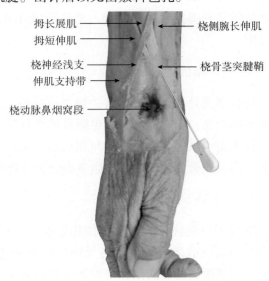

拇长展肌　　　　　　　桡侧腕长伸肌
拇短伸肌
桡神经浅支　　　　　　桡骨茎突腱鞘
伸肌支持带
桡动脉鼻烟窝段

图6-11-2　桡骨茎突狭窄性腱鞘炎针刀操作

第十二节　屈指肌腱狭窄性腱鞘炎

一、概述

屈指肌腱狭窄性腱鞘炎又称弹响指，是指因屈指肌腱腱鞘慢性无菌性炎症导致腱鞘狭窄，进而影响手指屈伸功能的一种疾病。其因多数患者患指屈伸时有弹响出现，故名"弹响指"。其好发部位在与掌骨头相对应的指屈肌腱纤维管的起始部。该病临床发病率较高，发病多与职业有关，从事手工操作者（如木工）多发。病程短、症状轻者，可经理疗或腱鞘内类固醇药物注射治愈。弹响明显或手指失去屈伸功能者，以非手术治疗治愈的机会不大，以往需要行外科手术松解狭窄的腱鞘，针刀技术出现以后，针刀在该病的治疗上凸显出明显的优势，该病的外科治疗可能会因针刀技术的成熟而逐步退出临床应用。

二、相关解剖（图6-12-1）

（一）掌骨、指骨和掌指关节

掌骨为小管状骨，共有10块，可分为一体及两端。下端称为掌骨头，其表面为球形的关节面，关节面大部分位于掌侧，小部分在背侧，与第1指骨底相关节。小头两侧各有一小结节，结节的掌侧有一浅窝，均为掌指关节副韧带的附着部。

指骨为小管状骨，总数有14节，其中除拇指只有2节外，其他各指均为3节，即近节、中节及远节指骨。每节指骨可分为中间部的体及两端。指骨下端较宽广，称为指骨底，有卵圆形凹陷的关节而与掌骨头相关节。

掌指关节由掌骨小头与第1节指骨底构成。

（二）屈指肌及其肌腱

屈指肌包括指浅屈肌、拇长屈肌和指深屈肌，这三块肌肉的收缩将会产生屈指动作，而频繁的屈指动作与屈指肌腱狭窄性腱鞘炎的产生密切相关。

1.*指浅屈肌* 该肌受正中神经支配，由前臂深层肌分化而来，其上部被浅层肌遮盖。该肌的起点有2个头，其中桡骨头起自桡骨上1/2的前面，肱骨头起自肱骨内上髁和尺骨冠突，肌束向下移行为4个腱条，接近屈肌支持带时，至中指、环指的腱条位于其他两指腱条的浅面经腕管入掌，分别进入第2～5指的骨性纤维管和纤维鞘，在掌指关节水平，各腱呈扁平状，并逐渐变薄加宽，至近节指骨中部时，分裂为两半，形成菱形裂隙。之后分裂的腱板纤维经过扭转，合抱位于其深面的指深屈肌腱的侧方而至其背侧，彼此交叉到对侧，称为"腱交叉"，于近侧指骨间关节部位，又重新连接形成一个相当长的倒菱形裂沟，经过交叉的纤维最后止于中节指骨体掌面两侧。指浅屈肌的作用是屈第2～5指的掌指关节和近侧指骨间关节，并协助屈肘、屈腕。

2.*指深屈肌* 该肌的桡侧半由正中神经的分支支配，其尺侧半由尺神经的分支支配。其起点位于尺骨体上3/5的前面、前缘、内侧面和邻近的骨间膜，肌纤维下行移行于4个腱条，于指浅屈肌腱的深面经腕管入掌，经过腕管时与指浅屈肌腱包于同一个指总屈肌腱鞘内。各腱分别伴行于指浅屈肌4个腱条的深方进入指腱滑膜鞘，穿过指浅屈肌腱的二脚之间，止于第2～5指的末节指骨底的掌侧面。指深屈肌的作用是屈第2～5指的远侧和近侧指骨间关节、掌指关节和腕关节。

3.*拇长屈肌* 该肌由正中神经的骨间前神经支配。其起点位于桡骨前面中部及附近的骨间膜，肌纤维移行于长腱，在指深屈肌腱的桡侧经腕管入掌，行经拇短屈肌和拇收肌之间，进入拇指的骨性纤维管（或鞘）而止于拇指末节指骨底的掌侧。其在通过腕管内时包以拇长屈肌腱鞘，在通过拇指骨性纤维管内时包以拇指腱滑膜鞘。这两个滑膜鞘一般情况下彼此相通。拇长屈肌可视为指深屈肌的一部分，部分人群该肌的某些肌纤维与指深屈肌相愈着。拇长屈肌的作用是屈拇指掌指间关节和指骨间关节。

（三）屈指肌腱的血液供应

屈指肌腱的血液供应来自起于指骨掌面的动脉，而屈指肌腱的掌侧面大部分没有血管，其营养由腱鞘中的滑液供给。在屈指肌腱进入各指的滑膜鞘后，在肌腱的背侧与指骨间，有一腱系膜相连，这个腱系膜称为腱钮。每个腱钮中包绕着一条起自指骨掌面的动脉（连同伴行的神经）到达肌腱，完成肌腱的血液供应。每条屈指肌腱的血液由2个腱钮

（短腱钮与长腱钮）供应。

1.指深屈肌腱的腱钮

（1）短腱钮：在靠近肌腱止点处与远节指骨相连。

（2）长腱钮：连接指深屈肌腱与近节指骨，呈细带状。

2.指浅屈肌腱的腱钮

（1）短腱钮：在靠近肌腱止点处与中节指骨相连。

（2）长腱钮：指浅屈肌腱在近节指骨中部时，分裂为两半，其长腱钮发自相应部位的近节指骨掌面，连接于分裂为两半的肌腱，所以是一个"双钮"。

（四）屈指肌腱滑膜鞘

腱滑膜鞘简称腱鞘。

1.屈指肌腱鞘的结构、分布与作用 屈指肌腱滑膜鞘是分别包裹指浅、深屈肌腱和拇长屈肌腱的双层滑膜鞘，存在于肌腱通过腕管处。包裹拇长屈肌的叫拇长屈肌腱鞘，包裹指浅、深屈肌腱的叫屈肌总腱鞘，这两个腱鞘的分布范围并不相同：拇长屈肌腱鞘一直包裹该肌腱至其止点，而屈肌总腱鞘则仅沿小指一直包裹至其止点，而在第2～4指，屈肌总腱鞘仅达掌中部，而该3个手指在其掌指关节以下至肌腱止点则又形成相互独立的指腱鞘，这3个指腱鞘并不与屈肌总腱鞘相连。

屈指肌腱鞘系深筋膜的增厚部，包裹屈指肌腱的前面与两侧，附着于指骨两侧，远侧止于远节指骨底，近侧止于掌指关节近侧2cm处。手指屈肌腱鞘与指骨共同形成骨纤维管，一方面有约束指屈肌腱于原位的作用，同时因其内面衬以滑膜鞘，又有润滑、便于活动的作用。

（1）屈指肌腱鞘的结构：屈指肌腱鞘由滑膜鞘与纤维鞘两部分构成。

滑膜鞘：是包绕肌腱的双层套管状的滑膜鞘，分脏、壁两层，两端密闭，脏层包绕肌腱，壁层紧贴纤维鞘的内面。

纤维鞘：由指深筋膜增厚而成附着于指骨及关节囊的两侧，形成由指骨与腱纤维鞘构成的骨-纤维管道。腱鞘对肌腱的约束、支持和滑车作用主要由纤维鞘层实现，这种骨-纤维管道结构还能增强屈指肌的拉力。骨纤维管的范围为自远节指骨底至掌骨头，在骨纤维管内，指屈肌腱为滑膜所包围。骨纤维管的伸缩性较小，仅能容纳深、浅肌腱。在拇指，仅有拇长屈肌腱通过此隧道，其他手指则有指屈深、浅肌腱通过。第3、4、5指的骨纤维性管的近端位于远侧掌横纹，示指则位于掌中横纹。

为了适应手指正常地发挥屈伸功能，屈指肌腱鞘在其位于关节的部位（掌指关节或指间关节）出现进一步的增厚变化，因为这些部位常常是屈指用力时的着力点。腱鞘增厚的部位起着滑车作用，约束着肌腱的滑动方向，故称滑车。滑车有环形和十字形两种，掌指关节和近节指间关节处的滑车为环形滑车，近节指骨中央和中节指骨近、远侧端的滑车为十字形滑车。掌骨头处的滑车又称指鞘韧带，其边缘十分明显，在第2～5指，滑车的宽度为4～6mm，厚约1mm，而拇指滑车的宽度和厚度均较其余四指略有增加。

当屈指活动频繁，屈指肌腱对滑车的刺激超出生理限度，使滑车处（尤其是滑车的边缘）产生充血、水肿甚至增厚时，就会使包容其内的屈指肌腱的活动空间狭小，从而产生屈伸手指时的"弹响"现象。这种病变大多发生在掌指关节处的环形滑车（尤其是滑车位于掌指关节处的边缘），也是针刀治疗的目标点。

（五）掌腱膜

掌腱膜在手的掌侧，皮下有手筋膜分布，分为浅、深两层。其浅层中部很发达，甚为坚韧，称为掌腱膜，位于手掌中部，呈三角形，近端与屈肌支持带的远侧相连。

掌腱膜分为三部，两侧部较弱，分别覆于鱼际及小鱼际的肌肉上，形成鱼际筋膜及小鱼际筋膜；中央部对掌骨头又分为4条增厚的纵行纤维带，称为腱前束，呈放射状，和屈指肌腱方向一致，与相应手指的腱鞘及掌指关节的侧韧带相融合，其近端的纵行纤维直接由掌长肌延长。掌长肌缺如时，掌腱膜仍存在，但形态有所变异，可从屈肌支持带起始，有时有指浅屈肌腱的副束参加，罕见者尚有双掌腱膜。

掌腱膜的掌面，有垂直纤维与手掌皮肤紧密相连，特别在手掌及手指的皮肤横纹处更为明显。掌腱膜的大部分纤维纵行，接近掌骨头部位，深层有横束连接纵束。部分纵行纤维向远侧至指蹼，并有较薄的横行纤维相连，形成掌浅横韧带，连接各腱前束。掌腱膜向远侧延伸至每个手指，分3束：一为中央束，达手指全长，位于手指掌侧中央，与皮肤相连；两侧束与屈肌腱纤维鞘管、骨膜及关节囊相连，但不至远侧指间关节。

（六）皮肤

手掌的皮肤在鱼际处较薄，但在掌心及小鱼际处则较厚，手掌及手指的皮肤具有厚的角化上皮，皮下有较厚的脂肪垫，并有很多垂直的纤维间隔将皮肤与掌腱膜、腱鞘或指骨等深部组织相连，以防皮肤滑动，较手背皮肤坚韧而固定。

（七）表面解剖

手掌面皮肤可见一些明显的条形凹痕，为皮纹，系适应关节运动而产生。纹处的皮肤少动，握拳时聚成深沟，它们可作为重要的体表标志。掌远纹从第2指蹼起，向上达手掌的尺侧缘，平对第3、4、5掌骨头，适应第3、4、5指的屈曲活动。屈指时，指腹可抵此纹稍远侧。第3、4、5屈指肌腱腱鞘炎的发病部位在掌骨头相对应的指屈肌腱纤维管的起始部，也就是掌远纹上，第2屈指肌腱腱鞘炎的发病部位在掌远纹延长线上。拇指近侧纹平第1掌骨头，拇外展时，几乎呈垂直位，此纹延至第1指蹼。第1指蹼松弛柔软，拇指运动时形成一些斜皱襞。拇指屈指肌腱腱鞘炎的发病部位一般在拇指近侧纹上。因此掌远纹及其延长线和拇指近侧纹是针刀治疗该病的进针刀位置。

（八）掌侧的神经和血管

手掌的动脉起自尺动脉与桡动脉，组成掌浅弓与掌深弓。掌浅弓由尺动脉干续行段与桡动脉的掌浅点（或示指桡侧动脉或拇主要动脉）组成。前者构成掌浅弓的主要部分，在掌腱膜的覆被下，相当于掌中横纹，越过屈肌腱的前面，与正中神经各指支交叉。由掌浅弓的凸面发出3支指掌侧总动脉，沿掌骨间隙下行。此3支在近指叉处又各分为2支指掌侧固有动脉，布于指之毗连缘。第4支即小指尺掌侧固有动脉，直接由掌浅弓发出，向下至小指的尺侧缘。尺动脉在手的血供上占主要地位，由其形成的掌浅弓发出的各指掌侧总动脉及其次级指掌侧固有动脉，供应尺侧3个半手指甚至5个手指的全部血运。

掌深弓：桡动脉由拇收肌两头之间穿掌骨间隙入手掌，向内侧弯行，对第5掌骨底与尺动脉掌深支相连，形成掌深弓，约在掌浅弓近侧1～2cm处。掌深弓位于屈指肌腱的深面和骨间掌侧肌及掌骨底的浅面，主要分支为3个掌心动脉。掌心动脉和掌骨间隙前行，趋向指叉，分支与掌浅弓之支相交通，其凹侧有时发出一粗细不等的分支，与掌浅弓相交通。掌深弓在腕周围尚分出数支，形成腕掌侧网。

深静脉伴随掌浅、深弓，口径较小，每个动脉常有两条静脉伴行。深静脉多回流到桡、尺静脉，也有一些直接回流到下背的浅静脉。

正中神经由屈肌支持带深面入掌，穿出屈肌支持带后即变宽扁，分为5～6支。分支至手掌桡侧2/3区，桡侧掌面三指半及背面三指半的末两节的皮肤。另外还发支至第1、2蚓状肌，并分出返支（鱼际肌支）支配鱼际肌。尺神经经屈肌支持带的浅面入掌，分为深、浅2支。浅支分支支配第5指及前4指尺侧的皮肤及掌短肌，深支与尺动脉深支伴行，在小指短屈肌及小指展肌之间穿入深面，分支支配小鱼际肌，又向外，行

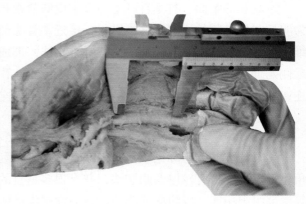

图6-12-1　屈指肌腱腱鞘相关解剖

于指深屈肌腱的深面，并分支支配所有骨间肌、拇收肌、拇短屈肌深头及第3、4蚓状肌。桡神经浅支沿前臂外侧前面下行，在肱桡肌之深面，以后绕桡骨外侧面，穿过深筋膜，分为指背神经。当其从肱桡肌后缘穿出时，即变为皮神经。

手指的血管及神经自手掌远端走行于屈指肌腱的两侧，在掌骨头处分支成为指掌侧固有动脉和神经，因此在掌骨远端和指骨中线位置并无重要的血管及神经，所以选择掌骨–指骨中线与掌远纹（拇指为拇指近侧纹）的交点作为针刀进针点是安全的。

三、病因病理

一般有滑膜包绕的肌腱，在关节的屈面或是关节成锐角处，多有一个或一段紧束由骨和纤维韧带构成的骨纤维管，形成滑车结构，以防止肌腱拉紧时出现弓弦状或侧方滑脱。纤维韧带由深筋膜构成，腱鞘炎便是在这样的组织结构上，加之肌腱在纤维韧带上长时间

过度磨损发生创伤性炎症，产生变性和增生等病理变化。严重时纤维韧带增厚，呈束带样压迫肌腱，致使肌腱也发生水肿和创伤炎症，有时呈葫芦状膨大。当肌腱膨大部分通过狭窄的腱鞘管时，发生弹响或交锁。

拇指或手指的屈指肌腱受累称为"扳机指"。狭窄性腱鞘炎也可能是某些静止型、亚临床型胶原疾病的后果。一些遭受反复的轻微外伤的职业如木工、举重工、餐厅女服务员等，都容易发生狭窄性腱鞘炎。狭窄发生在肌腱发生变化的那一小段，因为那里的纤维韧带起着滑车作用，摩擦最大。虽然滑膜分泌滑液润滑腱鞘，但某些特殊动作的反复摩擦是不可避免的。

屈指肌腱的发病部位在掌骨头相对应的屈指肌腱纤维管的起始部。此处由较厚的环形纤维性腱鞘（即环形滑车）与掌骨头构成相对狭窄的纤维性骨管。手指长期快速用力活动，如织毛衣、演奏乐器、洗衣、打字等，是造成屈指肌腱慢性劳损的主要病因。患者先天性肌腱异常、类风湿关节炎、病后虚弱更易发生本病。屈指肌腱和腱鞘均有水肿、增生、粘连，使纤维性骨管狭窄，进而压迫本已水肿的肌腱成葫芦状，阻碍肌腱的滑动。用力伸屈手指时，葫芦状膨大部在环状韧带处强行挤过，产生了弹拨动作和响声，并伴有疼痛，故又称弹响指或扳机指。

四、临床表现

（一）症状

该病好发于拇指或中指及环指，表现为屈指时疼痛伴有弹响，严重者患指失去屈伸功能，呈伸直固定位或呈屈曲固定位。

（二）体征

患指掌指关节掌侧压痛并可触及硬结，患指屈伸弹响甚至屈伸不能。

五、针刀治疗

（一）体位

患者取俯卧位，患手下垫敷无菌巾。

（二）体表标志

掌远侧横纹，掌骨头。

（三）定点

掌指关节掌侧阳性反应点。

（四）消毒与麻醉

常规消毒，铺无菌洞巾，0.5%利多卡因局部麻醉，每点注射1~2mL。注入麻药时，必须先回抽注射器确认无回血。

（五）针刀器械

Ⅰ型4号针刀。

（六）针刀操作（图6-12-2）

刀口线与患指纵轴平行，针刀体与皮肤表面垂直，按四步规程进针刀达腱鞘表面，将腱鞘切开3~4次，针刀下有松动感时说明已达到松解目的。术后压迫10~15分钟以彻底止血，无菌敷料包扎。

（七）疗程

每周治疗1次，4次为1个疗程，视患者病情确定疗程。

六、术后手法及康复

（一）术后手法

手指屈伸功能练习等。

（二）康复训练

胸椎灵活性训练，肩部稳定性训练。

【思考题】

1.针刀治疗屈指肌腱狭窄性腱鞘炎的定点有哪些？

2.简述针刀治疗屈指肌腱狭窄性腱鞘炎的方法。

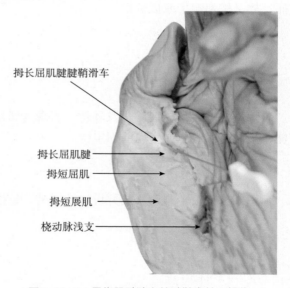

拇长屈肌腱腱鞘滑车

拇长屈肌腱

拇短屈肌

拇短展肌

桡动脉浅支

图6-12-2   屈指肌腱狭窄性腱鞘炎针刀操作

第十三节   内侧副韧带慢性损伤和鹅足滑囊炎

一、概述

膝关节周围软组织损伤是指构成膝关节的软组织（包括肌肉在膝关节处的起止点、膝关节表浅部韧带、膝关节的脂肪垫、膝关节周围的滑液囊等）所发生的应力性损伤，其主要表现是膝部的疼痛，严重者影响膝关节功能甚至发生关节畸形，而膝关节内侧韧带与鹅足滑囊炎则是最常见的膝关节周围软组织损伤，可以发生在任何年龄段的人群，中年以上肥胖者多见，更是老年女性的常见疾病。

二、相关解剖（图6-13-1，图6-13-2）

（一）内侧副韧带

内侧副韧带又称胫侧副韧带，扁宽而坚韧，位于关节的内侧。其上方起自股骨内上髁，向下止于胫骨内侧髁及胫骨体的内侧面。韧带的前部与髌内侧支持带愈合，其与关节囊之间有黏液囊相隔；其后部则与关节囊及内侧半月板愈合。

该韧带呈扁宽三角形，基底在前，为关节囊纤维层的加厚部分。内侧副韧带分浅、深两层，两层紧密结合，无间隙。深层纤维较短，架于关节间隙的上下，附着于股骨与胫骨内侧关节面的边缘。其纤维起于股骨内上髁，止于胫骨干内面和关节边缘，内面与内侧半月板的中后部紧密相连，构成关节囊的一部分，亦称内侧关节囊韧带。浅层纤维较长，可分为前纵部和后斜部两部分，起于股骨内上髁顶部的收肌结节附近，止于胫骨上端的内面，距胫股关节面2～4cm。此韧带又可分为前、中、后三部分。

前纵部，即膝内侧副韧带的前部纤维，亦称前纵束。韧带呈纵向上下走行，此纤维较长，约10cm，止于鹅足下2cm处。韧带与胫骨上端之间有滑液囊，关节活动时，有利于韧带的滑动。该部纤维经常呈紧张状态，只有屈膝150°时稍有松弛，其作用是防止膝外展。

后斜部，即膝关节内侧后2/3部纤维，亦称后斜韧带。后斜部又可分为两部分，后上斜束起于前纵束起点的后部，下行止于胫骨内侧髁后缘，并延伸止于半月板；后下斜束为半膜肌腱的一个纤维束构成，斜向后上，融合于后上斜束内。后斜束在屈膝时呈松弛状态，而在伸直位是呈紧张状态，故后斜束可以增强膝关节旋转动作时的稳定性，有防止膝关节旋转不稳的作用。

（二）鹅足囊

鹅足区是指前以胫骨粗隆内缘为界，后至胫骨内侧缘，上距胫骨平台5cm，下距胫骨平台9cm之间的区域。在此区域内有大腿肌前群的缝匠肌，内侧群的股薄肌，后群的半腱肌和胫侧副韧带附着。3条肌腱逐渐愈合为一体，共同附着于胫骨粗隆的内侧，愈合端的3条肌腱与愈合后的腱膜形成一鹅掌状的结构，故将此处命名为鹅足区。愈合后的肌腱分为两层：浅层是缝匠肌腱膜，深层为互相连接的股薄肌和半腱肌肌腱，该肌腱菲薄，覆盖2个滑液囊，即鹅足囊和缝匠肌腱下囊。

鹅足囊大而恒定，既往文献报道其面积约为32mm×25mm，但我们的观测显示其面积为45mm×35mm，形状为卵圆形。鹅足囊的滑膜后层紧贴于胫侧副韧带的表面，前层多数紧贴于股薄肌和半腱肌肌腱的深面，少数前层滑膜覆盖于股薄肌肌腱的前、后和外侧面，使股薄肌肌腱的鹅足囊段形成腱滑液鞘的形式。

三、病因病理

膝关节内侧韧带损伤与鹅足滑囊炎常发生于肥胖者、体力劳动者与运动爱好者或以运动为职业者。其损伤发生的机制是：①在体重超重或负重时，作为主要承重结构的膝关节周围软组织（包括膝内侧肌肉和韧带）处于应力超负荷状态，在这种情况下，当患者改变身体姿势时，会导致膝周稳定装置的受力瞬间增高，造成韧带的撕裂伤；另外，膝周稳定装置长期超负荷工作本身也可能会造成慢性损伤的出现。②当膝关节处于屈曲位时，膝关节外侧受到打击或压迫，使膝关节被迫外翻，膝关节内侧间隙瞬间被拉宽，可造成胫侧副韧带出现撕裂伤。③在某些运动项目（如足球）中，当运动者因身体接触造成膝关节内侧拉应力瞬间增大时（如足球运动中出现双方"对脚"），可造成内侧副韧带与鹅足区的急性撕裂伤。无论是哪种情况造成的瞬间拉应力改变，最大的受力部位一般都位于韧带或肌肉的起止点处，比如内侧副韧带在股骨内侧髁和胫骨内侧髁的附着点，因此起止点处也是损伤最常见的部位。

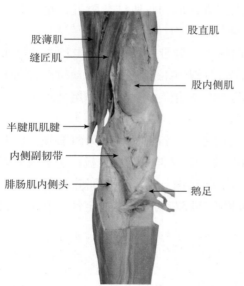

图6-13-1　内侧韧带与鹅足滑囊相关解剖1　　　图6-13-2　内侧韧带与鹅足滑囊相关解剖2

韧带的撕裂伤程度可以相差很大，轻微的撕裂伤可能仅有短暂而轻度的疼痛，而严重的撕裂伤则可能需要手术修补。无论程度轻重，在撕裂伤发生时，损伤局部都可能出现不同程度的内出血或渗出。在损伤的修复过程中，撕裂的部位会慢慢愈合，形成瘢痕。在胫侧副韧带的起止点处，韧带还会和骨（膜）形成粘连病变。出现瘢痕和粘连病变的韧带局部弹性降低，不能自由滑动，从而会影响膝关节的功能，如果勉强行走，尤其是膝关节负重增加的行走，如上下楼梯、爬山等，则会造成瘢痕和粘连部位受到牵拉，出现疼痛加重，并可能造成新的损伤发生。

另外，从临床实践来看，内侧副韧带的中间部位也是常见的损伤点，这可能与内侧副韧带的受力特点有关。在膝关节做屈伸活动时，内侧副韧带都要向前后滑动，韧带中部的纤维会随之出现扭转、卷曲或突出等变形运动，增加在韧带和胫骨之间的摩擦，从而出现损伤。

在鹅足区内，股薄肌和股骨内上髁处互相接近，在绕胫骨内侧髁时，两肌腱均贴近骨面。当肌肉收缩时，两肌腱均有可能与骨面发生摩擦，尤其是股薄肌。因此，胫骨内侧髁下方的股薄肌和半腱肌肌腱是鹅足区最易发生损伤的部位。

四、临床表现

（一）症状

行走时，尤其是上下楼梯时膝关节疼痛，疼痛位于膝关节内侧或无法确定准确位置，下蹲或由蹲（坐）位站起时疼痛加重，严重者行走跛行。

（二）体征

膝关节内侧多点压痛，压痛点多位于股骨内侧髁至胫骨内侧髁之间的区域内（包括鹅足区）。

内侧副韧带分离试验（又称侧向试验）阳性：令患者取仰卧位，伸直膝关节，检查者站立于患者患肢一侧床旁，一手握于伤肢踝关节上方，以另一手之手掌顶住膝关节外侧，自膝外侧向其内侧持续推压，强力使小腿被动外展，此时膝内侧出现疼痛。

（三）辅助检查

X线检查一般无异常，部分患者可见韧带钙化表现，严重者可见内侧关节间隙变窄。

五、针刀治疗

（一）体位

患者平卧，膝下垫枕，使膝关节屈曲成150°左右。

（二）体表标志

股骨内侧髁，胫骨内侧髁。

（三）定点

膝关节内侧，股骨内侧髁至胫骨内侧髁之间的区域内的阳性反应点。其分布可因人而异。

（四）消毒与麻醉

常规消毒，铺无菌洞巾，0.5%利多卡因局部麻醉，每点注射1～2mL。注入麻药时，必须先回抽注射器确认无回血。

（五）针刀器械

Ⅰ型4号针刀。

（六）针刀操作（图6-13-3，图6-13-4）

刀口线与下肢纵轴平行，针刀体与皮肤垂直，按四步规程进针刀达骨面，轻提针体1～2mm，纵向切开2～3次，然后调转刀口线与下肢纵轴垂直，横行切开2～3次。出针后局部按压片刻，确认无出血，外敷无菌敷料包扎。

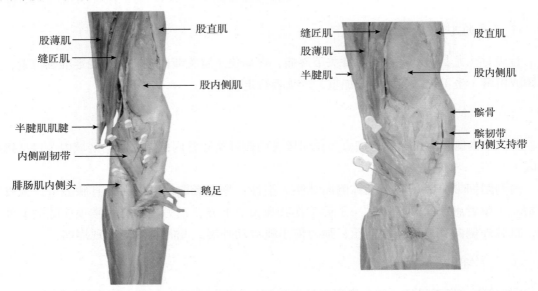

图6-13-3　内侧韧带与鹅足滑囊炎针刀操作1　　　图6-13-4　内侧韧带与鹅足滑囊炎针刀操作2

（七）疗程

每次治疗的治疗点数量视患者病情而定，一般每次治疗点不超过10个。如患者耐受能力差，可分多次完成治疗。同一治疗点治疗间隔3～7天，不同治疗点可于次日治疗。一般4次为1个疗程，视患者病情确定疗程。

六、术后手法和康复

（一）术后手法

内侧副韧带拉伸手法。

（二）康复训练

呼吸训练，核心稳定性训练，感觉运动刺激训练，腘绳肌训练，股四头肌训练。

【思考题】

1.内侧副韧带慢性损伤和鹅足滑囊炎的临床表现有哪些？

2.简述针刀治疗内侧副韧带慢性损伤和鹅足滑囊炎的方法。

第十四节　踝关节陈旧性损伤

一、概述

踝关节扭伤是常见的运动损伤，在关节韧带损伤中占第一位，在篮球、足球、滑雪、田径运动中最为多见。损伤后应尽快治疗，如果迁延日久，容易造成受伤韧带的慢性病变，影响踝关节的稳定性，出现反复的踝关节扭伤。踝关节扭伤的急性期与慢性期病理变化不同，相应的治疗原则和治疗方法也有很大区别。针刀治疗主要适用于慢性期病变，对于改善踝关节周围软组织的生物力学平衡及血运状态具有重要的临床价值。临床实践证明，针刀治疗可以使病程迁延多年的踝关节慢性损伤得以康复。

二、相关解剖（图6-14-1）

（一）足踝部的支持带

在踝的前、内及外侧，深筋膜均增厚形成支持带以保护由其下走行的肌腱、血管与神经。其中，前侧深筋膜增厚所形成的支持带称为伸肌支持带；外侧深筋膜增厚所形成的支持带称为腓骨肌支持带；内侧深筋膜增厚所形成的支持带称为屈肌支持带。

1.**伸肌支持带**　伸肌支持带按部位又分为伸肌上支持带与伸肌下支持带。伸肌上支持带位于距小腿关节上方，较宽，位于胫骨前缘与腓骨前缘之间，其下走行胫前动脉、腓深神经、胫骨前肌腱等伸肌腱；伸肌下支持带位于距小腿关节远侧，其形状有X形与Y形两种，Y形的干在外侧附着于跟骨前部上面，近侧分叉在内侧附着于内踝的前缘，外侧分叉经足的内侧与足底腱膜相延续。伸肌下支持带将各伸肌腱约束于踝前。

2.**腓骨肌支持带**　腓骨肌下支持带位于外踝与跟骨之间，也分为上、下两带，两带共同约束腓骨长短肌。

3.**屈肌支持带**　屈肌支持带位于内踝与跟骨之间，宽25～30mm。该支持带与跟骨内侧面之间形成骨-纤维管，称为踝管（也称跗管），其中走行由小腿经内踝后方至足底的屈肌腱、胫后血管、胫神经等。踝管内损伤、炎症或任何占位性病变均可对该管内的胫神经构成压迫从而引起踝管综合征。

（二）踝部的肌腱与滑膜鞘

由于踝部是踝关节屈伸运动的枢纽，为了应对肌腱的频繁滑动，因此几乎经过此处的肌腱均为滑膜鞘所包裹。踝部的肌按部位划分有踝前侧肌腱、踝外侧肌腱、踝内侧肌腱和踝后侧肌腱。

1.**踝前侧肌腱**　踝前侧肌腱有胫骨前肌腱、姆长伸肌腱、趾长伸肌腱和第3腓骨肌腱。

胫骨前肌腱的腱鞘最长，其上端起自伸肌上支持带的上缘，下端至该肌腱止端；跛长伸肌起自腓骨内侧面下2/3及邻近骨间膜，肌纤维分布于胫骨前肌及趾长伸肌之间，止于跛趾远节趾骨底的背面。跛长伸肌腱的腱鞘起自伸肌下支持带深面，向下达跛趾近节趾骨；趾长伸肌腱和第3腓骨肌腱共有一鞘，由伸肌上支持带下缘达足背中部。

2. **踝外侧肌腱** 踝外侧肌腱有腓骨长肌腱与腓骨短肌腱，两腱腱鞘的上部合为一鞘，起于外踝尖上50mm，至跟骨外面分为二鞘。

3. **踝内侧肌腱** 踝内侧肌腱有3条，由前向后依次为有胫骨后肌腱、趾长屈肌腱及跛长屈肌腱。三腱的腱鞘均起于内踝尖上方约25mm处，胫骨后肌腱的鞘向下达舟骨粗隆，趾长屈肌腱的鞘向下至足的中部，跛长屈肌腱的鞘向下达第1跖骨中段。

4. **踝后侧肌腱** 踝后侧肌腱即跟腱。跟腱是身体最长、最坚强的肌腱，成人的跟腱长150~200mm。跟腱起于小腿中部，由腓肠肌与比目鱼肌的肌腱愈合而成，下端止于跟骨结节后面。跟腱有2个鞘：外鞘有小腿筋膜形成，内鞘直接贴附于跟腱。

（三）踝部的关节与韧带

踝部关节包括胫腓关节和距小腿关节。胫腓关节是指胫腓骨下端的相互连接，由胫骨下端的腓切迹与腓骨下端的内侧面构成。胫腓骨的连接内部没有关节软骨，仅以骨间韧带相连，非常有力，其关节腔并不明显。连接胫腓关节的韧带包括胫腓前韧带、胫腓后韧带、骨间韧带和胫腓横韧带。距小腿关节是指连接距骨和胫腓骨的关节。该关节的韧带包括距小腿关节前、后侧关节囊韧带，距小腿关节内侧韧带，距小腿关节腓侧副韧带。

1. **胫腓关节的韧带**

（1）胫腓前韧带：为一坚韧的三角形韧带，由胫骨下端的边缘向下外附着于外踝的前面及附近粗糙的骨面上，其纤维与胫骨骨膜相融合，并向上至胫骨前面约25mm。所有围绕胫骨下端的韧带均向上延长至骨干，因此胫骨下端为一坚强的纤维性关节囊所包裹。胫腓前韧带作为踝外侧主要的稳定结构最容易受伤，是踝部扭伤首先被累及的组织。虽然大部分患者经过保守治疗可取得优良效果，但仍有少部分患者因恢复不佳而出现持续的疼痛、肿胀、不稳、反复扭伤等症状。

（2）胫腓后韧带：又称外踝后韧带，与外踝前韧带位置相当，其纤维横行。其深部由胫骨下关节面后缘伸至外踝内侧后部，与内、外踝的关节面合成一腔。胫腓后韧带为一条强韧的纤维束，其中含有弹性纤维，可以帮助增大胫腓骨下端关节面的曲度。该韧带也是运动损伤最易累及的部位之一。

（3）骨间韧带：该韧带为骨间膜向下的延长部，短而坚实。其纤维由内上方向外下方斜行，即由胫骨朝向腓骨，使胫腓骨下端紧连在一起以加强腓骨的稳定性。

（4）胫腓横韧带：该韧带呈索状，强韧有力，它由两骨间的滑膜延长形成，横行于胫骨后面下缘与外踝内侧面的三角间隙内，能防止胫腓骨沿距骨上面向前脱位。

2. **距小腿关节的韧带**

（1）距小腿关节的关节囊：该关节囊前后松弛、薄弱，前侧有少量纤维，由两踝的前面及胫骨下端前缘至距骨颈的上面。后侧关节囊韧带最为薄弱，仅有少量纤维连接胫骨后面、胫腓后韧带至距骨后面。关节囊两侧紧张，附着于关节软骨的周围，内侧由三角韧带加强，外侧为距腓前、后韧带所加强。跟腓韧带位于关节囊之外，在后部有少量纤维连接胫骨后缘与距骨后突，充填于距腓后韧带的间隙内，在下面与前面附着于距骨头之后，使距骨颈位于关节囊内。

（2）距小腿关节前、后侧关节囊韧带：两韧带分别位于距小腿关节关节囊的前后部，较为薄弱，这样的构造便于足的跖屈及背伸动作。

（3）三角韧带：又称为距小腿关节内侧韧带，分为浅、深两部，浅部止于跟骨载距突，深部（或称三角部）尖向上、基底向下，呈扇形止于距骨体内侧的非关节部分，并与跟舟足底韧带相连。该韧带的存在弥补了内踝短缺的部分，并为胫骨后肌及趾长屈肌所加强。三角韧带是踝关节周围最坚强的韧带，其位置在足内、外旋时最邻近足的旋转轴心，纤维彼此连成一片，其前部纤维最易损伤。三角韧带又可分为四个束，即距胫前韧带、胫舟韧带、距胫后韧带和胫跟韧带。①距胫前韧带：即三角韧带的前部纤维，其两端分别连于内踝前面及紧位其上的骨端和距骨的颈后部。②胫舟韧带：起自内踝前面，斜向前下方，止于舟骨粗隆与跟舟足底韧带的内侧缘。③距胫后韧带：连接内踝内侧面的窝与距骨的内侧面及后面的内侧结节。④胫跟韧带：即三角韧带的浅部，连于内踝与距骨颈之间并向下附着于跟骨载距突及足舟骨。

（4）距小腿关节腓侧副韧带：该韧带位于外踝前下方，可分为前、中、后三束。①前束：称为距腓前韧带，由外踝前缘向前内达于距骨颈外侧面，紧邻外踝关节面之前，走行呈水平方向，较薄弱。该韧带在足跖屈及内翻时容易受伤，其压痛点位于外踝之前。②中束：称为跟腓韧带，止于外踝尖与跟骨外侧面，其表面有腓骨长、短肌腱越过。该韧带之于距小腿关节的作用与膝关节腓侧副韧带之于膝关节的作用类似，它在足背伸时紧张、跖屈时松弛，足内翻时常会引起该韧带牵拉伤。③后束：称为距腓后韧带，为前、中、后三束中最为坚强者，由外踝内侧面的外踝窝经距骨后面止于距骨外侧结节及附近部分。

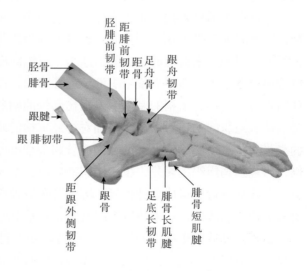

图6-14-1 足踝部相关解剖

（5）胫腓横韧带：该韧带紧邻胫腓骨下端，是保持距小腿关节稳定的重要韧带，它连同楔形的距骨体以及胫骨下端突出的后唇，可以防止胫、腓骨在距骨上向前脱位，同时因为该韧带纤维的方向稍斜，可以增加距小腿关节的灵活性。

三、病因病理

（一）病因

急性踝关节扭伤常发生于两种情况：一是身体由高处下落（下楼、跳起等）时踩空或落于不平地面及不规则物体之上，导致踝关节受到轴向暴力，受伤时以踝关节呈跖屈内翻位者居多，从而造成踝关节周围的韧带、支持带等软组织受到暴力牵拉而出现撕裂等损伤；二是运动过程中踝关节呈跖屈位时突然向内侧翻转，踝关节外侧韧带遭受暴力牵拉所致。

（二）病理变化

1.**急性期病理变化** 踝关节的扭伤包括踝内侧扭伤与踝外侧扭伤，踝内侧扭伤常累及内侧副韧带（如三角韧带），其机制为踝关节突然强制外翻所致。三角韧带是踝关节周围最坚强的韧带，其位置在足内、外旋时最邻近足的旋转轴心，纤维彼此连成一片，其前部纤维最易损伤。踝外侧扭伤多因足的极度跖屈与内翻所致，其常累及踝关节外侧的三条副韧带，即距腓前韧带、跟腓韧带和距腓后韧带。由于暴力大小不同，其损伤程度也不同，韧带可发生部分断裂、完全断裂、韧带完全断裂合并胫距关节脱位及距跟关节外翻韧带断裂合并跗间关节脱位。除了韧带连接之外，由于踝关节周围还有伸、屈肌支持带等结构，因此，踝关节扭伤时这些支持带也会不可避免地出现损伤。

急性踝关节韧带损伤属于常见的运动损伤，跖屈内翻是造成外侧韧带损伤的最常见机制，以距腓前韧带损伤最为常见，也可表现为跟腓韧带与胫腓前韧带扭伤同时并存。损伤过程中可出现毛细血管或小血管的断裂，组织间出血；同时，由于神经反射的作用，局部血管通透性增加，造成大量组织液反应性渗出，损伤局部迅速出现肿胀，并且由于这些病理因素对局部神经末梢的刺激引发损伤部位的剧烈疼痛。出血和渗出液在损伤局部的淤积必然造成组织间的张力增高，增加对神经末梢的刺激，从而加重疼痛。同时，这种组织间的高张力状态还必然使局部的毛细血管和毛细淋巴管受到压迫，既减少了向损伤部位的血供，影响损伤组织的修复，也给组织液经淋巴管向静脉的回流增加了障碍，影响肿胀的消退，上述病理过程形成恶性循环。因此，采取外科"引流"原理使组织间积存的出血和渗出液迅速排出体外，从而减轻组织间张力是重要原则。

2.**慢性期病理变化** 韧带、支持带等软组织遭受过度牵拉损伤后，经自然恢复或积极治疗，组织间的出血、渗出通过引流或自然吸收将会逐渐消失，损伤组织进入修复期，通过机化、瘢痕化等过程获得修复。如果损伤轻微，修复后的组织在形态和功能上都不会有明显异常，踝关节的功能也不会受损伤的影响，患者也不会有异常感觉遗留；但如果损伤较重，则修复后的组织在形态上便难以恢复如初，其瘢痕化将会导致组织的挛缩，这种变化会带来多种后果，比如：①修复后的韧带组织可能存在结构缺陷从而导致其抗拉应力的能力减弱，对踝关节的保护作用下降，导致慢性踝关节不稳，这一后果易使患者发生反复的踝关节扭伤。②瘢痕化可导致韧带的挛缩以及对局部神经组织的卡压刺激，从而出现慢性疼痛等。③急性期损伤组织的出血、渗出等病理变化可能导致在后期修复过程中出现组织间的粘连，挤压局部小血管从而影响血供及静脉回流（可有长期的局部轻度肿胀），血供障碍又对组织的进一步修复产生不利影响，形成恶性循环。

四、临床表现（图6-14-2，图6-14-3）

（一）踝关节外侧损伤

1.**急性期** 损伤后踝关节外侧骤然疼痛并迅速出现踝前外侧和足背部的肿胀，疼痛尤以走路或活动关节时最为明显，局部皮下瘀血，尤其是伤后2～3天瘀血青紫程度达最重。患者走路时因疼痛而跛行，足不敢负重，足跟不敢着地，即便勉强走路也是以外侧缘着地行走。单纯韧带损伤最显著的肿胀和疼痛区局限于外踝前下方，足内收或踝关节内翻时踝外侧疼痛加剧。

2.**慢性期** 常有多次反复的踝关节扭伤病史，常于走行时感到踝关节前外侧隐痛，并在起步和停止时感觉不适。检查可有踝关节前外侧明显压痛，部分患者可有局部轻度肿胀。X线检查可见关节间隙变窄和骨质增生。

（二）踝关节内侧损伤

踝关节内侧损伤相对少见。

1.**急性期** 损伤后踝关节前方及内踝周围肿胀、疼痛、皮下瘀血、行走困难，检查可见内副韧带与下胫腓韧带处压痛，足外翻时疼痛加剧。

2.**慢性期** 有踝关节内侧扭伤史，由于治疗不当遗留慢性疼痛，尤以走路时明显，检查可见踝关节前内侧明显压痛。

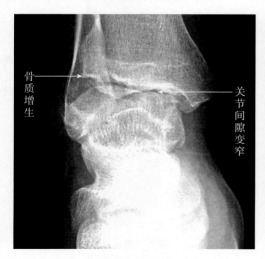

图6-14-2 踝关节慢性损伤X线检查1

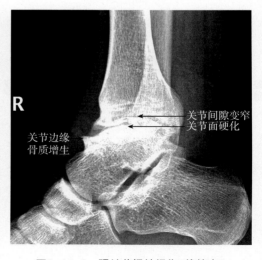

图6-14-3 踝关节慢性损伤X线检查2

五、针刀治疗

（一）体位

仰卧位。

（二）体表标志

内踝，外踝。

（三）定点

踝关节前外侧及前内侧的阳性反应点。

（四）消毒与麻醉

常规消毒，铺无菌洞巾，0.5%利多卡因局部麻醉，每点注射1～2mL。注入麻药时，必须先回抽注射器确认无回血。

（五）针刀器械

Ⅰ型4号针刀。

（六）针刀操作（图6-14-4，图6-14-5）

在定点处对相应部位的支持带、韧带及关节囊等组织进行切开松解，每点可切开3～4次，注意刀口线方向与神经血管走向平行（一般应平行于足纵轴）。出针后压迫止血，无菌敷料包扎。

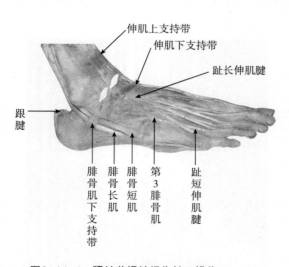

图6-14-4　踝关节慢性损伤针刀操作1

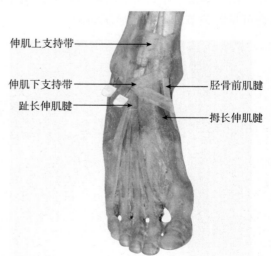

图6-14-5　踝关节慢性损伤针刀操作2

（七）疗程

每次治疗的治疗点数量视患者病情而定，一般每次治疗点不超过10个。如患者耐受能力差，可分多次完成治疗。同一治疗点治疗间隔3～7天，不同治疗点可于次日治疗。一般4次为1个疗程，视患者病情确定疗程。

六、术后手法及康复

（一）踝关节稳定性训练

1.**抗阻踝外翻**　坐在凳子上，用弹力带套住两脚，患脚用力外翻。
2.**抗阻足内翻**　弹力带远端固定作为阻力，用力内翻。
3.**抗阻勾脚**　弹力带远端固定作为阻力，踝关节从伸直位到屈曲位。
4.**抗阻绷脚**　以弹力带为阻力，手握近端固定，套在脚掌上，从屈曲位尽量用绷到伸直。

（二）本体感觉训练

在不稳定的支撑面上保持站立平衡，可使用泡沫垫、平衡板或充气垫等器械，其不稳定程度可逐步提高。

附：踝关节扭伤的急性期治疗——火针引流

令患者取仰卧位，患足置于治疗床头或方凳上，足趾向上，足跟部置于适量软纸上。局部皮肤用碘酒及酒精消毒。取直径0.8mm的中粗火针，以酒精灯火焰将针体前端1～2cm烧红，在外踝前下方肿胀最明显处刺3～4针，针刺深度为1～1.5cm。针刺方法为闪刺法，即迅速刺入后立即拔出。此时可见血性渗出液自针孔不断流出，不予压迫，令血水自然外流至软纸上，及时更换软纸。静卧2小时，然后以消毒纱布包扎针孔72小时，每日更换纱布3次，一周内限制活动。

本法治疗急性踝关节韧带损伤效果确切，收效迅速，符合急性踝关节韧带损伤的病理特点。治疗时所形成的窦道一般会在3～4天之内愈合，愈后无瘢痕形成。

【思考题】
1.踝关节急慢性损伤的病因病理有哪些区别？
2.简述针刀治疗慢性踝关节损伤的方法。

第十五节　跟痛症

一、概述

跟痛症又称足跟痛、跟骨痛，可见于多种慢性疾病。常见原因有足跟脂肪垫炎或萎缩、跖腱膜炎、跟骨滑囊炎、跟骨高压症等。由于机体的老化，跟骨结节退变、钙化，也可以导致脂肪垫炎、滑囊炎形成足跟痛。足跟脂肪垫炎是由于足跟长期受到压迫或受到寒冷刺激，引起跟垫出现慢性无菌性炎症，表现为足跟底肿胀，有浅在压痛；炎症波及跟骨骨膜或滑囊时，还会有深压痛。跟痛症常见于中老年人，但在文献报道中8~80岁的人都可发生，女性及肥胖者更为多见。

二、相关解剖（图6-15-1，图6-15-2）

（一）跟骨

跟骨是跗骨中最大的一块，跟骨后部的隆突为跟骨结节。在与其下面移行处有两个朝前的突起，称跟骨结节内、外侧突。跟腱止于跟骨结节的粗糙区。

（二）足底腱膜

足底腱膜连接于跟骨结节和趾骨的足底面，系由足底深筋膜增厚形成。足底腱膜分为中间部、内侧部与外侧部。其中间部很强大，自跟骨结节内侧突的跖面起始，向前分为5支，与足趾的屈肌纤维鞘及跖趾关节的侧面相融合；其内侧部与外侧部都很薄弱，内侧部介于跟骨结节至姆趾近节趾骨底，覆盖姆展肌；外侧部起于跟骨结节内侧突或外侧突，止于第5跖骨粗隆，覆盖小趾展肌，其外侧另有坚强的纤维带。

足底腱膜具有以下作用：保护足底的肌肉及肌腱；保护足底的关节；是足底某些肌肉的起点；在站立（静止）姿势时足底腱膜的纤维紧张，支撑纵弓和横弓。

足底腱膜深面有趾短屈肌附着于其上，正常行走时，先是跖趾关节背伸，然后趾短屈肌收缩、跖趾关节跖屈，再加上体重的下压，这三种因素均使足底腱膜遭受长期、持续的拉应力。在患者长时间站立、长途行走、体重增加或足力下降等情况下，足底腱膜跟骨结节附着处发生慢性纤维组织炎症，之后形成骨刺，被包裹在足底腱膜的起点内。这种骨刺可引起姆展肌、趾短屈肌和足底腱膜内侧张力增加或引起滑囊炎，从而出现足跟痛。

（三）足底的脂肪垫

足跟部皮肤增厚，介于皮肤与跟骨及跟腱之间有丰厚的弹性脂肪组织以抵抗体重对足跟的压力（凡身体负重或容易承受压力的部位如足跟、指尖、大小鱼际、坐骨结节、髌前等处均有特殊的弹性脂肪组织），在这些脂肪组织周围的间隙内，有由弹性纤维组织形成的、形似小房的致密间隔，每个间隔又为斜行及螺旋排列的纤维带所加强，这些为弹性纤维组织所包围并充满以脂肪的小房如同水压缓冲器，在压力下小房的形状可以发生改变，但其内容不会发生改变，当压力解除后，小房又恢复为原来的形状。

足跟部的皮下脂肪形成"垫"，可用来缓冲跟骨着地时所产生的冲击力，从而避免跟骨的骨质不被破坏，足跟部脂肪垫包绕跟骨周围，对跟骨形成"沙发状"保护。

（四）足跟部的滑膜囊

在足跟部，由于人体要适应频繁的运动，因此形成了一些滑膜囊。这些滑膜囊的囊壁是由结缔组织分化而成的，内含滑液。它们大多位于足跟部的肌肉（腱）与韧带（或骨）之间，作用是减少运动时上述两种组织之间的摩擦。

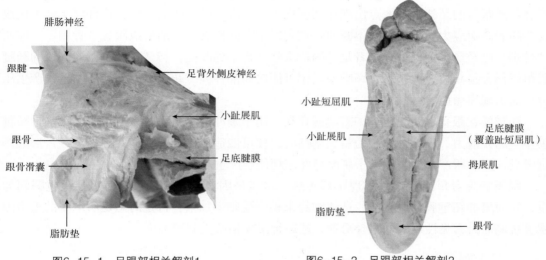

图6-15-1　足跟部相关解剖1　　　　图6-15-2　足跟部相关解剖2

1.跟骨滑囊　位于跖腱膜在跟骨上的止点周围、跟骨结节与脂肪垫之间。掀起脂肪垫，可见跟骨滑囊呈椭圆形，我们的测量显示：其面积约为11mm×17mm。由于足负重时跖腱膜发生紧张，其在跟骨上的止点要承受拉应力，因此该止点有滑囊存在以缓冲拉应力。

2.跟腱囊与跟皮下囊　在跟骨与跟腱之间有一滑膜囊，称为跟腱囊；在跟腱与足跟皮肤之间有一滑囊，称为跟皮下囊。由于频繁运动等原因导致的跟腱囊与跟皮下囊的无菌性炎症是跟痛症的常见原因之一。

三、病因病理

（一）跖腱膜炎

以往认为，跟骨"骨刺"是跟痛症的常见病因。跟骨"骨刺"是跟骨下跖腱膜附着点增生的骨脊在跟骨侧位X线片上的表现。它是不是跟痛症的原因，临床上有很多争论。20世纪90年代早期，很多人认为跟骨"骨刺"与本病有关，但用切除跟骨"骨刺"的方法治疗，疗效不佳。赵幼林等观察过900例跟痛症患者跟骨的X线片，结论是跟骨"骨刺"不是跟痛症的原因；有很多患者无"骨刺"，也有很多患者在健侧有"骨刺"。最重要的概念是所谓跟骨"骨刺"是横跨跟骨下方的骨脊，是跖腱膜的附丽点，不能单纯用跟骨"骨刺"解释跟痛症，它应当被认为是由多种病理变化所致的综合征，其中包括跖腱膜炎，内侧或外侧跖神经被刺激或受压，跟骨下脂肪垫萎缩，跟骨血运瘀滞，形成跟骨内压增高等。Contompasis认为将其称为跟骨"骨刺"综合征是一个比较合理的提法。

该型跟痛症多见于运动员、肥胖者及重体力劳动者。运动员或运动爱好者过度从事弹跳活动会造成足弓承受瞬间高负荷，跖腱膜随之形成高应力状态；肥胖者或重体力劳动者会使足弓长时间超负荷负重，这种情况也会造成跖腱膜的高应力状态。在跖腱膜的高应力状态下，跖腱膜的跟骨附丽点所承受的拉应力会持续在高水平，而持续的高拉应力状态将会刺激跟骨的跖腱膜附丽点出现逐渐硬化（钙、磷转移）改变，而且这种硬（钙）化改变会随着高拉应力状态的持续不断向跖腱膜纤维方向扩展，逐渐形成跟骨"骨刺"。即便"骨刺"已经形成，但如果患者足弓的负重状态得不到改变，与"骨刺"相连部位的跖腱膜组织仍会呈高拉应力状态，跖腱膜紧张可能对局部神经（跖内、外侧神经）末梢产生压迫从而出现疼痛症状。

跖腱膜在跟骨上的止点周围有滑囊存在，用于缓冲因跖腱膜紧张所形成的对跟骨跖腱膜止点的拉应力。当这种拉应力持续增高时，便可能造成该处滑囊的无菌性炎症，形成跖腱膜炎，炎症所产生的炎性因子刺激神经末梢便会产生疼痛。

跟痛症患者每当行走时出现跟部疼痛，可能是因为行走时体重会使患足负重瞬间加重，从而增加跖腱膜的紧张度，造成神经末梢所受刺激加重；行走时患足所承受的重力因素直接刺激具有炎性反应的跟骨滑囊，造成神经末梢所受刺激加重。

（二）跟下脂肪垫炎

跟下脂肪垫炎是由于足跟长期受到压迫和感受风寒，造成跟下脂肪垫血运不畅，脂肪垫缺血，产生无菌性炎症，炎症所产生的炎性因子刺激神经末梢便会产生疼痛，同样重力刺激会使这种刺激加重，从而直接加重疼痛。

跟下脂肪垫萎缩常发生于长期卧床的患者，由于足跟部长期得不到正常的刺激，致使足跟部皮肤软化，脂肪垫发生废用性萎缩从而变薄，跟骨也会发生轻度废用性脱钙。

（三）跟骨滑囊炎

跟骨滑囊位于跟骨结节与脂肪垫之间，在从事跳跃或体重过重时均容易使该滑囊受到过度刺激而出现无菌性炎症，从而使炎性因子刺激滑囊壁的神经末梢而产生疼痛症状。

（四）跟后（腱）滑囊炎及跟腱周围炎

跟腱与皮肤、跟腱与跟骨之间均有滑膜囊存在，肥胖、运动过度及穿高跟鞋、低鞋帮都可能使跟腱滑囊及跟腱本身所受刺激的过度，从而造成跟骨的后侧面、跟腱的附丽点发生骨刺，跟腱发生肥厚，跟腱滑囊、皮下及跟后滑囊和跟腱周围软组织出现无菌性炎症，其所产生的炎性因子刺激神经末梢从而产生疼痛症状。

四、临床表现（图6-15-3）

跟痛症大多一侧发病，也有两侧同时发病者。患者多在中年以上。其症状以清晨下床时疼痛最为明显，称为"始动痛"，是跟痛症的特征性症状。活动一段时间后疼痛可有一定程度的缓解。其疼痛夜间不发，如有夜间疼痛就应当与肿瘤、结核或其他病变相鉴别。跟痛症病程长短不一，有的可自愈，但也有的患者可转为慢性过程。跟骨侧位X线检查可见"骨刺"，但骨刺不一定都在痛侧。跟部表面无红肿，在跟骨内侧结节处可有局限性压痛。X线检查的重要性不在于确定"骨刺"的有无，重要的是与其他病变鉴别。跟痛症在多数情况下是根据临床症状作出诊断的。

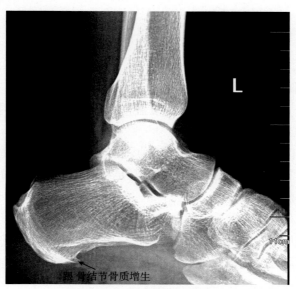

图6-15-3　跟骨结节骨质增生

（一）跖腱膜炎

压痛点位于跟骨结节或其前缘处，足侧位X线片可见"骨刺"。

（二）跟下脂肪垫炎

跟下脂肪垫炎的临床表现为足跟底部肿胀，一般可找到多个压痛点，这些压痛点或位于足跟底部（足跟底部脂肪垫炎），或位于足跟边缘（足跟周边脂肪垫炎）。脂肪垫萎缩的临床表现为足跟部触痛，行走时有不适感，常见于长期卧床的患者。如患者恢复正常行走功能，上述症状会逐渐消失，一般不需要治疗。

（三）跟骨滑囊炎

跟骨滑囊炎的压痛点位于足跟的正中部，在足侧位相的X线检查中无异常发现。

（四）跟后（腱）滑囊炎及跟腱周围炎

患者主诉跟骨后上部疼痛。检查可在跟腱附丽点处有压痛、肿胀及胖胝。跟腱区滑囊如有感染，也可形成溃疡。跟腱炎合并有跟骨后滑囊炎时，跟腱部可有轻肿胀与压痛。X

线检查可见跟腱区钙化，骨刺形成。

五、针刀器械

Ⅰ型4号针刀。

六、针刀操作（图6-15-4至图6-15-7）

（一）跖腱膜炎

1.**体位**　俯卧位，垫高患足。

2.**定点**　足跟部阳性反应点。

3.**消毒与麻醉**　常规消毒，消毒范围覆盖整个足跟部皮肤。回抽无回血，每点注射1%利多卡因1～1.5mL。

4.**针刀操作**　刀口线与足弓长轴平行刺入皮肤，针刀体与皮肤垂直，按四步规程进针刀达骨面，纵向切开3～4次，然后调转刀口线与足弓长轴成90°，横行切开3～4次。出针刀，按压止血，无菌敷料外敷。

5.**术后手法**　①双手拇指重叠，用力推术点深层组织，扩大针刀切割点的松解范围。②着力手拇指用力推压足弓，牵拉足底腱膜，进一步松解跖腱膜跟骨结节附丽点。③着力手掌根用力推压患足足底前方，使患足背屈。

（二）跟下脂肪垫炎

1.**体位**　俯卧位，垫高患足。

2.**定点**　足跟部阳性反应点。

3.**消毒与麻醉**　常规消毒，消毒范围覆盖整个足跟部皮肤。回抽无回血，每点注射1%利多卡因1～1.5mL。

4.**针刀操作**　刀口线与足弓长轴平行刺入皮肤，针刀体与皮肤垂直，按四步规程进针刀达骨面，然后提针刀至皮下，再将针刀切至骨面，使针刀切透脂肪垫全层，纵向切开3～4次，然后调转刀口线与足弓长轴成90°，横行切开3～4次。出针刀，按压止血，无菌敷料外敷。

5.**术后手法**　术后双手拇指重叠，用力侧推术点深层组织，扩大针刀切割点的松解范围。

（三）跟骨滑囊炎

1.**体位**　俯卧位，垫高患足。

2.**定点**　足跟部阳性反应点。

3.**消毒与麻醉**　常规消毒，消毒范围覆盖整个足跟部皮肤。回抽无回血，每点注射1%利多卡因1～1.5mL。

4.**针刀操作**　刀口线与足弓长轴平行刺入皮肤，针刀体与皮肤垂直，按四步规程进针刀达骨面，然后轻提针刀3～4mm，再将针刀切至骨面，行"十字"切开3～4次以切开跟骨滑囊。出针刀，按压止血，无菌敷料外敷。

（四）跟后（腱）滑囊炎及跟腱周围炎

1.**体位**　俯卧位，垫高患足。

2.**定点**　足跟部阳性反应点。

3.**消毒与麻醉**　常规消毒，消毒范围覆盖整个足跟部皮肤。回抽无回血，每点注射1%利多卡因1～1.5mL。

4.**针刀操作**　刀口线与跟腱垂直刺入皮肤，针体与皮肤垂直，按四步规程进针刀达骨面，横行切开3～4次以切断少量跟腱纤维，并向两侧铲切2～3次。出针刀，按压止血，无菌敷料外敷。

5.**术后手法**　术后双手拇指重叠，用力侧推跟腱及施术点周围组织，扩大针刀切割点的松解范围。

七、疗程

每次治疗的治疗点数量视患者病情而定，一般每次治疗点不超过10个。如患者耐受能力差，可分多次完成治疗。同一治疗点治疗间隔3～7天，不同治疗点可于次日治疗。一般4次为1个疗程，视患者病情确定疗程。

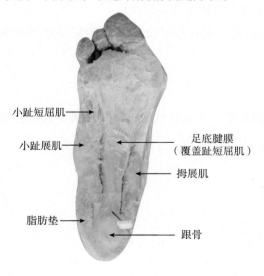

图6-15-4　跖腱膜炎针刀操作

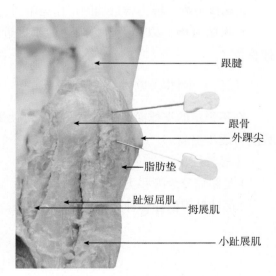

图6-15-5　跟下脂肪垫炎针刀操作

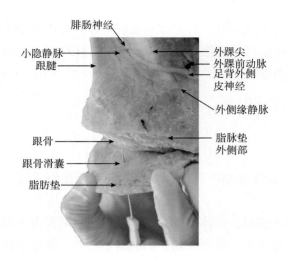

图6-15-6　跟骨滑囊炎针刀操作

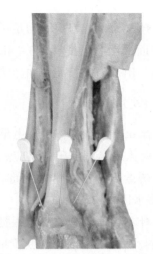

图6-15-7　跟后（腱）滑囊炎及跟腱周围炎针刀操作

八、术后手法及康复

（一）踝关节稳定性训练

1.抗阻踝外翻　坐在凳子上，用弹力带套住两脚，患脚用力外翻。

2.抗阻足内翻　弹力带远端固定作为阻力，用力内翻。

3.抗阻勾脚　弹力带远端固定作为阻力，踝关节从伸直位到屈曲位。

4.抗阻绷脚　以弹力带为阻力，手握近端固定，套在脚掌上，从屈曲位尽量用绷到伸直位。

（二）本体感觉训练

在不稳定的支撑面保持站立平衡，可使用泡沫垫、平衡板或充气垫等器械，其不稳定程度可逐步提高。

【思考题】

1.足跟痛分为哪些类型？

2.简述针刀治疗各种类型足跟痛的方法。

第七章　针刀治疗骨关节病

骨关节病是另外一类常见的针刀适应证，针刀可以治疗关节周围的慢性软组织损伤，其通过松解关节周围软组织改善关节的力学环境。

第一节　颈椎病

一、概述

颈椎病又称颈椎综合征，是颈椎骨性关节炎、增生性颈椎炎、颈神经根综合征、颈椎椎间盘脱出症的总称。其以颈椎椎间盘、椎体及其骨关节、韧带、肌肉等组织原发性或继发性退行性变为基础，致使其相邻的神经根、血管、交感神经、脊髓、椎动脉等组织受到压迫、刺激、失稳等损害从而引起相应的临床症状与体征。

二、相关解剖（图7-1-1至图7-1-4）

（一）颈椎

1.**寰椎**　寰椎由前弓、后弓和2个侧块构成。寰椎没有椎体，它的侧块对应于椎弓根和下颈椎的关节柱。上、下关节突的关节面均呈凹形，上关节面朝向内上与枕骨髁相关节，下关节面朝向内下与枢椎相关节，寰椎可在枢椎形似"斜肩"的上关节面上转动。寰椎后弓的截面近圆形，其后结节是棘突的遗迹，为枕下肌附着处。在侧块后方与后弓上方之间有浅沟，为椎动脉穿过寰枕后膜后部的压迹。前弓较短，连于两侧块的前部，在前结节处有颈长肌附着。在前弓的后面有一半圆形压迹，位于齿突的关节面。侧块内侧的结节为横韧带的附着处。

2.**枢椎**　枢椎的特征是其椎体上的指状突起，即齿突。齿突为寰椎椎体的遗迹，是限制寰椎水平移位的枢轴。齿突根部略有缩窄，中部前面有与寰椎前弓相关节的关节面，根后部有一浅沟，为横韧带的压迹。齿突顶部有齿突尖韧带附着，顶后部两侧的粗糙面有翼状韧带附着。枢椎上关节面呈凸形，而下关节面是典型的颈椎关节突关节面，参与颈椎关节柱的组成。枢椎的横突朝下，椎体的前下缘呈唇状突起，遮盖其下的椎间盘和第3颈椎椎体。

3.**第7颈椎** 第7颈椎位于颈、胸段脊柱的移行处，其椎体底面按比例来说比椎体上面大，棘突很长，在活体上易摸到，为常用的骨性标志。上、下关节突的关节面较其他颈椎更倾斜，具有典型的胸椎特征。横突的后弓较粗，前弓较小，偶见一侧或双侧的横突前弓演变成颈肋。

4.**普通颈椎** 普通颈椎由椎体、椎弓、突起（棘突、横突和上、下关节突）3部分组成，其椎体较小，呈椭圆形，横径大于矢状径。

从正面看，椎体上部凹陷，在其两侧稍后方有唇样翘起，称为钩突或椎体钩，与上一椎体的侧方斜坡结合构成椎体侧关节，称钩椎关节。钩突的前方为颈长肌，外侧为横突孔，后外侧参与构成椎间孔前壁，内侧为椎间盘，其附近通过的均为颈部重要的血管和神经，这些结构联合构成钩突横突关节突复合体，当钩突增生、斜度过大及横突孔过小或关节突肥大向前突出时，均可引起血管、神经压迫。

颈椎的椎弓较细，其上下缘各有一个较狭窄的凹陷，称为椎骨上切迹和下切迹。两个相邻椎体上下切迹之间形成椎间孔，其前内壁为钩突的后面、椎间盘和椎体下部，后外壁为椎间关节的内侧部和关节突及黄韧带的一部分。其矢状切面呈椭圆形或卵圆形，矢径为纵径的2/3，男略大于女。椎间孔内容纳血管、淋巴管、脂肪组织及脊神经根，其中神经根多位于椎间孔的底部，构成椎间孔的骨、纤维结构发生退行性改变或活动异常均可刺激神经根，产生相应的临床症状。

颈椎的横突短而宽，其最明显的诊断学特征是位于横突上的横突孔。横突孔内有椎动脉、椎静脉穿过，椎动脉从C_6横突孔进入，向上经寰椎横突孔穿出，横突末端有横突前后结节，两结节之间的深沟为脊神经沟，有脊神经从中通过。

上下关节突左右各一个，呈短柱状，起自椎弓根和椎体交界处，关节面呈卵圆形，表面光滑，关节面接近水平，同时关节突前方与脊神经根相贴近，因此如果该处增生容易压迫神经。

（二）颈椎肌肉

1.**斜角肌群** 斜角肌有前、中、后3组。前斜角肌起于$C_{3\sim6}$横突前结节，向下外止于第1肋骨内侧缘和斜角肌结节。中斜角肌起于寰椎和$C_{2\sim6}$横突后结节，止于第1肋骨上面锁骨下动脉沟之后。后斜角肌起于$C_{4\sim6}$横突后结节，止于第2肋骨的外侧面。前斜角肌由颈神经（$C_{5\sim7}$）前支支配；中斜角肌由颈神经（$C_{2\sim8}$）前支支配；后斜角肌由颈神经（$C_{5\sim8}$）前支支配。3条斜角肌中，以前斜角肌最为重要，它是颈部的重要标志。肌的浅面有膈神经，自上斜向内下；由此外侧缘穿出者，上有臂丛，下有锁骨下动脉的第3段；在它下部浅面横过者有锁骨下动脉；在左侧尚有胸导管经过其下部的浅面。当颈椎被固定时，斜角肌收缩可上提肋骨使胸廓变大以协助吸气，属于深吸气肌；当肋骨被固定时，斜角肌收缩可使颈向前倾；斜角肌单侧收缩时可使颈向同侧屈并转向对侧。

前、中斜角肌与第1肋骨之间有一个三角形间隙，称为斜角肌间隙，其中有臂丛和锁骨下动脉通过。前斜角肌肥大或痉挛时可压迫神经而产生症状。由于斜角肌受颈神经支配，故几乎整个颈椎病变均可使该肌受累而产生斜角肌综合征。

2.斜方肌 位于项部和背上部皮下，为三角形阔肌。斜方肌以腱膜起自上项线内1/3部、枕外隆凸、项韧带、第7颈椎和全部胸椎的棘突及棘上韧带。上部肌纤维向外下，止于锁骨外1/3后缘骨面；中部肌纤维平行向外，止于肩峰内侧缘和肩胛冈上缘外侧部；下部肌纤维向外上，止于肩胛冈下缘的内侧部。斜方肌受副神经和$C_{3\sim4}$前支支配。斜方肌腱膜与肌的移行区域为枕大神经和第3枕神经穿出肌层走向浅筋膜层的部位，神经在此处易受卡压。上部纤维收缩时可上提肩胛骨的外侧角并使肩胛骨下角旋外，下部纤维收缩时则降肩及使肩胛骨下角旋外，两侧肌纤维同时收缩可使肩胛骨向中线靠拢。当肩胛骨固定时，两侧斜方肌同时收缩可使头后仰，一侧收缩可使颈向同侧屈，同时面转向对侧。

3.夹肌 分为头夹肌与颈夹肌，分别被斜方肌、菱形肌及胸锁乳突肌所覆盖。头夹肌起自项韧带的下部及第3胸椎棘突，肌纤维斜向外上，止于上项线的外侧部及乳突。颈夹肌起自$T_{3\sim6}$棘突，止于$C_{2\sim3}$横突，受$C_{2\sim5}$后支支配。夹肌单侧收缩时，使头转向同侧；两侧同时收缩时，使头后仰。

4.肩胛提肌 其上部位于胸锁乳突肌深面，下部位于斜方肌的深面。肩胛提肌起自$C_{1\sim4}$横突，止于肩胛骨的内上角，受肩胛背神经支配。上提肩胛骨，同时使肩胛骨下角转向内，当肩胛骨固定时可使头后仰。斜方肌和肩胛提肌使肩胛骨上提而帮助上肢上举。上肢持重时，外力可经此组肌肉传递至颈椎，使颈椎受到挤压。

5.菱形肌 位于肩胛提肌的内侧，斜方肌的深面。菱形肌起自$C_{6\sim7}$及$T_{1\sim4}$的棘突，肌纤维平行地斜向下外，止于肩胛骨脊柱缘的下半部。其中起自颈椎棘突上部的肌束称为小菱形肌，起于$T_{1\sim4}$棘突的肌束称为大菱形肌，受肩胛背神经支配，向内上方牵引肩胛骨。菱形肌若与肩胛提肌共同作用，则使肩胛骨旋转；若与前锯肌共同作用，则使肩胛骨的脊柱缘紧贴于胸壁上。若颈椎病该神经受损（主要为第5颈神经前支），可引起该肌的痉挛，产生背部压迫感。

6.上后锯肌 位于菱形肌的深面，为很薄的菱形扁肌。上后锯肌以腱膜起自项韧带下部和下2个颈椎棘突及上2个胸椎棘突。肌纤维斜向外下方，止于第2~5肋骨肋角的外侧面。该肌受肋间神经（$T_{1\sim4}$）支配，在肋角之外为小菱形肌所覆盖。此肌收缩时可上提上部肋骨以助呼气。

7.横突棘肌 由多数斜行的肌束组成，排列于骶骨到枕骨的整个项背部，被骶棘肌所遮盖。该肌起自下位椎骨横突，斜向内上方，止于上位椎骨的棘突。该肌由浅而深又分为三层，其浅层肌束最长，跨过4~6个椎骨，其纤维方向较直，称半棘肌，其中位于项部的称为头半棘肌与颈半棘肌。

（1）头半棘肌：起于C_3~T_8关节突，以肌束（而不是腱）向上止于上项线和下项线之间的骨面。头半棘肌纵行于项韧带两侧，位于斜方肌和头夹肌深面。瘦人项部两条纵行的隆起，即为头半棘肌的体表投影。

头半棘肌的内侧部被斜方肌覆盖，外侧部被头夹肌覆盖，其深面则为项韧带。翻开斜方肌，可见枕大神经、第3枕神经自头半棘肌肌腹穿出，可见丰富的血管丛分布自颈半棘肌表面穿向头半棘肌深面。在头半棘肌深面靠近头半棘肌外侧缘处可见第3枕神经发出两个细支穿入头半棘肌内，支配该肌。翻开头半棘肌，可见项韧带紧贴于头半棘肌深面向两侧延续，厚而坚韧，最厚处可达7mm，项韧带上密布静脉丛。

枕大神经和第3枕神经及$C_{4\sim5}$神经后支均穿行于项韧带与头半棘肌之间（部分穿行于项韧带中），并在后正中线旁约10mm处穿出项韧带和头半棘肌，神经与项韧带紧密相连。当项韧带发生某种病变时，容易对神经构成卡压，而针刀对此处项韧带的松解、解除神经卡压应该是治疗颈源性头痛的重要机制。

项韧带的厚度自上而下逐渐变薄，可见项韧带分出许多纤维隔穿入枕下三角（其间走行有数条小的动、静脉）。此种结构将头半棘肌与枕下三角紧密连接在一起，形成一个互相影响的整体，因此项韧带的病变也有可能形成对走行在枕下三角内椎动脉的影响，针刀对此处项韧带的松解可能有助于改善椎动脉在枕下三角内的走行环境。

（2）颈半棘肌：起于上位数个胸椎的横突尖部，向上跨越4~6个椎骨，止于上位数个颈椎棘突尖，其中大部分肌束止于C_2棘突尖。头半棘肌和颈半棘肌一侧收缩时使脊柱旋转，头转向对侧；两侧同时收缩时使头后伸。

8.**头最长肌** 起于$T_3\sim C_3$横突，止于乳突后缘。头最长肌与头半棘肌紧贴，此肌一侧收缩则脊柱侧屈，两侧收缩则伸脊柱。

9.**枕下小肌群** 又称椎枕肌，位于枕骨和寰枢椎之间，包括4对虽短小但却发育良好的肌肉，分别是头后大直肌、头后小直肌、头上斜肌和头下斜肌。这4对肌肉均位于头半棘肌的深面，位置深，均起止于枕骨的下项线与寰椎后弓、横突和枢椎棘突之间，作用于寰枕及寰枢关节，具有使头颅旋转和后仰的作用。4对肌肉均由枕下神经（$C_{1\sim2}$）后支支配。寰枕关节前面有该组肌肉的拮抗肌头前直肌，寰椎横突与枕骨之间有头侧直肌，使头颅侧倾。头后大直肌、头上斜肌和头下斜肌形成三角形间隙（枕下三角），枕动脉及枕下神经由此间隙穿出，第2颈神经的后支（枕大神经）由头下斜肌的下方穿出，该组肌肉痉挛能刺激或压迫枕下神经、枕大神经和椎动脉，从而引起相应的症状。

（1）头上斜肌：起自寰椎横突的后结节，斜向内上止于下项线外侧部稍上方，附着部呈内厚外薄的楔形，止点上缘平下项线。止点的中心约位于枕外隆凸与外耳道连线的中点。头上斜肌呈梭形，单侧收缩时头向对侧旋转，双侧同时收缩使头后仰。

（2）头下斜肌：起自枢椎棘突，止于寰椎横突后缘。头下斜肌呈圆柱形，其作用为旋转寰枢关节，单侧收缩时头向同侧旋转，并向同侧屈。

（3）头后小直肌：起自寰椎后结节，止于下项线的内侧部。头后小直肌呈长条形，位于头后大直肌内侧并受其叠掩，单侧或双侧收缩均使头后仰。

（4）头后大直肌：起自枢椎棘突，止于下项线的外侧部，附着区的外侧缘被头上斜肌内侧缘所遮盖。附着区的中点位于耳垂中点水平线上，耳垂中点与后正中线连线的中内1/3交界处。头后大直肌呈三角形，单侧收缩时头向同侧旋转，双侧同时收缩时使头后仰。

10.**多裂肌** 位于半棘肌的深侧，起于下位4个颈椎的关节突，跨越1~4个椎骨。每条肌束向内上走行，止于上位数个颈椎棘突的下缘，肌束长短不一。其中浅层者最长，止于3~4个棘突；中层者止于2~3个棘突；深层者止于1个棘突。

11.**颈回旋肌**　位于多裂肌的深面，为节段性小方形肌，起自颈椎横突上后部，止于上一椎骨椎弓板下缘及外侧面，直至棘突根部。

（三）颈椎的连接结构

1.**椎间关节**　又称为关节突关节，有引导和限制运动节段运动方向的作用。自枢椎以下开始，椎间关节由上位颈椎的下关节突（关节面朝向前下）与下位颈椎的上关节突（关节面朝向后上）构成，关节面较平，其角度接近水平位，稳定性较差，是颈椎椎间关节容易脱位的解剖因素之一。但另一方面，这也决定了颈椎有较大范围的屈曲和伸展、侧弯和旋转活动，但$C_{2~3}$之间倾斜度常有变化。关节面覆盖有一层透明软骨，关节囊附着于关节软骨的边缘，较为松弛，属滑膜关节，外伤时容易引起半脱位。关节囊内有滑膜，滑膜在关节面的周缘部，有薄层皱襞伸入关节面之间，类似膝关节内的半月板，关节运动过度时可被嵌压（滑膜嵌顿）而引起剧烈疼痛。椎间关节构成椎间孔的后壁，其前方与椎动脉相邻。下部颈椎的椎间关节所承受的压力较上部大，引起骨质增生的机会也较多。

对颈椎关节突关节的位置与宽度的测量表明：关节突关节的宽度约为10mm，其内侧缘连线距正中线约15mm，外侧缘连线距正中线约25mm，$C_{1~2}$关节突关节位于C_2棘突上缘水平线；其他的颈椎关节突关节位于相应下位颈椎的棘突水平线（如$C_{2~3}$关节突关节位于C_3棘突水平线）。这一数据可作为针刀临床治疗时的参考。

2.**钩椎关节**　由颈椎侧方的钩突与相邻上一椎体下面侧方的斜坡形成，左右各一，属于滑膜关节。钩椎关节限制椎体向侧方移动，既增加了椎体的稳定性，又可减少椎间盘向后方突出。钩椎关节是由于适应颈椎运动功能的发展，由直接连接向间接连接组织分化的结果。屈伸运动时，上位椎体向前或向后滑动，钩椎关节的关节面之间也有相应的滑动，这时钩椎关节起引导颈椎屈伸运动的作用。钩椎关节的运动是综合的，单纯的侧弯运动是不存在的，经常与旋转及后伸运动并存。

3.**前纵韧带**　位于椎体的前面，作用是限制颈椎过度后伸。它起自枕骨的咽结节，向下经寰椎前弓及各椎体的前面，止于第1或第2骶椎的前面，是人体中最长的韧带。前纵韧带坚固地附着于椎体，但疏松地附着于椎间盘，仅为一层纤维带，较后纵韧带为弱。前纵韧带由三层并列的纵行纤维构成。其中深层纤维跨越椎间盘，将上下椎体缘和椎间盘紧密地连接在一起，中层纤维跨越2~3个椎体，而浅层纤维跨越3~5个椎体。

4.**后纵韧带**　位于椎管前壁内面，细长而坚韧，作用是限制颈椎的屈曲运动。它起自枢椎，向下延伸到骶椎，向上移行为覆膜。后纵韧带较强，分为两层。其中浅层为覆膜的延续，深层呈齿状，坚固地附着于椎体及椎间盘，可以防止其内容物向后突出。钩椎关节的关节囊韧带即起自后纵韧带的深层及椎体，斜向外下附着于钩突。后纵韧带的中部常有裂隙，其中有椎体的静脉通过。

5. 黄韧带　系由黄色弹性纤维组成，向上附着于上位椎板下缘的前面，向下附着于下位椎板上缘的后面，薄而较宽。在中线，两侧黄韧带之间有一缝隙，有静脉通过，连接椎骨后静脉丛与椎管内静脉丛。黄韧带向外延展至椎间关节囊，但不与其融合。黄韧带有一定的弹性，颈椎屈曲时，黄韧带可使相邻椎板稍分开；颈椎过伸时，黄韧带可稍缩短，而不致发生皱褶突入椎管内。这样其弹性张力可协助颈部肌肉维持头颈直立。

6. 项韧带　为棘上韧带在颈部移行而成。项韧带为倒三角形弹力纤维膜，底部向上、尖端向下平铺于枕部及上颈部正中线两侧，上方附着于枕外隆凸和枕外嵴，附着点宽度为35mm左右；尖部向下附着于寰椎后结节及其以下6个颈椎棘突的尖部；后缘游离而肥厚，为7~10mm，最厚处位于寰椎后弓后方，约为20mm。斜方肌附着在项韧带上，因此项韧带成为两侧项肌的纤维隔。项韧带有协助肌群支持头颈部的作用。具体而言，项韧带全程为头半棘肌所覆盖，在其上部深面，正中部分呈纵向深入附着于枕外嵴，两侧部分呈膜带状覆盖枕下三角；在其中下部深方，正中部分呈纵向深入附着于寰椎后结节及其以下6个颈椎棘突的尖部，而两侧部分则呈膜带状覆盖于多裂肌（中部）和颈半棘肌（下部）。颈神经后支呈外上至内下方向穿行于项韧带与头半棘肌之间，部分穿行于项韧带内。因此，项韧带的张力增高有可能会造成颈神经后支的刺激，从而引起临床症状（头痛及颈肩痛）。

7. 棘间韧带　位于相邻两椎骨的棘突之间，向前与黄韧带融合，向后移行于项韧带。颈椎和上胸椎棘间韧带较松弛而薄弱。

8. 关节囊韧带　为包绕相邻椎体间关节突关节囊外面的韧带，较坚韧，增强了对关节突关节囊的保护作用。

（四）椎动脉

椎动脉是锁骨下动脉的分支，多起自锁骨下动脉第1段的后上方，少数发自主动脉或无名动脉，正对前斜角肌和颈长肌外缘之间的间隙，上行进入C_6横突孔，再上行达脑部。椎动脉供给大脑血流量的10%~15%，供应脊髓、脊神经根及附属组织90%的血流量。椎动脉左右各一，左侧常比右侧略粗。根据其循经部位和行程，通常将其分为4段。

第1段（颈段）：是指椎动脉自锁骨下动脉发出至进入颈椎横突孔之前的部分。其前方有颈内动脉、颈内静脉、颈总动脉和甲状腺下动脉，后方为C_7横突、$C_{7~8}$脊神经的前支、交感神经干和颈下交感神经节。

第2段（椎骨段）：是指椎动脉穿经颈椎横突孔的部分。椎动脉多自C_6横突孔穿入上行，从C_1横突孔穿出，位于横突孔内侧，周围有椎静脉、交感神经伴行，在上行过程中发出分支供应相应节段的骨及软组织。具体而言，该段椎动脉发出椎间动脉（根动脉），穿经横突孔内侧和钩椎关节，经椎间孔进入椎管，组成前、后根动脉，供给同一节段的脊髓、椎体和骨膜。

第3段（枕段）：是指椎动脉自寰椎横突孔穿出到进入颅腔的部分。该段椎动脉位于枕下三角区，走行迂曲。椎动脉自寰椎横突孔上方穿出后，呈锐角走向后方，并围绕寰椎上关节面后外侧向内，经椎动脉沟又转向前方，穿越寰枢后膜的外缘进入椎管，而后经枕骨大孔入颅。该段椎动脉表面缺乏骨组织保护，因此在枕下三角内实施针刀治疗时必须谨慎，要避免操作不慎而伤及椎动脉。

第4段（颅内段）：椎动脉自枕骨大孔进入颅腔达脑桥下缘与对侧同名动脉汇合成基底动脉，再与颈内动脉形成大脑动脉环。

三、病因病理

1.颈椎退变。由于椎间盘变性、韧带-椎间盘间隙的出现和血肿形成、椎体边缘骨赘形成、关节和韧带的退变等引起相应症状。

2.睡眠体位不当、工作姿势不当等不良习惯造成慢性劳损，导致椎旁肌肉、韧带及关节的平衡失调。张力大的一侧易疲劳并导致程度不同的劳损，且椎管外的平衡失调波及椎管内组织。

3.颈部外伤、交通事故等引起颈椎急性损伤，如高速行驶的车辆突然刹车所造成的颈部软组织损伤和关节半脱位，运动过程中高速度或大负荷对颈椎所造成的损伤。

4.咽喉与颈部炎症。颈部炎症可直接刺激邻近的肌肉、韧带，或是通过淋巴组织使炎症在局部扩散造成该处的肌肉张力降低、韧带松弛和椎节内外平衡失调。

由于以上因素导致颈后软组织损伤长期处于高拉应力状态下，机体的代偿机制会对局部细微的结构加以改造以适应异常的力学状态，因此肌肉、筋膜会变硬、挛缩、失去弹性，被改造的软组织反过来又会固定颈椎的异常状态。肌组织内部的血管被挤压而缺血，同时导致肌纤维的部分撕裂、出血，最后机化，形成粘连、瘢痕、挛缩。腱纤维断裂，变性，形成瘢痕；腱围结构水肿、充血；关节囊可以增厚，前纵韧带、后纵韧带、黄韧带等亦可发生肥厚、粘连、挛缩等改变。这种应力变化及软组织的痉挛和挛缩，必然引起骨结构的改变。轻者曲度发生变化，前后、左右、旋转等发生错位；重者则可见明显的椎体滑移造成椎管、椎间管、横突孔、钩椎关节和关节突关节的形态和位置的变化，因而产生对脊髓、神经根、椎动脉、交感神经及相伴随的血管牵张、挤压等一系列病理改变。

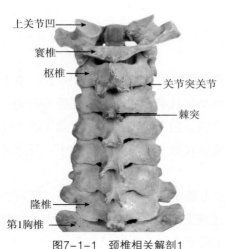

图7-1-1　颈椎相关解剖1

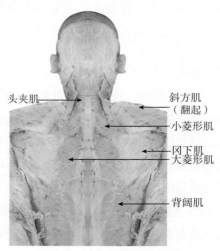

图7-1-2　颈椎相关解剖2

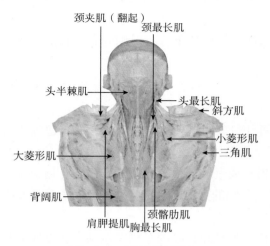

图7-1-3 颈椎相关解剖3

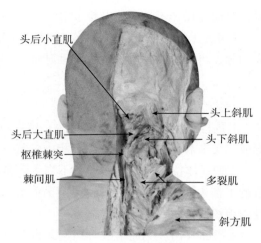

图7-1-4 颈椎相关解剖4

四、临床表现

（一）颈型颈椎病

1.症状 颈部、肩部及枕部感觉酸、痛、胀等不适，患者常诉说头颈不知放在何种位置为好。头颈部活动因疼痛而受限制，常在早晨起床时发病。

2.体征 颈部多取"军人立正体位"，患节棘突间或棘突旁可有压痛。

3.辅助检查 X线片上可见颈椎生理曲度变直或消失，颈椎椎体轻度退变；侧位片可见椎间隙松动，表现为轻度梯形变，或屈伸时活动度变大。CT或MRI检查可见病变节段椎间盘向侧方突出或后方骨质增生，并可借以判断椎管矢状径。MRI检查可发现椎体后方对硬膜囊有无压迫，若合并有脊髓损害者可见脊髓信号的改变。

（二）神经根型颈椎病

1.症状

（1）根性痛：该症状最为多见，其范围与受累椎节的脊神经分布区一致。临床多表现为劳累或轻伤后，或"落枕"后出现颈肩痛，疼痛呈放射性，几天后疼痛放射到一只手的2个或3个手指，感觉麻胀。患者间或有头晕、头痛，白天不能工作，夜间无法入睡；颈部活动受限，后伸时症状加重。根性痛以麻木、痛觉过敏、感觉减弱等为主，是该神经分布区的感觉障碍。

（2）根性肌力障碍：该症状以前根受压者最为明显，早期肌张力升高，但很快减弱并出现肌萎缩症状。其受累范围也仅局限于该神经所支配的区域，在手部以大、小鱼际肌及骨间肌为主。患肢有沉重感，握力减弱；随后不能提重物，手臂肌肉萎缩。

（3）颈部症状：颈部症状的程度可依神经根受压的原因不同而有所区别。因髓核突出所致者，多伴有明显的颈部痛、压痛，尤以急性期明显；而因钩椎关节退变及骨质增生所致者，则症状较轻微或无特殊表现。

（4）神经根型颈椎病的定位诊断：

1）C_3神经根受累：由于C_3神经根靠近硬膜囊，C_2、C_3椎间盘突出则不易对神经根形成压迫，因此易受增生肥大的C_3钩突和上关节突压迫，而临床表现为疼痛剧烈、表浅，由颈部向耳部、眼及颞部放射，患侧头部、耳及下颌部可有烧灼、麻木感。体格检查可见颈后、耳周及下颌部感觉障碍，无明显肌力减退。

2）C_4神经根受累：以疼痛症状为主，疼痛由颈后向肩胛区及胸前区放射，颈部后伸可使疼痛加剧。体格检查可见上提肩胛力量减弱。

3）C_5神经根受累：表现为肩部疼痛、麻木，上肢上举困难，难以完成穿衣、进食、梳头等动作。感觉障碍区位于肩部及上臂外侧。体格检查可见三角肌肌力减退，冈下肌、冈上肌及部分屈肘肌也可受累，肱二头肌反射也可减弱。

4）C_6神经根受累：常见，仅次于C_7神经根受累。疼痛沿肱二头肌放射至前臂外侧、手背侧（拇指与食指之间）及指尖。早期即可出现肱二头肌肌力减退及肱二头肌反射减弱，其他肌肉如冈下肌、冈上肌、前锯肌、旋后肌、拇伸肌及桡侧腕伸肌等也可受累。感觉障碍区位于前臂外侧及拇指、示指手背区。

5）C_7神经根受累：C_7神经根受累临床最为常见。患者主诉疼痛由颈部沿肩后、肱三头肌放射至前臂后外侧及中指，肱三头肌肌力在早期即可减退，但常不被在意，偶尔在用力伸肘时方可察觉。有时胸大肌受累并发生萎缩，其他可能受累的肌肉有旋前圆肌、腕伸肌、指伸肌及背阔肌等。感觉障碍区位于中指末节。

6）C_8神经根受累：感觉障碍主要发生于环指及小指尺侧，患者主诉该区有麻木感，但很少超过腕部，疼痛症状常不明显。体格检查可见手内在肌肌力减退。

2.体征

（1）臂丛神经牵拉试验阳性：患者取站位或坐位，头稍前屈，检查者立于患者之患侧，一手推压患者侧头部，另一手握住患者腕部进行牵拉，两手向反方向用力。若患者出现上肢的反射性疼痛或麻木则为阳性，这是由于臂丛受牵拉、神经根受刺激所致。

加强试验：在上述检查动作的同时迫使患者做内旋动作。

该试验对诊断以臂丛神经受累为主的中、下段神经根型颈椎病最为敏感。除颈椎病外，臂丛损伤、前斜角肌综合征等患者也可出现阳性。

（2）椎间孔挤压试验阳性：患者取坐位，头向患侧倾斜并后伸。检查者立于患者后面，以一手扶患者下颌，另一手掌压其头顶，若患者感觉颈部疼痛，且疼痛放射到上肢，即为阳性。这是由于在颈椎侧弯并后伸位置挤压头顶时可使椎间孔变小，从而使神经根受到挤压所致。

（3）感觉检查：病变早期，神经根受到刺激时，表现为其分布部位痛觉过敏，针刺时较正常一侧更为疼痛；病变中晚期表现为神经分布部位痛觉减退或消失。若上臂外侧、三角肌区感觉异常，则表明C_5神经根受到压迫或刺激；若前臂桡侧及拇指痛觉异常，则表明C_6颈神经根受压或受刺激；若为中、示指痛觉减退，表明C_7颈神经根受压；若前臂尺侧及小指感觉异常，则表明C_8颈神经根受压或受刺激。

（4）腱反射异常：病变节段的神经根所参与的反射出现异常（如肱二头肌腱反射主要由C_6神经根支配，肱三头肌腱反射主要由C_6神经根支配），早期呈现反射活跃或亢进，中后期则减弱或消失。

3.辅助检查

（1）X线检查（图7-1-5，图7-1-6）

1）正位片：可见颈椎侧斜、棘突水平移位（为相应椎体旋转移位所致）、Luschka关节骨刺形成等。

2）侧位片：可见颈椎生理曲度前凸减小、变直或成"反曲线"，椎间隙变窄，椎体前后缘骨刺形成，后骨刺更为多见。一般有2个以上椎间隙改变。

3）侧位及过屈、过伸位片：可见颈椎不稳（邻近两椎体后缘纵线平行，距离超过3.5mm），颈椎不稳尤以$C_{4\sim5}$椎间多见。在病变间隙常见相应的项韧带骨化。

4）斜位片：可见钩椎关节及关节突关节骨刺及神经根孔的改变，以$C_{4\sim5}$最为多见。这些改变可随年龄的增加而愈加明显，有时无临床症状者也可有上述表现。

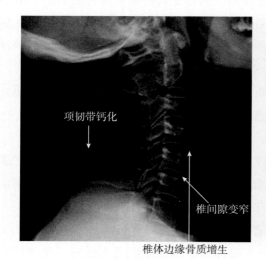

项韧带钙化

椎间隙变窄

椎体边缘骨质增生

图7-1-5 颈椎病X线检查1

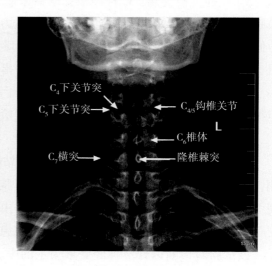

C_4下关节突

C_5下关节突

$C_{4/5}$钩椎关节

L

C_6椎体

C_7横突

隆椎棘突

图7-1-6 颈椎病X线检查2

（2）CT检查（图7-1-7）：该检查可发现病变节段椎间盘向侧方突出或后方骨质增生，并可借以判断椎管矢状径。

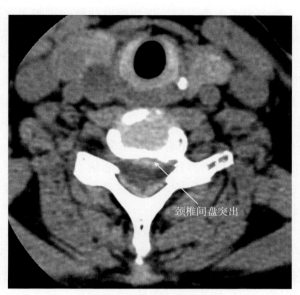

图7-1-7 颈椎间盘突出

（3）MRI检查（图7-1-8）：该检查可较准确地显示突出的颈椎椎间盘组织对神经根的压迫，其中以轴位相更具诊断价值。

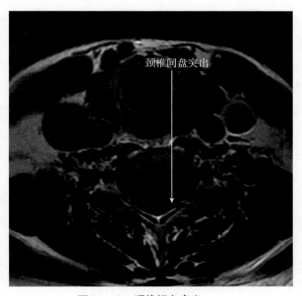

图7-1-8 颈椎间盘突出

（三）椎动脉型颈椎病

1.**症状** 主要症状有偏头痛、迷路症状、前庭症状、视力障碍、精神症状、发声障碍、猝倒等。

（1）偏头痛：为多发症状，约占70%，常因头颈部突然旋转而诱发，以颞部为剧，多呈跳痛或刺痛状，一般多为单（患）侧，如双侧椎动脉受累则表现为双侧症状。头痛的发生是由于椎–基底动脉供血不足而侧支循环血管扩张所致。

（2）迷路症状：主要有耳鸣、听力减退等，发生率为80%～90%。听力障碍为耳蜗症状，提示基底动脉的分支内听动脉供血不足。电测听检查表面为感音神经性耳聋，易被误诊为梅尼埃病，尤其是虽伴有眼球震颤，但其他神经系统体征不明显时更易被误诊。

（3）前庭症状：多表现为眩晕，约占70%。患者对眩晕的主诉可分为旋转感、浮动感、摇晃感或下肢发软、站立不稳、有地面倾斜或地面移动等感觉，并有头晕眼花等感觉，常伴有恶心、呕吐及出汗等植物神经功能紊乱症状。头颈部屈伸或左右侧弯及旋转或患者转换体位后均可诱发眩晕或使其加重。有时眩晕为本病早期的唯一症状，在疾病发展过程中常夹杂其他症状和体征。

（4）视力障碍：约有40%的病例突然出现视力模糊、复视、幻视及短暂失明等，持续数分钟后视力逐渐恢复，还可表现为眼睛闪光、冒金星、黑蒙、幻视、视野缺损等现象。视力下降的出现是因为双侧大脑后动脉管腔狭窄（痉挛），引起大脑枕叶视觉中枢缺血所致，故又可称为皮层性视力障碍。而复视的出现则是由脑干第Ⅲ、Ⅳ、Ⅵ脑神经核缺血或内侧纵束缺血所引起。

（5）精神症状：精神症状者约占40%，以抑郁为主要表现，还可主诉记忆力减退。

（6）发声障碍：该症状较少见，约占20%。

（7）猝倒：猝倒也称倾倒发作，是本病的一种特殊症状，发生率占本型病例的5%～10%，多突然发作，并有一定的规律性。其发作前并无预兆，头部过度旋转或伸屈时更易发生，反向活动后症状消失。患者倾倒前察觉下肢突然无力而倒地，意识清楚，视力、听力及语言均无障碍，并能立即站起继续活动。猝倒的发生是由于椎动脉的痉挛或硬化，或头颈部突然转动时椎动脉受钩椎关节横向增生的骨赘刺激而出现突然收缩等原因使血流量急剧减少，引起椎体交叉处突然缺血所致。除了椎动脉硬化、钩椎关节骨质增生外，椎间盘向侧方突出压迫椎动脉、寰椎与枢椎间的过度运动、寰椎肌群痉挛等因素也是造成猝倒的重要原因。

（8）运动障碍：患者可有以下几方面的运动障碍：①延髓麻痹症：讲话含糊不清，喝水反呛，吞咽困难，软腭麻痹等。②肢体瘫痪：可表现为偏瘫或四肢瘫，但多数为轻瘫，完全瘫者少见，有时患者并无肢体不适，但可查出锥体束征。③面神经瘫。④平衡障碍及共济失调：表现为躯体位置及步态的平衡失调、倾倒等，此乃小脑或与小脑有联系的结构发生功能障碍所致，但有时功能障碍可由眩晕引起。

（9）感觉障碍：可有面部感觉异常，如针刺感、麻木感等，偶有幻听、幻嗅或肢体感觉减退。

（10）意识障碍：偶见于头颈转动，可表现为晕厥、发作性意识障碍。

2.体征　椎动脉扭曲试验阳性：患者取坐位，检查者立于患者身后，一手扶其头顶，另一手扶其后颈部，使其头后仰并向左或右旋转45°，约停顿15秒，若患者出现眩晕、视物模糊、恶心、呕吐等反应则为阳性。检查过程中切忌用力过猛，以防造成患者晕厥。

3.辅助检查

（1）MRA检查：MRA是磁共振血管造影的简称。利用MRA检查可以清晰地显示椎动脉的形态、走行。椎动脉型颈椎病患者MRA可表现为椎动脉局限性折角扭曲、局限性弧形压迹、蛇形扭曲及椎动脉全段管腔变细等。

（2）TCD检查：TCD是经颅超声多普勒检查的简称。利用TCD检查可以测定椎动脉及基底动脉的血流速度、血管阻力等指标，对于分析椎–基底动脉的血流状态具有重要意义。

（四）脊髓型颈椎病

1.症状

患者年龄在40～60岁，发病缓慢，有"落枕"史，约20%的患者有外伤史。患者先从下肢双侧或单侧发麻、发沉开始，随之行走困难，下肢肌肉发紧（如缚绑腿感），抬步沉重，行走缓慢，双脚有踩棉花感，重者步态不稳，渐至跛行，易跌倒，足尖不能离地，步态拙笨。颈发僵，颈后伸时易引起四肢麻木，此后出现一侧或双侧上肢麻木、疼痛，手无力，拿小物件常落地，不能系扣子；重者写字困难，甚至不能自己进食，部分患者出现排便或排尿障碍；间或有头晕、头痛、半身出汗等症状及"束胸感"，渐而呈现为典型的痉挛性瘫痪。

2.体征

（1）四肢肌张力：增强，可有折刀感。

（2）生理反射异常：视病变波及脊髓的不同节段而出现不同的生理反射异常，包括上肢的肱二头肌、肱三头肌和桡反射，下肢的膝腱反射和跟腱反射，早期多为活跃或亢进，后期则减弱或消失。此外，腹壁反射、提睾反射和肛门反射可减弱或消失。

（3）病理反射阳性：如上肢霍夫曼征、下肢巴宾斯基征、髌阵挛和踝阵挛等。

（4）感觉障碍：上肢或躯干部出现节段性分布的浅感觉障碍区，深感觉多正常。如果上肢腱反射减弱或消失，提示病损在该神经节段水平。

（5）屈颈试验阳性：突然将头颈前屈，双下肢或四肢可出现"触电"样感觉。这是由于椎管前方的骨性致压物直接"撞击"脊髓及其血管所致。

3.影像学检查

（1）X线检查：颈椎正侧位片上可见颈椎变直或向后成角，多发性椎间隙变窄，骨质增生，钩椎关节骨刺形成。颈椎侧位过屈过伸片可见颈椎不稳。

（2）CT检查：该检查可发现病变节段椎间盘向侧方突出或后方骨质增生，并借可以判断椎管矢状径。

（3）MRI检查：该检查可发现脊髓有无受压、是否变细等。若合并有脊髓功能受损者，尚可看到脊髓信号的改变。

（五）交感型颈椎病

1.症状

交感型颈椎病症状繁多，多数表现为交感神经兴奋症状，少数为交感神经抑制症状。

头部症状：如头晕、头痛或偏头痛、头沉、枕部痛、记忆力减退、注意力不易集中等，偶有因头晕而跌倒者。

眼部症状：眼胀、干涩，眼裂增大，视物不清，眼前好像有雾等。

耳部症状：耳鸣、耳堵、听力下降。

胃肠道症状：恶心甚至呕吐，腹胀，腹泻，消化不良，嗳气及咽部异物感等。

心血管症状：心悸，心律失常，心前区疼痛，血压升高等。

周围血管症状：因肢体血管痉挛，可出现肢体发凉、怕冷，局部温度稍低，或肢体遇冷时有瘙痒感，继而出现红肿或疼痛加重等，还可表现为头颈、颜面或肢体感觉疼痛、麻木，但其表现又不按神经节段或走行分布。

出汗异常：面部或某一肢体多汗或无汗，也可局限于一个肢体或手足。

有时以上症状往往与活动有明显关系，坐位或站立时加重，卧位时减轻或消失。颈部活动多、长时间低头、在电脑前工作时间过长或劳累时症状明显，休息后好转。

2.体征　颈部活动多正常，颈椎棘突间或椎旁小关节周围的软组织压痛，有时还可伴有心率、心律、血压等的变化。

3.影像学检查

（1）X线检查：X线片可以显示颈椎节段性不稳定。

（2）CT及MRI检查：该检查表现为颈椎椎间盘及周围组织有不同程度的退变。

五、针刀治疗

（一）体位

项部治疗可用俯卧位，上胸部垫枕，头低位，这样项部暴露好，保证鼻呼吸畅通。

（二）体表标志

C_1横突，C_2棘突，C_7棘突，关节突关节，颞骨乳突，枕外隆凸，枕骨上项线。

（三）定点

1.头上斜肌止点　枕外隆凸与外耳门连线的中点。

2.头后大直肌止点　耳垂中点水平线上，耳垂中点与后正中线连线的中内1/3交界处。

3.寰椎横突点　乳突尖与下颌角连线的中点，乳突下触摸到的第1个骨性突起即为寰椎横突。

4.枢椎棘突点　枕外隆凸沿后正中线向颈部触摸到的第1个骨性突起即为枢椎棘突。

5.枕部浅中层肌肉及项韧带止点　枕外隆凸下缘1点，两侧上项线上、枕外隆凸两侧25mm各1点。

6.各颈椎棘突点　从枢椎棘突沿后正中线向下触摸，可扪及$C_{3\sim7}$棘突。

7.关节突关节点　后正中线旁开20mm处。$C_{1\sim2}$关节突关节位于C_2棘突上缘水平线，其他的颈椎关节突关节位于相应下位颈椎的棘突水平线（如$C_{2\sim3}$关节突关节位于C_3棘突水平线）。

（四）消毒与麻醉

常规消毒，铺无菌洞巾，0.5%利多卡因局部麻醉，每点注射1~2mL。注入麻药时，必须先回抽注射器确认无回血。

（五）针刀器械

Ⅰ型4号针刀。

（六）针刀操作（图7-1-9至图7-1-11）

1.**头上斜肌止点** 刀口线与矢状面平行，针体垂直于颅骨切面，按四步规程进针刀达颅骨骨面，然后调转刀口线90°并向上摆动针刀柄，使针刀刃向下并紧贴颅骨骨面，沿骨面铲切3~4次，幅度为3~4mm。

2.**头后大直肌** 刀口线与矢状面平行，针体垂直于颅骨切面，按四步规程进针刀达颅骨骨面，然后调转刀口线90°并向下摆动针刀柄，使针刀刃向下并紧贴颅骨骨面，沿骨面铲切3~4次，切割幅度为3~4mm。

3.**寰椎横突点** 刀口线与躯体纵轴平行，针体垂直于寰椎横突尖端骨面之切面，按四步规程进针刀达寰椎横突骨面，移动针刀刃至寰椎横突上缘，同时调整刀口线方向使之平行于横突边缘，轻提针刀1~2mm，沿骨缘切开2~3次以松解头上斜肌张力，然后移动针刀刃至寰椎横突下缘，重复上述操作以松解头下斜肌张力。

4.**枢椎棘突点** 刀口线与躯体矢状面平行，针体垂直于皮肤表面，按四步规程进针刀达枢椎棘突骨面，移动针刀刃至棘突分叉处骨面外侧缘及上缘，同时调整刀口线方向使之平行于骨突缘，轻提针刀1~2mm，沿骨突之上缘及外侧缘分别切开2~3次，以松解头后大直肌与头下斜肌的张力。

5.**枕外隆凸下缘** 刀口线与矢状面平行，针体垂直于皮肤表面，按四步规程进针刀达颅骨骨面，调转刀口线方向90°，将针刀提至皮下，再切至骨面3~4次。

6.**枕外隆凸外侧25mm处** 刀口线与矢状面平行，针体垂直于皮肤表面，按四步规程进针刀达颅骨骨面，调转刀口线方向90°，将针刀提至皮下，再切至骨面3~4次。

7.**各颈椎棘突点** 刀口线与矢状面平行，针体垂直于皮肤表面，按四步规程进针刀达棘突，然后调转刀口线方向90°，将针刀提至皮下再切至棘突尖骨面，并继续沿棘突上缘或下缘切割棘间肌，幅度2~3mm，以上过程反复3~4次。

8.**关节突关节点** 刀口线与矢状面成45°，针体垂直于皮肤表面，按四步规程进针刀达关节突关节骨面，将针刀提至皮下再切至骨面3~4次。然后在关节突关节骨面调转刀口线方向约45°，使之与水平面平行至关节突关节缝隙，轻提针刀2~3mm至关节囊表面，再切开至骨面2~3次。

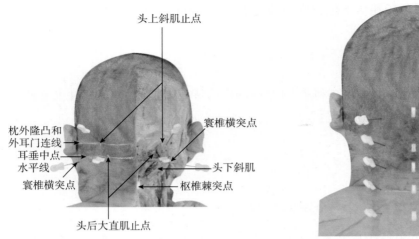

头上斜肌止点

枕外隆凸和
外耳门连线
耳垂中点
水平线
寰椎横突点

寰椎横突点

头下斜肌

枢椎棘突点

头后大直肌止点

图7-1-9 颈椎病针刀操作1

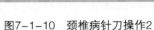

图7-1-10 颈椎病针刀操作2

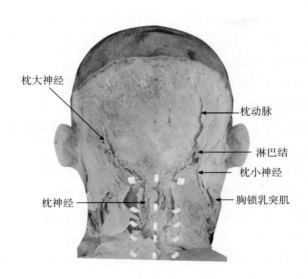

枕大神经

枕动脉

淋巴结

枕小神经

枕神经

胸锁乳突肌

图7-1-11 颈椎病针刀操作3

（七）疗程

每次治疗的治疗点数量视患者病情而定，一般每次治疗点不超过10个。如患者耐受能力差，可分多次完成治疗。同一治疗点治疗间隔3～7天，不同治疗点可于次日治疗。一般4次为1个疗程，视患者病情确定疗程。

六、术后手法及康复

（一）术后手法

颈部整复手法，颈肌牵拉手法。

（二）康复训练

呼吸训练，核心稳定性训练，感觉运动刺激训练，颈部稳定性训练。

【思考题】

1.颈部有哪些重要的解剖结构?

2.颈椎病分哪些类型?

3.各种类型颈椎病的针刀治疗方法是什么?

第二节　腰椎间盘突出症

一、概述

本病是腰椎间盘因外伤或腰部软组织慢性劳损所致纤维环破裂，髓核从破裂处突出或脱出，压迫脊神经或者马尾神经而出现的以腰腿放射性疼痛、下肢及会阴区感觉障碍为主要症状的疾病，严重时可引起下肢瘫痪。本病早期可用保守疗法、药物滴注等方法，消除水肿和炎症反应，能缓解症状，但无法根除，而外科椎间盘摘除术创伤较大，术后腰痛长期存在，而且开放手术，容易引起并发症和后遗症。针刀治疗通过松解腰部及神经根周围的粘连和瘢痕，恢复腰部的受力曲线，以达到治疗目的。

二、相关解剖（图7-2-1至图7-2-5）

（一）腰椎

腰椎是脊柱的一部分，正面观呈垂直状，椎体自上而下逐渐增宽，呈梯形排列，各椎间隙的横向宽度基本相等；侧面观呈前凸弯曲状，是脊柱的生理弯曲之一，称为腰曲。由于该生理性曲度的缘故，各椎间隙均表现为前宽后窄。通常L_5与骶骨之间隙要比其他腰椎间隙窄，若未合并其他病理因素，则无临床意义。

正常人的腰椎有5块，均由椎体和椎弓两部分组成。椎体在前，椎弓在后，二者借椎弓根紧密连接。椎弓由左、右椎弓板会合而成，共发出7个突起，即1个棘突、1对横突、1对上关节突和1对下关节突。棘突位于椎弓后方正中，走向略偏下，呈竖板状，中上部较薄，后下部较厚，末端相对膨大，内含少量骨松质。L_5棘突常有畸形或发育异常，有时椎板骨化时未闭合，棘突缺如而称为隐裂，也可能游离棘突而称为浮棘，还可能浮棘合并隐裂；横突由椎弓根与椎弓板联合处向两侧并略偏斜向后延伸，于横突近端偏后为副突，其内上方是乳突。腰椎横突较颈椎、胸椎横突均长，且其大小、形状变异较大。一般 L_3 椎横突最长，L_4 横突上翘，L_5 横突宽大，俗有"3长4翘5肥大"之说。L_3 横突的解剖形态的特点具有特殊生理和临床意义，此处是腰椎的中点，为骨骼肌附着最集中的部位，在腰椎运动时承受的牵拉和应力最大，容易造成劳损。临床上 L_5 横突变异和畸形更为多见。L_5 变异和畸形，是腰椎疾患多发原因的解剖学基础；每个腰椎各有1对上、下关节突。上关节突自椎弓根后上方发出，扩大并斜向后外方，关节面凹向后内侧；下关节突由椎板下外方发出，凸隆，伸向前外方，与上关节突关节面相对应并构成关节突关节，亦称椎弓关节或椎小关节。其关节间隙正常宽度为1.5～2mm。关节突关节的组成与一般大关节相似，关节面有软骨覆盖，具有一小关节腔，周围有关节囊包绕，其内层为滑膜，能分泌滑液，以利于关节活动，如屈伸、侧弯及旋转等。滑膜外方有纤维层，其增厚部分称为韧带。在脊柱不同节段，各关节突关节的形状及排列方向均不相同，以适应各部不同功能。腰椎不同节段关节突关节所处位置和形态不完全一致，$L_{1\sim2}$ 间关节突关节间隙处于矢状面，上关节突形成前（内）、后（外）环状结构包绕着大部分下关节突，有相当的稳定性。腰椎自上而下逐渐形似冠状位，以 L_5 最为典型，如此排列保证了腰椎屈伸、侧屈及旋转运动的灵活性。

各关节突关节面的排列光滑、合适，如因损伤破坏其完整及光滑性，即导致损伤性关节炎，使相应区域发生疼痛。腰椎关节突关节的关节囊较窄小，关节突易发生骨折，而脱位则较少。

椎体和椎弓围成椎孔，各节椎孔连接起来合成椎管，容纳脊髓和马尾神经。相邻椎骨的上下切迹构成椎间孔，其内有脊神经和血管通过。上、下椎体之间为椎间隙，有椎间盘连接。椎间盘前面由前纵韧带加固，后面由较弱的后纵韧带加固，由于后纵韧带菱形交织于纤维环，故后外侧就形成了椎间盘的薄弱点。

因为腰椎是脊柱承受体重压力最大的部位，所以椎体肥厚、较大，腰椎的棘突呈板状，水平直伸向后，相邻棘突间的空隙较宽，临床经常在此处做腰椎穿刺。L_3 最长，位于腰椎的中间部位，在腰部活动中起到杠杆和应力点的作用。L_5 棘突常有畸形或发育异常。L_5 下关节突与 S_1 上关节突构成腰骶关节突关节，变异较多。L_5 与 S_1 融合称为腰椎骶化，如果 S_2 与 S_1 不融合则称为骶椎腰化。

（二）椎间盘

椎间盘（椎间纤维软骨盘）是椎体间主要连接结构，除 $C_{1\sim2}$ 之间外，其他椎体之间（包括 L_5、S_1 之间）均以椎间盘相连接，因此成人共有23个椎间盘。椎间盘由软骨板、纤维环及髓核组成。髓核位于椎间盘的中央，它是一种富含水分呈胶冻状的弹性蛋白。在髓核的周围是纤维环，一层层的纤维环把两个椎体连接在一起，并把髓核牢牢地固定在中央。当椎体承受纵向负载时，髓核用纤维环借其良好的弹性向外周膨胀，以缓冲压力，有减震作用，在行走、弹跳、跑步时防止震荡颅脑。此外髓核还可以使脊柱有最大的活动度，进行腰部的各方向活动。椎间盘的这种结构，允许椎体间借助髓核的弹性和移动以及纤维环的张力做运动，但是纤维环一旦破损，其间包裹的髓核就会穿过破损的纤维环向外突出，即发生椎间盘突出（脱出），从而压迫脊髓或神经根，引起相应的症状和体征。

椎间盘有维持脊柱高度、保障和限制腰椎运动幅度、缓冲压力以保护大脑和脊柱的作用。

（三）腰椎体其他连接

1.关节突间连接 由上位椎骨的下关节突与下位椎骨的上关节突组成，属滑动关节，关节囊甚松，有关节突前后韧带加固。关节面为透明软骨，其边缘有关节囊附着其上。

2.筋膜

（1）浅筋膜：腰骶尾部的浅筋膜是相邻区皮下筋膜的延续，致密而厚实。浅筋膜层中有皮神经和皮血管。

（2）深筋膜：腰骶尾部的深筋膜分为浅深2层。浅层薄弱，深层较厚，与背部深层筋膜相续，呈腱膜性质，合称胸腰筋膜。胸腰筋膜在胸背部较为薄弱，覆于竖脊肌表面。其向上连接于项筋膜，内侧附于胸椎棘突和棘上韧带，外侧附于肋角和肋间筋膜，向下至腰部增厚，并分为前、中、后3层。

前层：又称腰方肌筋膜，覆盖于腰方肌前面，内侧附于腰椎横突尖，向下附于髂腰韧带和髂嵴后方，上部增厚形成内、外侧弓状韧带。前层在腰方肌外侧缘处同腰背筋膜中、后层愈合，形成筋膜板，由此向外侧方，是腹横肌的起始腱膜。

中层：位于竖脊肌与腰方肌之间，内侧附于腰椎横突尖和横突之间韧带，外侧在腰方肌外侧缘与前层愈合，形成腰方肌鞘，向上附于第12肋下缘，向下附于髂嵴，此层上部附于第12肋和第1腰椎横突之间的部分增厚，形成腰肋韧带。此韧带的锐利边缘是胸膜下方返折线的标志。

后层：在竖脊肌表面，与背阔肌和下后锯肌腱膜愈合，向下附着于髂嵴和骶外侧嵴，内侧附于腰椎棘突、棘上韧带和骶正中嵴，外侧在竖脊肌外侧缘与中层愈合，形成竖脊肌鞘，后层与中层联合成一筋膜板续向外侧方，也加入至腰方肌外侧缘前层，共同形成腹横肌及腹内斜肌的腱膜性肌肉起始。腹横肌的起始腱膜比腹内斜肌的起始筋膜宽很多。

3.韧带

（1）棘上韧带：为一狭长韧带，起于C_7棘突，向下沿棘突尖部止于骶中嵴。此韧带的作用是限制脊柱过度前屈。此韧带附着于除上6个颈椎以外的所有椎体的棘突，当脊柱前屈时被拉直，后伸时复原，故棘上韧带具有一定的弹性，但无弹力纤维，过屈可受损。

（2）棘间韧带：位于相邻两个椎骨的棘突之间、棘上韧带的深部，前方与黄韧带延续，向后与棘上韧带移行。除腰骶部的棘间韧带较发达外，其他部位均较薄弱。棘间韧带以胶原纤维为主，与少量弹力纤维共同组成，其间夹有少量脂肪组织。

（3）横突间韧带：在上下椎骨的横突间有横突间韧带相连，其在腰部比较发达，可分内外两部分，内部厚，外部呈片状，其间有脊神经后支和伴行血管穿出。

（4）黄韧带：为连接相邻两椎板间的韧带，由黄色弹力纤维组织组成，坚韧而富有弹性，协助围成椎管。黄韧带有限制脊柱过度前屈并维持脊柱于直立姿势的作用。

（5）髂腰韧带：为一肥厚且坚韧的三角形韧带，起于$L_{4～5}$横突，呈放射状止于髂嵴的内唇后半，在骶棘肌的深面。髂腰韧带覆盖于腰方肌内侧筋膜的增厚部，它的内侧与横突间韧带和骶髂后短韧带相互移行。髂腰韧带可以抵抗身体重量。因为L_5在髂嵴的平面以下，这个韧带可以限制L_5的旋转和在骶骨上朝前滑动，稳定了骶髂关节。

（6）前纵韧带：呈板状。其由枕骨基底延伸至骶骨，贴于椎骨前面。

（7）后纵韧带：附于椎体后面，呈节段性菱形状。其由枕骨基底伸展至骶管，菱形部与椎间盘纤维环交织，与椎体间有椎静脉的通道。

（四）腰部主要肌肉

1.**背阔肌**　位于腰背部后外侧最浅层，略呈直角三角形，为全身最大的阔肌。该肌起自下6个胸椎棘突、腰椎棘突、骶正中嵴、髂嵴外侧唇后1/3，止于肱骨小结节嵴。背阔肌的主要作用是使肱骨做内收、旋内及后伸运动，如背手姿势。当上肢上举固定时，两侧背阔肌收缩可向上牵引躯体，如引体向上运动。

2.**下后锯肌**　处在腰部的上段和下4个肋骨的外侧面，起自下2个胸椎及上2个腰椎棘突，止于下4个肋骨外侧面。下后锯肌的作用是下降肋骨帮助呼吸，受肋间神经支配。下4个肋和脊柱的夹角称脊肋角，正常时约为70°。下后锯肌与脊柱下段和肋骨的夹角分别约为120°和90°，所以下后锯肌沿肌肉的纵轴收缩可使肋骨下降。肋骨下降，胸廓收缩，胸腔变小，故呼气。正常情况下，下后锯肌随着呼吸有规律地不停收缩和舒张。

3.**竖脊肌**　又名骶棘肌，是背肌中最强大的肌肉。此肌下端起于骶骨背面、腰椎棘突、髂嵴后部和腰背筋膜，在腰部开始分为3个纵行的肌柱上行达枕骨后方，内侧者称为棘肌，中间者叫最长肌，外侧者叫髂肋肌。竖脊肌下及骶椎，上达枕部，填充于背部棘突与肋角之间的深沟内，在后正中线两侧形成纵行的隆起。后正中线是该肌的内侧在体表的投影线，所有肋角相连的线是竖脊肌外侧缘在背部的投影线，在棘突的两侧可以触及。在腰部该肌的外侧缘也可以清楚地触及，由此向前摸到的肌板为腹外侧肌群。

（1）棘肌：该肌位于最内侧，紧贴棘突的两侧，比较薄弱，又分为胸棘肌、颈棘肌和头棘肌。胸棘肌位于胸背面的中部，起自总腱和下部胸椎棘突，肌束一般越过1～2个棘突，抵止于上部胸椎棘突；颈棘肌较胸棘肌弱小，位于项部。胸棘肌具有伸脊柱胸段的作用；颈棘肌具有伸脊柱颈段的作用。头棘肌多与头半棘肌合并，止于枕骨下项线。

（2）最长肌：在髂肋肌的内侧及深侧，自下而上也分为3部，即胸最长肌、颈最长肌和头最长肌。除起于总腱外，最长肌还起自全部胸椎及$C_{5～7}$横突，止于全部胸椎横突和其附近的肋骨、上部颈椎横突及颞骨乳突。最长肌一侧收缩时，使脊柱向同侧屈曲；两侧收缩时，则竖直躯干。

（3）髂肋肌：此肌为外侧肌束，自下而上又分为3部，即腰髂肋肌、胸髂肋肌和颈髂肋肌，这3部肌肉互相重叠。腰髂肋肌起自竖脊肌的总腱，向上分为6～7束，肌纤维向上，借许多肌束止于下6个肋骨肋角的下缘。胸髂肋肌及颈髂肋肌均起于上6个肋骨止点的内侧，最后止于$C_{4\sim6}$横突的后结节。全肌虽然分为3部，但纤维相互重叠，外形上没有分开，是一块肌肉。此肌通过肋骨作用于脊柱，一侧收缩时使躯干向同侧屈曲，两侧收缩时则竖直躯干。

4.**横突棘肌**　该肌由多数斜行的肌束组成，被竖脊肌所覆盖，其肌纤维起自下位椎骨的横突，斜向内上方止于上位椎骨棘突。该肌由浅入深可分为3层，即半棘肌、多裂肌和回旋肌。横突棘肌两侧同时收缩时，使脊柱伸直；单侧收缩时，使脊柱转向对侧。

（1）多裂肌：位于半棘肌的深面，为多束小的肌性腱束，形状类似半棘肌，但较短，分布于$C_2\sim S_4$之间。在骶部，多裂肌起自骶骨后面、髂后上棘及骶髂后韧带；在腰部，起自乳突；在胸部，起自横突；在颈部，起自下位4个颈椎的关节突。该肌跨过1～4个椎骨，止于上位数个棘突的下缘。其肌束长短不一，浅层者最长，止于上3～4个棘突，中层者止于上2～3个棘突，深层者止于上1个棘突。多裂肌是脊椎的背伸肌，可以加大腰椎前凸，在颈、胸部尚可以防止脊椎向前滑脱。

（2）回旋肌：在多裂肌的深面，连接上下2个椎骨之间或越过1个椎骨，分为颈回旋肌、胸回旋肌和腰回旋肌。回旋肌为节段性小方形肌，起自各椎骨横突上后部，止于上1个椎骨椎弓板下缘及外侧面，直至棘突根部。回旋肌在胸段比较发达，每侧有11个，数目可有变化。

5.**腰方肌**　位于腹腔后壁腰椎的两旁，腰背筋膜中层，后邻竖脊肌。其前方借腰背筋膜前层与腹横筋膜相隔，为长方形的扁肌，下端较宽。腰方肌起自髂嵴后部的内唇、髂腰韧带及下方3～4个腰椎横突。肌纤维斜向内上方止于第12肋骨内侧半下缘和上方4个腰椎横突及第12胸椎椎体。此肌可增强腹后壁，若两侧收缩时则降低第12肋，并可以稳定躯干，一侧收缩时使脊柱侧屈。

6.**腰大肌**　位于腰椎侧面，脊柱腰段椎体与横突之间的深沟内，呈纺锤状。腰大椎起自T_{12}椎体下缘至L_5椎体上缘和椎间盘的侧面，以及全部腰椎横突。其肌束向下逐渐集中，联合髂肌的内侧部，形成一个肌腱，穿过腹股沟韧带与髋关节囊之间（肌腔隙），贴于髂耻隆起的前面及髋关节囊的前内侧而下行，止于股骨小转子。腰大肌收缩时，可屈曲大腿并旋外，当大腿被固定时，则屈脊柱腰段而使躯干前屈。

（六）腰段脊神经

脊神经分支：腰段脊神经在椎间孔外口处分前支、后支和脊髓返支。前支组成腰神经丛、骶神经丛、尾神经丛；后支主要分布于躯干背侧，分为内侧支和外侧支，前者又分为内上支、内下支和副支；骶丛由腰骶干（$L_{4\sim5}$）以全部骶神经和尾神经的前支组成，是全身最大的神经丛。骶丛有5个分支，即臀上神经、臀下神经、股后皮神经、阴部神经和坐骨神经。坐骨神经是全身最粗大的脊神经，穿梨状肌下孔出盆腔，在臀大肌深面、股方肌浅面，经坐骨结节与股骨大转子之间入股后区，沿中线经股二头肌长头和大收肌之间下降，在腘窝上角分为胫神经和腓总神经。

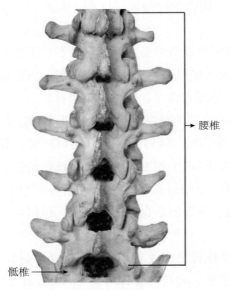

图7-2-1　腰椎相关解剖1

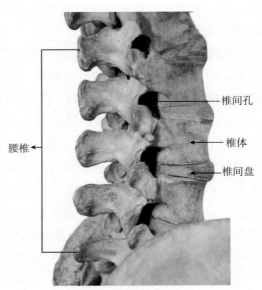

图7-2-2　腰椎相关解剖2

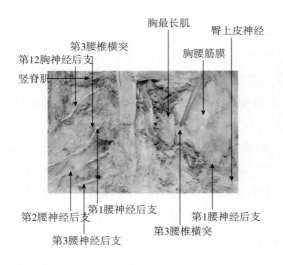

图7-2-3　腰椎相关解剖3

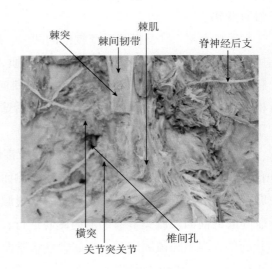

图7-2-4　腰椎相关解剖4

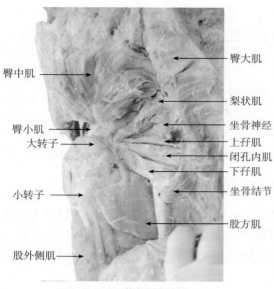

臀中肌

臀小肌
大转子

小转子

股外侧肌

臀大肌

梨状肌

坐骨神经
上孖肌
闭孔内肌
下孖肌
坐骨结节

股方肌

图7-2-5 腰椎相关解剖5

三、病因病理

1.解剖结构的因素。纤维环前外厚，后方薄，因此受到外力后髓核容易向后侧突出。前纵韧带厚宽，后纵韧带薄窄，导致髓核向后突出。

2.髓核退变。含水量下降，胶原减少及纤维软骨组织增多，髓核组织整体组成不均，柔韧性下降，不再能均匀传力。

3.纤维环退变。纤维环在力的经常性不均匀作用下变薄弱，出现断裂裂隙及弹性下降。

4.较重的外伤，或积累性损伤导致髓核突出，压迫神经根或马尾神经
由于以上内外诸因素，本病在寒冷、劳累刺激下容易诱发。

四、临床表现

（一）病史

该病多发生于30～50岁的青壮年，男女无明显区别。患者多有反复腰痛发作史。

（二）腰痛

腰痛伴坐骨神经痛是本病的主要症状。腰痛常局限于腰骶部附近，程度轻重不一。坐骨神经痛常为单侧。疼痛沿大腿后侧向下放射至小腿外侧、足跟部或足背外侧。行走时间长、久站或咳嗽、打喷嚏、排便等腹压增高均可使症状加重，休息后可缓解。疼痛多为间歇性，少数为持续性。

（三）下肢麻木

多局限于小腿后外侧、足背、足外侧缘麻木或皮肤感觉减退。

（四）脊柱侧弯

多数患者有程度不同的脊柱侧弯，侧弯多突向健侧。

（五）压痛伴放射痛

用拇指深压棘突旁，患部常有压痛，并向患侧下肢放射。

（六）患侧直腿抬高试验阳性

患者仰卧，两下肢放平，先抬高健侧，记录能抬高的最大度数；再抬高患侧，当抬高到产生腰痛和下肢放射痛时，记录其抬高度数，严重者抬腿在15°～30°。再降低患侧至疼痛消失时，将踝关节背屈，症状立即出现，此为加强试验阳性，可与其他疾病引起的直腿抬高试验阳性相鉴别。

（七）反射和感觉改变

神经根受累后，可发生运动功能和感觉功能障碍。腓肠肌肌张力减低，趾背伸肌力减弱。$L_{2～3}$神经根受累时，膝反射减低；L_4神经根受累时，膝、跟腱反射减弱；L_5和S_1神经根受累时，跟腱反射减弱。神经根受累严重或过久，相应腱反射可消失。

（八）辅助检查（图7-2-6至图7-2-11）

在正位平片上，腰椎侧弯是重要的X线表现，侧弯多数是由突出的间隙开始向健侧倾斜，患侧间隙较宽。侧位片可见腰椎生理前凸减小或消失，甚至向后凸，椎间盘突出的后方较宽，所谓前窄后宽表现。早期突出的椎间隙多无明显改变，晚期椎间隙可明显变窄，相邻椎体边缘有骨赘生成。CT和MRI上可显示突出的腰椎间盘。

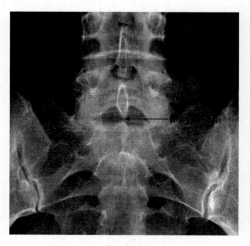

图7-2-6　椎间隙变窄1

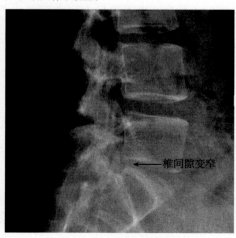

图7-2-7　椎间隙变窄2

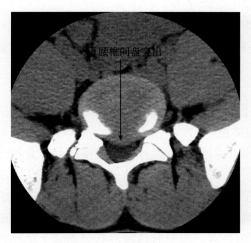

图7-2-8 腰椎间盘突出1

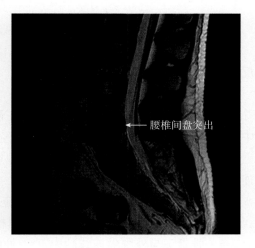

图7-2-9 腰椎间盘突出2

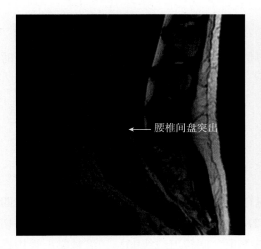

图7-2-10 腰椎间盘突出3

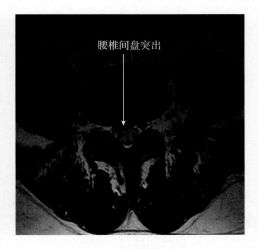

图7-2-11 腰椎间盘突出4

五、针刀治疗

（一）体位

患者取俯卧位，腹部置棉垫，使腰椎前屈缩小。

（二）体表标志

髂嵴，腰椎横突，骶正中嵴，腰椎棘突。

（三）定点

1.棘突上和棘突间阳性反应点。

2.横突尖阳性反应点。

3.关节突关节点：$L_{4～5}$棘突顶点旁开2～2.5cm进针刀。

4.胸腰筋膜点：第12肋尖阳性反应点、L_3棘突旁开8～10cm阳性反应点、髂嵴中部阳性反应点。

5.坐骨神经行经路线点。

（1）梨状肌处坐骨神经的粘连点：在髂后上棘和尾骨尖连线中点与股骨大转子尖连线中内1/3交点处，以松解梨状肌处坐骨神经的粘连。

（2）在股骨大粗隆与坐骨结节连线中点处的阳性反应点：松解臀横纹处坐骨神经的粘连、瘢痕、挛缩。

（3）在大腿中段后侧正中线上的阳性反应点：松解大腿中段坐骨神经的粘连、瘢痕、挛缩。

（4）在腓骨头下5cm处的阳性反应点：松解腓总神经行经路线上的粘连、瘢痕、挛缩。

（5）腓骨头与外踝尖连线的中下1/3处的阳性点：松解腓浅神经行经路线上的粘连、瘢痕、挛缩。

（四）消毒与麻醉

常规消毒，铺无菌洞巾，0.5%利多卡因局部麻醉，每点注射1～2mL。注入麻药时，必须先回抽注射器确认无回血。

（五）针刀器械

Ⅰ型4号针刀，Ⅰ型3号针刀。

（六）针刀操作

1.**棘突上和棘突间阳性反应点**　刀口线与脊柱纵轴平行，针刀体与皮面垂直，按四步规程进针刀达棘突顶，在骨面上纵向切开1～2次，然后贴骨面向棘突两侧分别用纵向切开1～2次，以松解两侧棘肌。调整针刀刃到达棘突顶，调转刀口线90°，沿棘突上缘用横行切开1～2次。

2.**横突尖阳性反应点**　刀口线与躯干纵轴平行，针刀体与皮面垂直，按四步规程进针刀达L_3横突背侧骨面，在横突尖端背面将此处肌筋膜组织切开1～2次；移动针刀刃到达横突尖端，针刀刃沿在横突尖端的边缘与软组织的交界处切开肌筋膜3～5次。

3.**关节突关节点**　刀口线与脊柱纵轴平行，针刀体与皮肤垂直，按四步规程进针刀达骨面，针刀刃移动到$L_{4～5}$和$L_5～S_1$的关节突关节，纵向切开1～3次。

4.**胸腰筋膜点**　在第12肋尖处，刀口线与人体纵轴一致，针刀体与皮肤垂直，按四步规程进针刀达第12肋骨，调转刀口线45°，使之与第12肋骨走行方向一致，在肋骨骨面上向左右方向铲切3次。

在L_3棘突旁开10cm处，刀口线与人体纵轴一致，针刀体与皮肤垂直，按四步规程进针刀达肌层，当有突破感时即到达胸腰筋膜移行处，在此切开筋膜3次。

在髂嵴中部阳性反应点，刀口线与人体纵轴一致，针刀体与皮肤垂直，按四步规程进针刀达髂嵴，调转刀口线90°，在髂嵴骨面上向切开3次。

5. 坐骨神经行经路线点　在髂后上棘和尾骨尖连线中点与股骨大转子尖连线中内1/3的交点处进针刀，刀口线与人体纵轴一致，针刀与皮肤垂直，按四步规程进针刀达梨状肌下孔处，沿坐骨神经方向纵向切开3次。如患者有下肢窜麻感，说明针刀碰到了坐骨神经，此时停止针刀操作，退针刀2cm，稍调整针刀方向，再进针刀，即可避开坐骨神经。

在股骨大粗隆与坐骨结节连线中点处进针刀，刀口线与人体纵轴一致，按四步规程进针刀达股骨骨面坐骨神经周围，纵向切开3次。如患者有下肢窜麻感，稍调整针刀方向。

在大腿中段后侧正中线上进针刀，刀口线与人体纵轴一致，按四步规程进针刀达股骨骨面坐骨神经周围，纵横摆动3次。如患者有下肢窜麻感，稍调整针刀方向。

在腓骨头下5cm处进针刀，刀口线与人体纵轴一致，按四步规程进针刀达腓骨面，纵横摆动3次。

在腓骨头与外踝尖连线的中下1/3处的阳性点进针刀，刀口线与人体纵轴一致，按四步规程进针刀达腓骨面，纵横摆动3次。

（七）疗程

每次治疗的治疗点数量视患者病情而定，一般每次治疗点不超过10个。如患者耐受能力差，可分多次完成治疗。同一治疗点治疗间隔3~7天，不同治疗点可于次日治疗。一般4次为1个疗程，视患者病情确定疗程。

六、术后手法及操作

（一）术后手法

腰椎整复手法，腰背肌牵拉手法。

（二）康复训练

核心稳定性训练。

【思考题】
针刀治疗腰椎间盘突出症的方法是什么？

第三节　膝关节骨性关节炎

一、概述

膝关节骨性关节炎是指由于各种原因（创伤、持续劳损、肥胖等）所致关节软骨出现原发性或继发性退行性改变，并伴有软骨下骨质增生，从而使关节面逐渐被破坏及产生畸形，影响膝关节功能的一种退行性疾病。疾病的整个过程不仅影响到膝关节软骨，还涉及整个关节，包括软骨下骨、韧带、关节囊、滑膜及关节周围肌肉。它开始表现为膝关节软骨生化代谢的异常，进而出现结构上的损害，产生纤维化、缝隙、溃疡及整个关节面的缺损，导致关节疼痛和功能丧失。临床上又把膝关节骨性关节炎分为继发性和原发性两种。所谓继发性是指该病继发于关节的先天或后天畸形及关节损伤，而原发性则多见于老人，发病原因多为遗传和体质虚弱等。针刀治疗原发性骨质增生有较好的效果。

二、相关解剖（图7-3-1至图7-3-5）

膝关节骨性关节炎的病变点包括髌上囊、髌下脂肪垫、髌骨内外侧支持带、膝关节外侧副韧带、膝关节内侧副韧带、鹅足囊、髌韧带止点、前交叉韧带起点内外缘及后交叉韧带起点内外缘等。

（一）髌上囊

髌上囊位于髌骨上方，是膝关节最大的滑囊，位于股四头肌腱和股骨前面之间，此囊成年后常与关节腔相通。当膝关节腔积液时，可出现浮髌感。髌韧带两侧的凹陷处，向后可扪及膝关节间隙，此处相当于半月板的前端，当半月板损伤时，该处可有压痛。

（二）髌下脂肪垫

脂肪垫是腱围结构的一种，它广泛存在于肌腱末端。髌下脂肪垫是全身最大的脂肪垫之一，对膝关节有重大意义。髌下脂肪垫位于髌韧带与膝关节囊的滑膜之间的区域内，为一三角形的脂肪组织，脂肪垫向两侧延伸，然后逐渐变薄，超出髌骨两侧缘约10mm，在髌骨两侧向上延伸，形成翼状皱襞。髌下脂肪垫的上面呈凹形，朝后并微朝上，与半月板的凹面相连续。脂肪垫的下面几乎平坦，附于胫骨表面，部分覆盖半月板的前部，具有活动性。髌下脂肪垫将关节囊的纤维层与滑膜分开，并将滑膜推向软骨面。因此，髌下脂肪垫属于关节内滑膜外结构。该处滑膜有许多悬垂突出物（如翼状突起等），其中之一就是通过翼状皱襞，继续向髁间窝前部延伸，形成黏液韧带，将脂肪垫固定于股骨髁间窝上，对髌韧带起减少摩擦的作用，并对膝关节起稳定的作用。

（三）髌骨内外侧支持带

嘱患者充分伸膝，使股四头肌松弛，将髌骨向外推，使髌外侧支持带处于紧张状态，髌外侧支持带可在垂直于其径路的平面上触诊到；向外牵引髌骨时，髌内侧支持带突起，髌内侧支持带可横向触诊。

髌骨内外侧支持带为强韧的支持组织，位于髌骨及髌韧带两侧，与股四头肌和髌韧带共同组成伸膝装置。髌支持带起于股四头肌腱的内、外侧纤维，向下止于胫骨上端内面，向内附着于髌骨侧缘前面，外侧纤维与外侧副韧带相连。髌支持带分为浅深两层，浅层纤维束垂直，连接股四头肌与胫骨；深层纤维束水平，从髌骨侧缘连到股骨内外上髁，又称为髌股韧带。另外，髌外侧支持带还与髂胫束和膝固有筋膜交织，髌内侧支持带与半膜肌、缝匠肌和膝固有筋膜相连，使膝关节的稳定性得到进一步的加强。

（四）膝关节外侧副韧带

膝关节屈曲位时，在股二头肌腱前方摸到一条索样结构即是膝关节外侧副韧带，又名腓侧副韧带。当屈膝及小腿旋外时，腓侧副韧带松弛，因此容易摸到。反之，腓侧副韧带紧张，则不易摸清。

膝关节外侧副韧带是一个长约50mm坚韧的椭圆状韧带，位于膝关节的外侧，有小指般粗，扪之如圆柱一般。其上附着于股骨外侧髁，紧靠腘肌沟上方；向下后止于腓骨头稍前；全长不与关节囊相连。在腓侧副韧带与关节囊的间隙中，稍上方有腘肌腱与腘肌滑液囊，其下方并有膝下外侧动脉、静脉和神经通过。膝关节外侧副韧带大部被股二头肌腱掩盖。此韧带与其浅面的股二头肌腱和髂胫束有加强和保护膝关节外侧部的作用。屈膝时该韧带松弛，伸膝时韧带紧张。

（五）膝关节内侧副韧带

膝关节内侧副韧带位于膝关节的内侧，又名胫侧副韧带。该韧带扁宽呈带状，起自股骨收肌结节下方，止于腿骨内侧髁内侧。胫侧副韧带分浅、深两层，两层紧密结合，无间隙。深层纤维较短，架于关节间隙的上下，附着于股骨与胫骨内侧关节面的边缘。其纤维起于股骨内上髁，止于胫骨干内面和关节边缘，内面与内侧半月板的中后部紧密相连，构成关节囊的一部分，亦称内侧关节囊韧带。浅层纤维较长，可分为前纵部和后斜部两部分，起于股骨内上髁顶部的收肌结节附近，止于胫骨上端的内面，距胫股关节面40～50mm。在膝关节完全伸直时，膝关节内侧副韧带最紧张，可阻止膝关节的任何外翻与小腿的旋转活动。同时膝关节周围有很多滑囊，构成膝关节内侧的腱围结构。

（六）鹅足囊

鹅足囊位于膝关节内侧，胫侧副韧带与半腱肌腱、股薄肌腱、缝匠肌腱之间，三个肌腱由致密的纤维膜相连，形似鹅足。有时此囊与缝匠肌腱下囊相通。鹅足滑囊具有润滑膝关节和减少膝关节运动时肌腱相互摩擦的作用。

（七）髌韧带

股四头肌用力时，髌韧带被拉紧，此时容易在髌尖和胫骨粗隆之间触及。髌韧带厚而坚韧，全长均可触及。

髌韧带位于膝关节前部，为股四头肌腱的延续部分，附着于髌骨底及两侧缘，上方起自髌骨尖和髌关节面的下方，向下止于胫骨粗隆及胫骨前嵴的上部，长约8cm。韧带与关节囊的滑膜之间有膝脂体。髌韧带是伸膝装置的一部分，位于膝关节囊前面的皮下。伸膝装置由股四头肌、髌骨、髌韧带组成。髌韧带是股四头肌腱的延续。股四头肌在股骨前面形成三层，其中，股直肌纤维在浅层，其纤维止于髌骨的上极，有一部分纤维止于髌骨的表面，或越过髌骨而延续为髌腱，即直接延续到胫骨粗隆。股内、外侧肌纤维在中层交叉并与髌周围的筋膜牢固结合，止于髌骨的内、外侧缘及上极。股中肌腱纤维在深层，位于关节囊之外。这些延续下来的股四头肌腱纤维，从髌骨上缘至髌骨下缘逐渐收缩为髌韧带。因此，髌韧带上端附着于髌骨下缘及其后方的粗面，远端止于胫骨粗隆。此韧带厚而坚韧，上宽约30mm，下宽约25mm，总长60～80mm，是全身最强大的韧带之一。

在髌韧带的前面尚有4～7层疏松结缔组织，组成髌韧带的腱围结构，有利于髌韧带的滑动运动。髌韧带的后面是髌下脂肪垫，也有利于髌韧带的活动。髌韧带的作用是把股四头肌收缩的力传达给胫骨，使膝关节伸直。

髌韧带的血液供应比较丰富，其内、外两侧及上、下两端均有血管直接进入腱内，腱的深面尚有来自脂肪垫的血管。这些血管构成了髌腱周围的血管丛，营养着髌韧带、腱围结构和髌前部各组织。

髌骨下极的两侧还有由股内、外侧肌延续下来的伸膝腱膜形成的髌骨内、外侧斜束，从髌骨的两侧向下内、外斜行，止于胫骨内外髁。其纤维方向与股外、内侧肌的肌纤维走行方向完全一致，并与膝关节深筋膜相连，维持髌骨的稳定，且起到加强膝关节囊与伸膝作用。有时，斜束损伤增厚形成条索，引起弹响或疼痛，外侧尤为多见。

髌韧带的浅面和深面均有滑液囊，称髌下滑液囊，包括胫骨粗隆皮下囊、髌腱下滑囊、胫骨粗隆腱下囊。以上各滑液囊都有减少摩擦的功能，而在过度摩擦的情况下又易发生滑囊炎。在髌韧带损伤时，髌韧带的腱围结构（当然包括滑液囊）首当其冲地会受到损伤，故当治疗时也应考虑在内。

（八）前、后交叉韧带

前交叉韧带位于关节囊内，起自胫骨髁间隆起的前方内侧，斜向后外上方，止于股骨外侧髁内侧面的上部。此韧带分别与内侧半月板的前端和外侧半月板的前端相融合，有限制胫骨前移位的作用。

后交叉韧带位于关节囊内，居前交叉韧带的后内侧，较前交叉韧带短而坚韧。该韧带起自胫骨髁间隆起的后方及外侧半月板的后端，斜向内上方，止于股骨内侧髁的外侧面。此韧带有限制胫骨向后移位的作用。

（九）腓骨头

患者取坐位或者仰卧位，腓骨头位于胫骨外侧髁后外稍下方，与胫骨粗隆在同一平面上，当膝关节屈曲时，可在膝关节的外侧下方看见腓骨头形成的隆起。

腓骨头为腓骨上端的锥形膨大，又称腓骨小头。腓骨头的顶部呈结节状，称腓骨头尖，有股二头肌腱及腓侧副韧带附着。

（十）胫骨粗隆（胫骨结节）

胫骨粗隆位于胫骨上端与胫骨体连接处的前方，为一呈三角形的粗糙的骨性隆起，在膝关节的前下方可清楚地观察到,因为胫骨粗隆是髌韧带的抵止点,顺着髌韧带向下(或顺着胫骨前缘向上)很容易触及该结构。

胫骨粗隆是髌韧带的抵止点,周围浅层有股神经前皮支分布,深层有股神经关节支和膝关节动静脉网分布。

(十一)胫骨内、外侧髁

胫骨内、外侧髁为胫骨上端内外两侧的膨大处,位于膝关节内外侧的下方,并分别与股骨内外侧髁相对。胫骨内侧髁较大,外侧髁较突出,均易在皮下触及。在胫骨外侧髁的表面可触及一明显的结节,为髂胫束的主要附着处。

胫骨外侧髁后下方腓骨头位置有腓总神经通过;胫骨内侧髁处有小腿内侧皮神经通过,深层有胫神经,周围有胫后动、静脉。

(十二)股骨内上髁与外上髁

在股骨内侧髁的内侧面及外侧髁的外侧面均有一粗糙的凸隆,分别称为股骨内上髁和股骨外上髁。股骨内上髁较大,为膝关节胫侧副韧带附着部。股骨内上髁的顶部有一三角形的小结节,为收肌结节,有大收肌腱附着。收肌结节相当于股骨下端骨骺线的平面,用指尖沿股部的内侧缘向下,首先摸到的骨性隆起即是收肌结节。股骨外上髁较小,有膝关节腓侧副韧带附着。

股骨外上髁处有股外侧肌肉、膝关节腓侧副韧带附着,并有髂胫束和股二头肌腱越过,此处有旋股外侧动脉降支,布有股前皮神经、股外侧皮神经;股骨内上髁处有股内侧肌附着,布有股前皮神经及股神经肌支,有股动、静脉肌支通过。

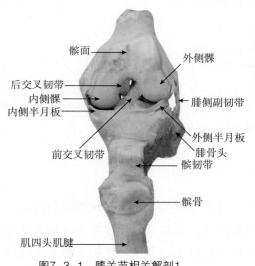

图7-3-1 膝关节相关解剖1

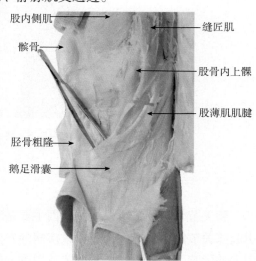

图7-3-2 膝关节相关解剖2

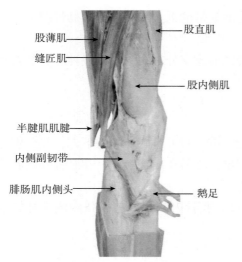

图7-3-3　膝关节相关解剖3

股薄肌
缝匠肌
股直肌
股内侧肌
半腱肌肌腱
内侧副韧带
腓肠肌内侧头
鹅足

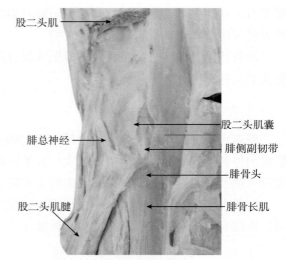

图7-3-4　膝关节相关解剖4

股二头肌
腓总神经
股二头肌腱
股二头肌囊
腓侧副韧带
腓骨头
腓骨长肌

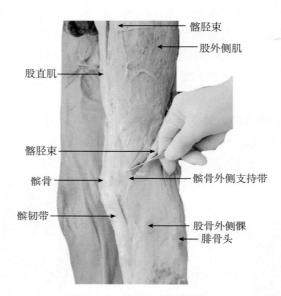

图7-3-5　膝关节相关解剖5

髂胫束
股外侧肌
股直肌
髂胫束
髌骨
髌韧带
髌骨外侧支持带
股骨外侧髁
腓骨头

三、病因病理

膝关节骨性关节炎根本的病因主要是继发性的，是由于膝关节周围的软组织损伤后，引起膝关节的力平衡失调而导致疾病的发生。有研究证实，膝关节的骨性关节炎是受外在因素的影响而形成的：一是膝关节周围的软组织损伤引起粘连、牵拉，破坏了膝关节的力平衡，使关节内产生了高应力点；二是由于某种疾病如类风湿关节炎，破坏了关节周围的软组织，从而使关节内力平衡失调而出现了骨刺。

四、临床表现

（一）症状

患者就诊前一个月大多数时间有膝痛，或突然活动时膝关节有刺痛，膝关节伸直到一定程度时引起疼痛，行走不便，关节伸屈受限，下蹲及上下楼困难，并常伴有腿软的现象。

（二）体征

关节周围有压痛点，并且在膝关节的伸屈过程中往往发出捻发音，并可出现关节积液，严重者甚至有肌肉萎缩。可见O型腿或X型腿。

（三）辅助检查（图7-3-6至图7-3-9）

X线检查可见膝关节骨质增生，关节间隙狭窄。MRI可显示内侧副韧带及周围软组织有损伤。

五、针刀治疗

（一）体位

患者取仰卧位，屈曲膝关节70°～80°，使足平稳放于治疗床上。

（二）体表标志

股骨内上髁，收肌结节，膝关节内侧间隙，胫骨粗隆，胫骨内外侧髁，髌骨。

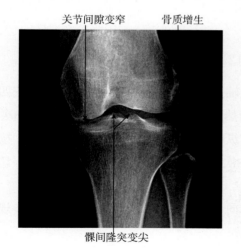

图7-3-6　膝关节炎X线检查1

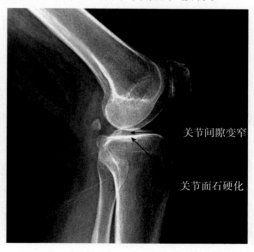

图7-3-7　膝关节炎X线检查2

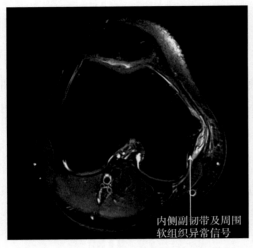

内侧副韧带及周围软组织异常信号

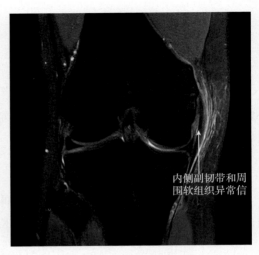

内侧副韧带和周围软组织异常信

图7-3-8　内侧副韧带及周围软组织异常信号1　　　图7-3-9　内侧副韧带及周围软组织异常信号2

（三）定点

胫侧副韧带、髌内侧支持带、髌韧带及周围、髌外侧支持带、腓侧副韧带及髂胫束、股四头肌腱及髌上囊、鹅足滑囊等处的阳性反应点。

（四）消毒与麻醉

常规消毒，铺无菌洞巾，0.5%利多卡因局部麻醉，每点注射1～2mL。注入麻药时，必须先回抽注射器确认无回血。

（五）针刀器械

Ⅰ型4号针刀。

（六）针刀操作（图7-3-10至图7-3-12）

1.胫侧副韧带阳性反应点　刀口线与下肢纵轴方向一致，针刀体与皮肤垂直，按四步规程进针刀达胫侧副韧带，先纵横摆动2～3次，然后调转刀口线90°，横行切开2～3次。

2.髌内侧支持带阳性反应点　刀口线与下肢纵轴方向一致，针刀体与皮肤垂直，按四步规程进针刀达髌内侧支持带，先纵横摆动2～3次，然后调转刀口线90°，"十字"切开2～3次。

3.髌韧带阳性反应点　刀口线与下肢纵轴方向一致，针刀体与皮肤垂直，按四步规程进针刀达髌韧带，进针刀1cm，纵横摆动2～3次。

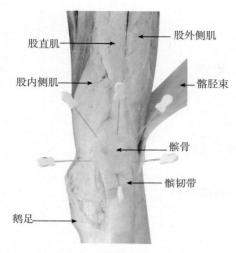

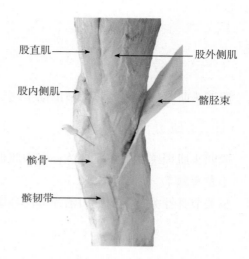

图7-3-10　膝关节骨性关节炎针刀操作1

图7-3-11　膝关节骨性关节炎针刀操作2

4.**髌外侧支持带阳性反应点**　刀口线与下肢纵轴方向一致，刀体与皮肤垂直，按四步规程进针刀达髌外侧支持带，先纵横摆动2～3次，然后调转刀口线90°，"十字"切割3次。

5.**腓侧副韧带及髂胫束阳性反应点**　刀口线与下肢纵轴方向一致，针刀体与皮肤垂直，按四步规程进针刀达腓侧副韧带和髂胫束，纵横摆动2～3次。

6.**股四头肌腱及髌上囊阳性反应点**　刀口线与下肢纵轴方向一致，针刀体与皮肤垂直，按四步规程进针刀达股四头肌腱，先纵横摆动2～3次，再调转刀口线90°，"十字"切开2～3次，然后继续进针刀，当刀下有落空感时即已穿过股四头肌腱，纵横摆动2～3次，范围0.5cm。

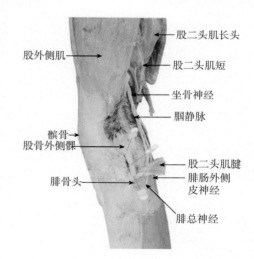

图7-3-12　膝关节骨性关节炎针刀操作3

7.**鹅足滑囊阳性反应点**　刀口线与下肢纵轴方向一致，针刀体与皮肤垂直，按四步规程进针刀达骨面，纵横摆动2～3次。

（七）疗程

每次治疗的治疗点数量视患者病情而定，一般每次治疗点不超过10个。如患者耐受能力差，可分多次完成治疗。同一治疗点治疗间隔3～7天，不同治疗点可于次日治疗。一般4次为1个疗程，视患者病情确定疗程。

六、术后手法及康复

（一）术后手法

股四头肌牵拉手法，膝关节助动手法。

（二）康复训练

股四头肌训练，腘绳肌训练，臀中肌训练，臀大肌训练。

【思考题】

膝关节骨性关节炎的针刀治疗方法和康复方法有哪些？

第八章　针刀治疗周围神经卡压综合征

神经卡压综合征是指周围神经受到某周围组织的压迫，而引起疼痛、感觉障碍、运动障碍及电生理学改变的症候群。神经周围的软组织是造成神经受压的重要因素之一，针刀松解神经周围的软组织是治疗周围神经卡压综合征的有效手段之一。

第一节　枕神经卡压综合征

一、概述

枕大神经卡压综合征是指因劳损、外伤等原因导致枕项部软组织渗出、粘连和痉挛，刺激、卡压或牵拉枕大神经，引起所支配区出现疼痛及感觉障碍的病症。其好发于中老年人，发病年龄呈年轻化趋势。本病发病较急，反复发作，临床常用药物、针灸、推拿等方法治疗虽可以缓解症状，但难以治愈。针刀技术出现以后，其在该病的治疗上表现出明显的优势，通过对病灶部位的剥离粘连，切开瘢痕，松懈痉挛，解除对神经的刺激或压迫而治疗疾病，疗效显著。

二、相关解剖（图8-1-1）

（一）枕大神经的组成及分布

枕大神经即C_2神经后支的内侧支，自C_2神经后支发出，于寰椎后弓与枢椎椎板之间，绕过寰枢关节后向上行，穿过头半棘肌、斜方肌及枕后腱弓，在枕外隆突旁、上项线处，离颈后正中线2.5～3cm处穿出斜方肌肌腱膜及项部深筋膜至皮下上行，分成数支，与枕动、静脉的分支伴行。枕大神经的分支较多，并且相互交织成网状，分布于上项线以上至颅顶部的皮肤，支配后头部皮肤的感觉。

（二）枕大神经的解剖特点

枕大神经在穿过头半棘肌与斜方肌之间的筋膜出处的小孔，称枕大神经筋膜出口，枕大神经卡压常在此。体表定位的方法是：枕外隆突与两侧颞骨乳突连线的内1/3处，或两侧颞骨乳突连线与斜方肌外缘线交点稍偏外的软组织凹陷中，近似于"天柱"穴。

三、病因病理

该病好发于长时间低头伏案工作者，如教师、财务工作人员、银行职员、电脑操作员，这些职业需较长时间保持同一姿势伏案写作，面对电脑显示器、手机屏幕，肌肉持续收缩维持姿势，使肌肉供血减少，导致了颈项部软组织的劳损而发生枕大神经卡压综合征。本病主要是由于枕大神经长期受到炎性物质刺激，牵拉或筋膜卡压，产生神经支配区域的疼痛。

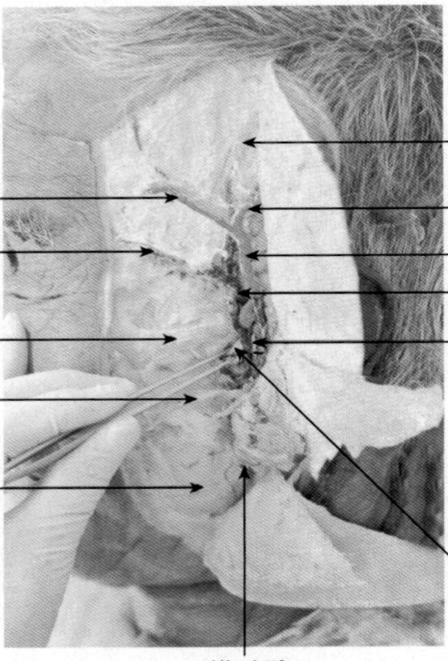

颞浅动脉额支
颞浅静脉额支
颧弓
面神经
咬肌
颞浅静脉顶支
颞浅动脉顶支
颞浅动脉
颞浅静脉
耳颞神经
颞下颌关节关节囊
面横动脉

图8-1-1 枕大神经相关解剖

（一）筋膜无菌性炎症

如由于长期的伏案工作，导致颈后部深筋膜的无菌性炎症，引起深筋膜炎性渗出、粘连，从而刺激和压迫枕大神经。

（二）骨关节错位

枕大神经绕行寰枢关节，当寰枢关节损伤、半脱位或脱位时，局部的炎性反应可以刺激或直接牵拉神经而引起症状。

（三）颈部肌肉的病变

枕项部软组织长期劳损，颈肌挛缩，局部炎症渗出、粘连，结缔组织增生，枕大神经在穿经斜方肌、半棘肌时受到卡压。

（四）其他

该神经即将穿出深筋膜的周围可能有淋巴结分布，感冒等疾病可致该淋巴结肿大时，也可以导致枕大神经的卡压而引起临床症状。上颈椎的炎性疾病如风湿、椎间盘炎或肌腱、筋膜、韧带、软骨的炎性水肿，引起肌肉紧张挛缩，组织粘连，均可导致枕大神经受炎症刺激而产生症状和体征。

枕大神经在浅出斜方肌筋膜处最易受卡压，因为枕大神经在深层行于肌间或穿过肌肉，环境比较宽松，不致形成卡压。当枕大神经穿出斜方肌腱膜和深筋膜时，可见有大量的腱纤维和筋膜束从不同方向缠绕神经和血管，且紧贴枕骨，不易分离。

四、临床表现

（一）症状

主要表现为枕颈部一侧或双侧的疼痛，多呈自发性疼痛，其性质为针刺样、刀割样，可向枕顶部放射，有时甚至放射到前额或眼眶，头部活动、咳嗽时可以诱发或加重疼痛的症状。疼痛发作时常伴有局部肌肉痉挛，偶见枕大神经支配区有感觉障碍。

（二）体征

头颅因颈部肌肉痉挛而处于强迫体位，表现为头略向后侧倾斜，在枕外隆突与颞骨乳突连线的内1/3处（即枕大神经筋膜出口）及两侧颞骨乳突连线与斜方肌外缘线交点稍偏外的软组织凹陷中有深压痛。在其他的上项线处有浅压痛。各压痛点可向枕颈放射，有时在枕大神经分布区尚有感觉过敏或感觉减退。

五、针刀治疗

（一）体位

俯卧位。

（二）体表标志

枕外隆突，颞骨乳突，上项线。

（三）定点

枕外隆突与颞骨乳突连线的内1/3处（即枕大神经筋膜出口）。

（四）消毒与麻醉

常规消毒，铺无菌洞巾，0.5%利多卡因局部麻醉，每点注射1~2mL。注入麻药时，必须先回抽注射器确认无回血。

（五）针刀器械

Ⅰ型4号针刀。

（六）针刀操作

刀口线与人体纵轴一致，保持针刀体向脚侧倾斜45°，与枕骨垂直，按四步规程进针刀达枕骨骨面，在骨面切开2~3次。调整刀口线90°，铲切2~3次，范围0.5cm。术后压迫止血，无菌辅料包扎。

（七）疗程

每周治疗1次，4次为1个疗程，视患者病情确定疗程。

六、术后手法与康复

（一）术后手法

颈椎整复手法，颈肌牵拉手法。弹拨枕大神经、枕小神经周围肌筋膜，使其松弛。

（二）康复训练

颈部稳定性训练。

【思考题】

1.枕大神经的分布特点是什么？

2.枕大神经卡压的好发部位是哪里？为什么？

3.针刀治疗枕大神经卡综合征操作中的注意事项是什么？

第二节　臀上皮神经卡压综合征

一、概述

臀上皮神经卡压综合征又称"臀上皮神经损伤""臀上皮神经炎"，是指臀上皮神经经过髂嵴骨纤维管处由于腰臀部各种急性、亚急性损伤和慢性劳损等原因造成的卡压或嵌顿等损伤而引起的疼痛，是引起腰腿痛的常见原因之一。臀上皮神经由$T_{12} \sim L_3$脊神经外侧支组成，其大部分行走在软组织中，其卡压好发部位在行程中的出孔点、横突点、入臀点等处。过去对该病没有清楚的认识，笼统地称为腰痛。该病通过腰部康复理疗可缓解症状，但疗效欠佳。针刀技术出现后，对于诊断明确的臀上皮神经卡压综合征有着确切的疗效。

二、相关解剖（图8-2-1）

（一）臀上皮神经的组成及分布

臀上皮神经由$T_{12} \sim L_3$脊神经后外侧支的皮支组成。腰神经的后外侧支的分支分布于椎间关节连线外侧方的多个部位，如横突间韧带、髂腰韧带、胸腰筋膜和竖脊肌等。$T_{12} \sim L_3$后外侧支分出皮支，这些皮支在竖脊肌外侧缘邻近髂嵴处穿出胸腰筋膜后层，组成臀上皮神经，然后越过髂嵴进入臀部浅筋膜层，支配臀部皮肤。

臀上皮神经一般分为前、中、后3支，它们从不同平面贯穿包括胸腰筋膜后层在内的不同结构后浅出，最终都进入臀部。高位穿出者位于最外侧，低位穿出者位于最内侧，其中中支最粗大，分布于臀中间大部，最长者可至股后部腘窝平面之上。

臀上皮神经从起始到终点，大部分行走在软组织中。其行走过程中为"四段、六点、一管"，其中"六点"和纤维管处是易被卡压而出现临床症状的位置，也是我们针刀松解治疗臀上皮神经卡压综合征的常用治疗点。"四段、六点、一管"分述如下。

四段：①骨表段：臀上皮神经从椎间孔发出后，沿横突背行走并被纤维束固定。②肌内段：进入骶棘肌，向下向外走行于肌内，走出骶棘肌。③筋膜下段：走行于胸腰背筋膜浅层深面。④皮下段：走出深筋膜，与筋膜下段成一钝角的转折，向下外走行，穿行于皮下浅筋膜。此段跨越髂嵴，经过由坚强的骶棘肌、腰背筋膜在髂嵴的上缘附着处所形成的骨纤维性扁圆形隧道进入臀筋膜。

六点：①出孔点：腰神经后支的外侧支自发出到进入骨纤维孔处。②横突点：后外侧支出孔后沿横突的背面和上面走形，在横突处被纤维束固定。③入肌点：后外侧支离开横突后进入骶棘肌的入口处。④出肌点：在骶棘肌逐渐浅出胸腰筋膜处。⑤出筋膜点：由胸腰筋膜浅层深面穿出皮下浅筋膜处。⑥入臀点：越过髂嵴进入臀部处。

一管：即由坚强的骶棘肌、腰背筋膜在髂嵴的上缘附着处所形成的骨纤维性扁圆形隧道。其组成包括上下内外壁，上壁是竖棘肌骨筋膜鞘、背阔肌筋膜和深筋膜的横行纤维组成，下壁由髂嵴缘组成，内侧壁由竖棘肌处髂骨软骨突起组成，外侧壁由背阔肌处的软骨突起组成。其前口开口于竖棘肌筋膜鞘，后口开口于深筋膜。

（二）臀上皮神经解剖特点

臀上皮神经走行中的"六点"易发生神经卡压，尤其是横突点、入臀点容易卡压臀上皮神经出现临床症状和体征。

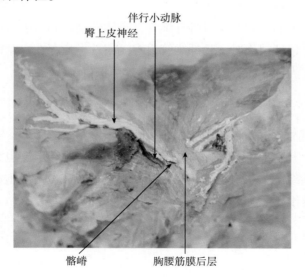

伴行小动脉

臀上皮神经

髂嵴　胸腰筋膜后层

图8-2-1 臀上皮神经相关解剖

三、病因病理

（一）病因

1.**解剖因素** 解剖学因素在臀上皮神经损伤的发病过程中占有十分重要的位置，由于臀上皮神经的功能与胸腰筋膜后层、髂嵴等组织结构存在特殊的位置关系，当躯体做突然旋转、仰、俯等运动时，皮肤和浅筋膜等浅层结构的活动度较大，而深层筋膜活动度则很小，容易造成深筋膜裂隙或其固定臀上皮神经的边缘对后者的挤压或牵拉从而使神经损伤。

臀上皮神经在行程中转折较多，角度较锐，神经又相对固定在筋膜鞘及骨纤维管和臀部浅筋膜的神经鞘中，竖棘肌在受损和痉挛时，神经易受牵拉与挤压，尤其是髂嵴处。

臀上皮神经在穿出骶髂筋膜形成的卵圆形的孔隙处是一个薄弱环节，一旦腰部损伤，臀肌强力收缩而发生局部压力增高，可使筋膜深部脂肪组织从孔隙处向浅层疝出、嵌顿等引起腰痛。

2.**损伤因素** 胸腰除了外力因素直接作用导致神经损伤外，躯干向健侧过度弯曲或旋转时，臀上皮神经受牵拉，可发生神经的急、慢性损伤，或向外侧移位，造成神经水肿粘连而出现卡压。

筋膜后层大多数由横行纤维组成，少量纵行纤维止于髂嵴后缘和竖棘肌腱膜，因此承受横行的力较大，而承担纵行的力较小，当暴力作用时，筋膜在髂嵴的止点处易撕裂，而臀上皮神经恰在此筋膜和髂嵴缘之间穿过，神经即可在这些撕裂处移位时而受到卡压。病程迁延后，撕裂的组织形成瘢痕，或与神经发生粘连，躯体活动时神经即可被牵拉而移位，从而受到刺激发生疼痛。

臀上皮神经在入臀筋膜时要穿过骨纤维管，身体转动时和过度后伸时，神经在骨纤维管道活动幅度较大，慢性损伤时，骨纤维管内有无菌性炎症存在，管内表面光滑度下降，或管变形、缩窄等，当神经在管内运动时就会受到刺激而产生症状。

（二）病理

临床上触及的痛性筋束，肉眼观察呈小片状，较触及的短小，与臀中肌及臀腱膜粘连，为纤维性粘连。其全部束状物均非神经，与肉眼所见的神经支也无粘连。这些束状结节，光镜下观察均系纤维脂肪组织，其中有小血管壁增厚、炎性细胞浸润，可见横纹肌纤维，偶尔夹有神经纤维。

四、临床表现

（一）症状

主要表现为一侧或两侧腰臀部或大腿外上方疼痛，呈弥散性刺痛、酸痛或撕裂样疼痛，而且疼痛常常是持续发生的，很少有间断发生。一般疼痛的部位较深，区域模糊，没有明确的界限。急性期疼痛较剧烈，并向大腿后外侧放射，但常不超过膝关节；患者臀部可有麻木感，但无下肢麻木；患者常诉起坐困难，弯腰时疼痛加重。

（二）体征

多数患者可以检查到固定的压痛点，其压痛点与臀上皮神经行程中的"六点"基本相符，尤其在L_3横突（横突点）和骶髂终点（入臀点）及其下方压痛明显，按压时可有胀痛或麻木感，并向同侧大腿后方放射，一般放射痛不超过膝关节。直腿抬高试验多为阴性，腱反射正常。

五、针刀治疗

（一）体位

俯卧位。

（二）体表标志

髂嵴，肋弓下缘，竖脊肌外侧缘。

（三）定点

L_3横突、髂嵴中段阳性反应点。

（四）消毒与麻醉

常规消毒，铺无菌洞巾，0.5%利多卡因局部麻醉，每点注射1～2mL。注入麻药时，必须先回抽注射器确认无回血。

（五）针刀器械

Ⅰ型4号针刀、Ⅰ型3号针刀。

（六）针刀操作（图8-2-2，图8-2-3）

1.**L_3横突阳性反应点**　刀口线与人体纵轴一致，针刀体与皮面垂直，按四步规程进针刀达横突骨面后，针刀体向外移动，当有落空感时即到达L_3横突尖臀上皮神经的横突点，在此切开筋膜2～3次。

2.**髂嵴中段阳性反应点（入臀点）**　刀口线与人体纵轴一致，针刀体与皮面垂直，按四步规程进针刀达髂嵴上缘骨面后，针刀体向上移动当有落空感时，即到达髂嵴上缘臀上皮神经的入臀点，在此切开2～3次，深度0.5cm。

术后压迫止血，无菌敷料包扎。

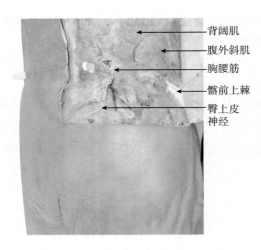

图8-2-2 臀上皮神经卡综合征针刀操作1

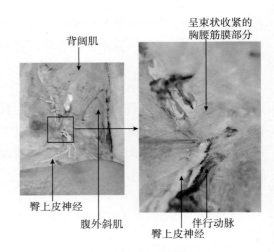

图8-2-3 臀上皮神经卡综合征针刀操作2

（七）疗程

每周治疗1次，4次为1个疗程，视患者病情确定疗程。

六、术后手法及康复

（一）术后手法

腰椎整复手法，腰背肌牵拉手法。

（二）康复训练

核心稳定性训练，臀中肌和臀大肌训练。

【思考题】

1.臀上皮神经的分布特点是什么？

2.臀上皮神经卡压的好发部位在哪里？为什么？

3.针刀治疗臀上皮神经卡综合征操作中的注意事项有哪些？

第三节 梨状肌综合征

一、概述

梨状肌综合征是由于间接外力使梨状肌受到牵拉而造成撕裂，引起局部充血、水肿、痉挛，刺激或压迫坐骨神经，产生局部疼痛并向下肢后外侧放射以及发生功能障碍等一系列综合征。该病又称梨状肌损伤、梨状肌孔狭窄综合征，多见于青壮年，男女比例2：1，劳累、感受寒湿亦可诱发。

二、相关解剖（图8-3-1）

梨状肌位于臀部中层，起自第2～4骶椎前面的骶前孔外侧，肌纤维向外下方穿过坐骨大孔出骨盆至臀部，形成狭窄的肌腱抵止于股骨大粗隆顶部。梨状肌为髋关节外旋肌，受骶丛神经支配，其功能是使髋关节外展、外旋。坐骨神经为全身最大的神经，起自腰骶神经丛，经坐骨神经通道穿至臀部，位于臀大肌和梨状肌的前面，上孖肌、闭孔内肌、下孖肌和股方肌的后面，向下至大腿。坐骨神经在臀部与梨状肌关系密切，二者间关系常有变异，坐骨神经与梨状肌的关系可分为以下9型。

Ⅰ型：坐骨神经总干穿梨状肌下孔至臀部，此型为常见型，占61.19%。

Ⅱ型：胫神经穿梨状肌下孔，腓总神经穿梨状肌肌腹，此型为常见变异型，占32.89%。

Ⅲ型：坐骨神经总干穿梨状肌肌腹，占0.61%。

Ⅳ型：坐骨神经在骨盆内已分为两大终支，即胫神经和腓总神经，两支同穿梨状肌下孔，占1.99%。

Ⅴ型：腓总神经穿梨状肌下孔，胫神经穿梨状肌肌腹，占0.26%。

Ⅵ型：坐骨神经总干穿梨状肌上孔至臀部，占0.08%。

Ⅶ型：胫神经穿梨状肌下孔，腓总神经穿梨状肌上孔，占2.6%。

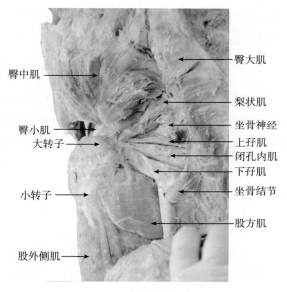

图8-3-1　梨状肌相关解剖

Ⅷ型：腓总神经在盆内分为两支，一支穿梨状肌上孔，一支与胫神经同经梨状肌下孔出盆，占0.17%。

Ⅸ型：骶丛穿梨状肌肌腹至臀部后，再分出坐骨神经，占0.17%。

三、病因病理

（一）损伤

梨状肌损伤多由间接外力所致，如闪扭、跨越、下蹲等，尤其在负重时，髋关节过度外展、外旋或下蹲猛然直立用力，梨状肌突然过度收缩或牵拉而致撕裂损伤，局部渗血、水肿，引起无菌性炎症，肌肉产生保护性痉挛，从而刺激或压迫周围的神经、血管而产生症状。

（二）变异

在解剖学上，坐骨神经紧贴梨状肌下缘穿出为正常型。梨状肌变异是指坐骨神经和梨状肌的解剖位置发生改变。梨状肌变异有两种类型：一是坐骨神经从梨状肌肌腹中穿出；另一类是指坐骨神经高位分支，即坐骨神经在梨状肌处就分为腓总神经和胫神经，腓总神经从梨状肌肌腹中穿出，胫神经在梨状肌下穿出。在临床上梨状肌综合征好发于上述变异，和这一解剖结构上的异常情况有密切关系。梨状肌一旦发生损伤或感受风寒湿邪，即可使肌肉痉挛收缩，导致梨状肌营养障碍，出现弥漫性水肿、炎症而使梨状肌肌腹钝厚、松软、弹性下降等，使梨状肌上、下孔变狭窄，从而刺激或压迫坐骨神经、血管等出现一系列临床症状。

（三）骶髂关节的病变及梨状肌腱止端下方与髋关节囊之间滑液囊的炎症等

骶髂关节的病变或滑液囊的炎性变可以刺激梨状肌引起痉挛，并可通过炎性刺激使该肌和坐骨神经产生坐骨神经痛。当神经根周围有瘢痕或蛛网膜炎时，从椎间孔到臀部一段坐骨神经发生粘连，导致坐骨神经张力增大，移动范围缩小，易被梨状肌压迫。

四、临床表现

（一）症状

1.大部分患者有外伤史，如闪、扭、跨越、负重下蹲，部分患者有受凉史。

2.臀部深层疼痛，疼痛可呈烧灼样、刀割样或蹦跳样疼痛，且有紧缩感，疼痛逐渐沿坐骨神经分布区域出现下肢放射痛。偶有小腿外侧麻木，会阴部下坠不适。

3.患侧下肢不能伸直，自觉下肢短缩，步履跛行，或呈鸭步移行。髋关节内收、内旋活动受限。

（二）体征

1.沿梨状肌体表投影区有明显压痛。

2.在梨状肌处可触及条索样改变或弥漫性肿胀的肌束隆起，日久可出现臀部肌肉萎缩、松软。

3.患侧下肢直腿抬高试验，在60°以前疼痛明显，当超过60°时，疼痛反而减轻。

4.梨状肌紧张试验阳性。患者仰卧位于检查床上，将患肢伸直，做内收内旋动作，如坐骨神经有放射性疼痛，再迅速将患肢外展外旋，疼痛随即缓解，即为梨状肌紧张试验阳性。

5.X线检查可排除髋关节的骨性疾病。

（三）鉴别诊断

1.**腰椎间盘突出症** 腰椎疼痛伴一侧下肢放射痛或麻胀，当腹压增高（如咳嗽）时会加重麻木。病椎旁深压痛，叩击放射痛，直腿抬高试验和加强试验阳性，挺腹试验阳性。CT检查可见腰椎椎间盘膨出或突出像。

2.**臀上皮神经损伤** 疼痛以一侧臀部及大腿后侧为主，痛不过膝，在髂嵴中点下方2~3cm处有一压痛明显的条索状物，梨状肌紧张试验阴性。

五、针刀治疗

（一）体位

俯卧位。

（二）体表标志

髂后上棘，尾骨尖，股骨大转子。

（三）定点

坐骨神经出梨状肌下孔点：髂后上棘与尾骨尖连线的中点与股骨大转子连线的中内1/3交界处。

（四）消毒与麻醉

常规消毒，铺无菌洞巾，0.5%利多卡因局部麻醉，每点注射1~2mL。注入麻药时，必须先回抽注射器确认无回血。

（五）针刀器械

Ⅰ型3号针刀。

（六）针刀操作

刀口线与下肢纵轴一致，针刀体与皮肤垂直，按四步规程进针刀经皮肤、皮下组织、浅筋膜、肌肉，当患者有麻木感时，提示已到坐骨神经在梨状肌下孔的部位，退针刀2cm，针刀体向内或者向外倾斜10°~15°，再进针刀，有坚韧感时，即到坐骨神经在梨状肌下孔的卡压点，切开1~3次，范围0.5cm。术毕，拔出针刀，局部压迫止血3分钟后，无菌敷料覆盖针孔。

（七）疗程

每周治疗1次，4次为1个疗程，视患者病情确定疗程。

六、术后手法和康复

（一）术后手法

梨状肌牵拉手法。

（二）康复训练

核心稳定性训练，臀中肌和臀大肌训练。

【思考题】

1.什么是梨状肌紧张试验？

2.简述梨状肌与坐骨神经的关系。

3.简述梨状肌综合征的针刀治疗方法。

第四节　股外侧皮神经卡压综合征

一、概述

股前外侧皮神经在途经之处因某种致压因素卡压引起神经功能障碍，从而出现大腿部麻痛等一系列症状，称为股外侧皮神经卡压综合征。

二、相关解剖（图8-4-1）

股外侧皮神经系由L_{1-3}神经发出，通过腰大肌外缘向下跨过髂窝，先位于髂筋膜深面，至近腹股沟韧带处即位于髂筋膜中，神经于髂前上棘内侧下方1~1.5cm处穿出腹股沟韧带的纤维性管道。该纤维性管道长2.5~4cm，此处的神经干较为固定。剖开纤维性管道，可见股前外侧皮神经在髂前上棘内侧，与髂筋膜紧密连在一起，有纵横交错的纤维组织包裹神经，并与髂前上棘内侧附着成一片。股前外侧皮神经出腹股沟韧带的纤维性管道后行于大腿阔筋膜下方，于髂前上棘下方3~5cm处穿过阔筋膜，在此点神经亦相对固定。在两处相对固定的神经段，正好位于髋关节的前方。随着髋关节的屈伸，该段神经容易受到牵拉和挤压。另外，股前外侧皮神经在骨盆内行程长，出骨盆入股部时形成的角度大，穿过缝匠肌的途径有变异等，均可诱发神经卡压。在股部可将股前外侧皮神经分为主干型（占42.5%）和无主干型（占57.5%）两类。主干型以一粗大主干跨越腹股沟韧带至股部，再分为前、后两支（占25%）或前、中、后三支（占17.5%）；无主干型在股部直接以前、后支（占35%）或前、中、后支（占22.5%）两种形式出现。

（一）主干

出现率为42.5%，横径平均为4.4mm，前后径平均为0.9mm。主干在距髂前上棘10mm处跨越腹股沟韧带进入股部，经缝匠肌的前面或从肌的后面穿过该肌上部，行于阔筋膜两层之间，在股部的长度平均为18mm，多数在穿入浅层以前即分为2个或3个分支，少数以主干的形式穿出深筋膜。

（二）前支

出现率为100%，横径平均为2.5mm，前后径平均为0.8mm。无主干型的前支在距髂前上棘13.8mm（6.1～32mm）处跨越腹股沟韧带至股部，行于阔筋膜两层之间。在髂髌连线（髂前上棘与髌骨外侧缘的连线）的上1/3，股前外侧皮神经基本上与此线段平行，绝大多数在其内侧10mm的范围内下降，分布于大腿前外侧部皮肤。在股部其长度平均为85mm（12.7～257mm），穿阔筋膜浅出的部位距髂前上棘70.4mm（17～190mm）。

（三）后支

出现率为100%，横径平均为2.4mm，前后径平均为0.7mm。无主干型的后支在距髂前上棘9.3mm处越过腹股沟韧带进入股部，于距髂前上棘30.7mm（1.0～80mm）处，髂髌连线内、外侧各约4mm的范围内，穿深筋膜至浅层，分布于大腿外侧部的皮肤。此神经在股部的长度平均为30mm（4.8～141mm）。

（四）中间支

出现率为40%，横径平均为1.8mm，前后径平均为0.7mm。无主干型中间支在髂前上棘12.2mm（4～16.4mm）处越过腹股沟韧带至股部，行于阔筋膜两层之间，于距髂前上棘63.1mm（13～126mm）处，髂髌连线内、外侧各约4mm的范围内穿深筋膜至浅层，分布于大腿前外侧部皮肤。此神经在股部的长度为93mm（42～215mm）。

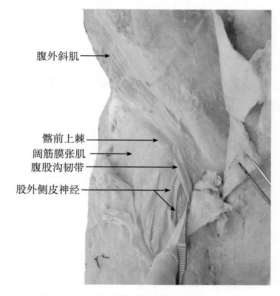

腹外斜肌→

髂前上棘→
阔筋膜张肌→
腹股沟韧带→
股外侧皮神经→

图8-4-1　股外侧皮神经相关解剖

三、病因病理

1.股外侧皮神经系由$L_{1～3}$神经发出，通过腰大肌外侧缘，斜过髂肌，沿骨盆经腹股沟韧带之深面，在髂前上棘下穿出阔筋膜至股部皮肤。在股外侧皮神经走行过程中任何一处由于急慢性外伤作用、先天解剖变异、骨盆骨折、妊娠、炎症、疝气、肿块、异物、衣裤过紧、受凉等原因导致股外侧皮神经受到压迫，都可引起股外侧皮神经卡压。此外，肥胖的中老年女性易发生骶髂脂肪疝嵌顿，压迫股前外侧皮神经。

2.脊椎退行性骨关节炎、强直性脊柱炎、腰椎间盘突出症等也可压迫刺激$L_{1～3}$神经引发本病。

3.全身性疾病如痛风、糖尿病、肥胖、动脉硬化、风湿热、梅毒、酒精中毒，甚至流感都可导致股外侧皮神经发生炎症。

四、临床表现

（一）症状

1.常为单侧发生，少数双侧发病；病程缓慢渐进，迁延难愈。

2.患者自觉大腿前外侧感觉异样，如蚁行、烧灼、麻木、寒凉和刺痛感等。症状以夜间更为明显，常影响睡眠。

3.发病初时疼痛呈间断性，后逐渐变为持续性，急性发作时疼痛较为剧烈。

4.站立或行走时间过长、下肢活动时衣服摩擦患部可使感觉异常加重。

5.无明显肌肉萎缩和活动受限。

（二）体征

1.髂前上棘内下方有压痛，该处Tinel征阳性，股前外侧感觉减退或过敏。后伸髋关节、牵拉股外侧皮神经时，症状加重。

2.局部X线检查无异常。

（三）鉴别诊断

本病应当与腰椎间盘突出症、腰椎椎管狭窄症以及其他原因引起的坐骨神经痛等疾病相鉴别。

五、针刀治疗

（一）体位

仰卧位。

（二）体表标志

髂前上棘。

（三）定点

髂前上棘压痛点。

（四）消毒与麻醉

常规消毒，铺无菌洞巾，0.5%利多卡因局部麻醉，每点注射1~2mL。注入麻药时，必须先回抽注射器确认无回血。

（五）针刀器械

Ⅰ型4号针刀。

（六）针刀操作（图8-4-2）

刀口线与下肢纵轴一致，针刀体与皮肤垂直，按四步规程进针刀达髂前上棘内侧骨面，针刀在骨面上向下纵向切开3次。术毕，拔出针刀，局部压迫止血3分钟后，无菌敷料覆盖针孔。在做针刀松解时，针刀松解一定在骨面上操作，不可脱离骨面，否则可能刺破腹壁，损伤腹腔内脏器官。

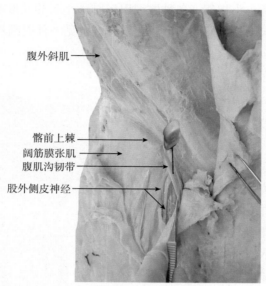

腹外斜肌

髂前上棘
阔筋膜张肌
腹肌沟韧带

股外侧皮神经

图8-4-2 股外侧皮神经卡压针刀操作

（七）疗程

每周治疗1次，4次为1个疗程，视患者病情确定疗程。

六、术后手法与康复

（一）术后手法

弹拨神经出口周围肌筋膜，使其松弛。

（二）康复训练

核心稳定性训练。

【思考题】

1.简述股外侧皮神经卡压的针刀治疗方法。

2.股外侧皮神经卡压的临床表现有哪些？

第五节 腓总神经卡压综合征

一、概述

本病是因腓总神经在走行区域受到卡压或其他病理性刺激而引发相应临床症状的疾病。该病以小腿外侧及脚背的腓神经支配区域疼痛、麻木及不适感等为主要表现。针刀治疗该病有很好的临床疗效。

腓总神经与腓骨小头相邻，各种原因引起腓骨小头的变形或增大，以及解剖的变异，均可引起腓总神经卡压综合征的发生，是下肢较常见一种周围神经卡压性疾病。

二、相关解剖（图8-5-1）

腓总神经由 $L_4 \sim S_2$ 神经发出的纤维组成，坐骨神经在大腿中下1/3处分出胫神经及腓总神经，腓总神经经过腘窝外侧沟沿股二头肌后缘下行至腓骨头的后外侧，位置较为表浅，绕腓骨颈向前进入腓骨长肌，并在肌内分成腓浅神经和腓深神经，在腓骨头颈交界部与腓骨骨膜相连，并进入腓管。腓管是指腓骨长肌纤维与腓骨颈所形成的骨纤维管道，在腓管内腓总神经与腓骨颈的骨膜紧贴在一起。腓管的长度约为27mm。腓管入口为腓骨长肌起始部及腘筋膜，一般均为腱性筋膜。腓管的出口可为腱性纤维，可为肌肉，也可为腱肌联合。

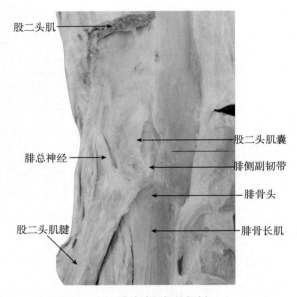

图8-5-1 腓总神经相关解剖

腓总神经在腓管部有3个分支，即腓浅神经、腓深神经和胫前返神经。腓浅神经走行于腓骨长短肌之间，运动支支配小腿外侧肌群；感觉支于小腿中、下1/3处穿出深筋膜，分布于小腿下段外侧、足背和趾背皮肤。腓深神经走行于胫骨前肌和姆长伸肌之间，其肌支支配小腿胫前肌群，并有分支沿胫前血管及足背血管走行，穿出踝前十字韧带后，分出一支支配趾短伸肌，另一支沿足背血管分布于第1趾间隙背侧皮肤。

三、病因病理

因为下肢运动较多且频繁，腓总神经卡压发生的概率较高，发病情况和患者的运动习惯及姿势关系较为密切，部分患者甚至回忆不记得有外伤史，或否认不良生活习惯等。临床上较为常见的病因如下。

（一）较长时间的不当体位或姿势而致受压

如不良坐姿，或膝关节反复的急剧屈伸，导致腓总神经反复被腓骨长肌纤维弓挤压、摩擦，发生水肿而致受压，局部结缔组织增生会加重卡压症状。

（二）局部的急慢性软组织损伤

如长时间的运动引发局部的软组织劳损，或腓骨小头附近遭受外力损伤而出现局部的炎性水肿，时间较长后出现卡压症状。

（三）局部的占位性病变

如胫腓关节的腱鞘囊肿、腓骨上端的肿瘤、股二头肌腱腱鞘囊肿、外侧半月板囊肿等均可压迫腓总神经而致病。

（四）小腿上端骨折

如腓骨颈骨折、胫骨平台骨折等导致关节结构紊乱，晚期可在骨痂形成过程中直接或间接地对腓总神经形成压迫。膝关节内侧脱位可引起腓总神经断离。

（五）踝关节内翻位扭伤

由于腓总神经被固定于腓骨颈上方腓骨长肌深面，强力的踝内翻引起突然的牵拉可损伤腓总神经，使之发生水肿而被卡压。

（六）医源性损伤

如全膝关节成形术后引起的腓总神经麻痹，石膏或小夹板使用不当，在妇科检查或分娩过程中受脚架压迫等。

四、临床表现

（一）症状

患者一般多有外伤史、不良体位等诱因或腓总神经走行区域有占位性病变，但多数患者会对外伤史或不良体位否认或记忆不清。临床症状以小腿酸软无力、前外侧麻木或足下垂等为主要临床表现。严重者出现足下垂者，行走时需高抬膝、髋关节、足向上甩的特有动作。

（二）体征

在腓总神经走行区域容易受到损伤及卡压的部位常常可以发现异常压痛点，胫前肌、趾长肌、长伸肌、腓骨长肌肌力减弱，小腿外侧及足背部皮肤感觉减退。部分患者在腓骨头周围可扪及肿块，腓骨颈部Tinel征呈阳性。背伸功能往往表现微弱和不完全麻痹，这时可以通过双侧对比来确定。

（三）特殊检查

肌电图检查可见无随意活动电位，刺激诱发电位可正常。

（四）鉴别诊断

该病的诊断需要排除因腰部病变引起的腓总神经区域的疼痛麻木症状，如腰椎间盘突出症、$L_{4\sim5}$椎体的骨折、骨病以及局部占位病变等，临床上很多的腰椎间盘突出症就是以腓总神经走行区域的疼痛麻木为首要临床表现。

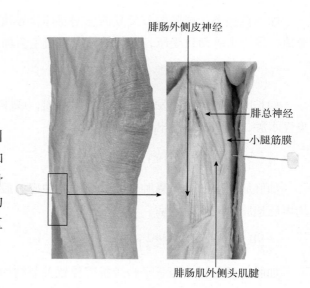

图8-5-2　腓总神经卡压针刀操作

腓肠外侧皮神经

腓总神经

小腿筋膜

腓肠肌外侧头肌腱

五、针刀治疗

（一）体位

患者取仰卧位或侧卧位，患膝屈曲约60°或伸直下肢均可。

（二）体表标志

腓骨头。

（三）定点

腓骨头附近的阳性反应点，腘窝外侧及胫前筋膜阳性反应点。

（四）消毒与麻醉

常规消毒，铺无菌洞巾，0.5%利多卡因局部麻醉，每点注射1～2mL。注入麻药时，必须先回抽注射器确认无回血。

（五）针刀器械

Ⅰ型4号针刀。

（六）针刀操作

1.**腓骨头附近的阳性反应点**　刀口线与腓骨纵轴成45°，与腓总神经走行方向平行，针刀体与皮肤垂直，按四步规程进针刀达腓骨头颈交界骨面，纵行切开2～3次。

2.**腘窝外侧及胫前筋膜阳性反应点**　刀口线与腓骨纵轴成45°，与腓总神经走行方向平行，针刀体与皮肤垂直，按四步规程进针刀达筋膜层，纵行切开2～3次。

术毕，压迫止血，无菌敷料覆盖针孔。

（七）疗程

每周治疗1次，4次为1个疗程，视患者病情确定疗程。

六、针刀术后手法

（一）术后手法

弹拨神经出口周围肌筋膜，使其松弛。

（二）康复训练

核心稳定性训练。

【思考题】

1.腓总神经卡压的临床表现有哪些？
2.简述腓总神经卡压的针刀治疗方案。

第六节　腕管综合征

一、概述

本病在临床上多发，是周围神经卡压中最常见的一种，多以重复性手部运动，特别是握抓手部运动者多见，如家庭妇女、用充气钻的工人、木工、铁匠等。该病中年人多发，占患者总数的82%，女性多于男性。

二、相关解剖（图8-6-1）

腕管是由腕横韧带及腕骨形成的一个管道。腕骨的桡侧界由手舟骨结节、大多角骨和覆盖于桡侧腕屈肌的筋膜隔组成，尺侧界由豌豆骨、三角骨和钩骨钩组成。腕管的顶部、屈肌支持带由桡骨远端扩展至掌骨的基部。腕管有3个重要的组成结构，即前臂深筋膜、腕横韧带和大小鱼际肌间腱膜。腕横韧带起自舟状骨结节和多角骨桡侧突起，止于豌豆骨和钩骨钩尺侧。在其浅面由近端前臂筋膜、掌长肌和掌部远端筋膜组

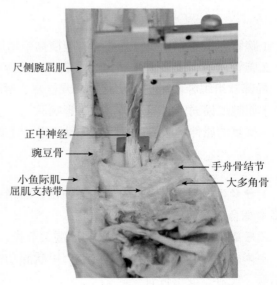

尺侧腕屈肌

正中神经

豌豆骨

小鱼际肌
屈肌支持带

手舟骨结节

大多角骨

图8-6-1　腕管相关解剖

成。腕骨内容物包括屈指浅肌（4根肌腱）、屈指深肌（4根肌腱）、拇指长屈肌（1根肌腱）共9根肌腱及其滑膜和正中神经。

正中神经在前臂位于指浅、深屈肌肌腹间，常位于指浅屈肌深部的肌膜内。在前臂远端，神经浅出部位位于指浅屈肌和桡侧腕屈肌间，位于掌长肌后侧或桡后侧。当穿过腕管的桡掌部屈肌支持带后，正中神经在屈肌支持带的远端分为6支：正中神经运动返支、3支指固有神经（分别位于拇指桡侧、拇指尺侧、示指桡侧）和2支指神经（1支在示指尺侧和中指桡侧，1支在中指尺侧和环指桡侧）。78%的运动神经束位于神经的桡掌位，其余位于神经的掌中位。56%的运动支穿过分隔的筋膜后首先进入大鱼际肌。第1蚓状肌由到示指桡侧的固有神经支配，第2蚓状肌由支配示指和中指的指神经支配。正中神经掌皮支源于正中神经桡掌侧距腕横纹约5cm处近端，于掌长肌与桡侧腕屈肌间的前臂筋膜下发出分支，在腕横纹约0.8cm处由掌部穿出，分为桡、尺支。

正中神经的高位分支可起源于前臂近侧或前臂中1/3部，与正中神经主干并行，通常被正中动脉或异常肌肉分隔。正中神经返支可通过韧带外、韧带下和韧带内穿过腕横韧带。

三、病因病理

腕管内压升高时，可减慢或中断神经的轴浆运输，使神经束膜水肿，而当压力成为持续的压迫状态时，可发生神经内膜水肿，神经内膜、束膜的通透性下降，从而使神经纤维束受压，神经内血供减少，神经纤维发生永久性的病理变化。桡骨远端骨折时腕关节过屈位固定，腕管内急性出血、液体增多，如血友病患者腕部出血、腕管内注射、烧伤引起腕管内渗出，均可因腕管内压力升高而引起该综合征。长时间的腕部劳损也可是腕管内的筋膜增生变厚，导致对腕管内神经血管的牵拉刺激。腕管综合征的病因可分为局部因素和全身因素。

（一）局部因素

1.腕管容积变小，如腕骨变异、腕横韧带增厚、肢端肥大。

2.腕管内容物变多，如创伤性关节炎、前臂或腕部骨折、腕骨脱位或半脱位、变异肌肉、局部软组织肿块、正中动脉损伤或栓塞、滑膜增生、局部血肿形成等。

3.屈腕尺偏固定时间过长，睡姿影响。

4.反复的屈伸腕指活动，反复振动上肢，工作影响。

（二）全身因素

1.**神经源性因素**　糖尿病性神经损伤，酒精中毒性神经损伤，工业溶剂毒作用，神经双多卡综合征，淀粉样变。

2.**感染、非感染性炎性反应**　类风湿关节炎，痛风，非特异性滑膜炎，感染性疾病。

3.**体液失衡**　妊娠，子痫，绝经，甲状腺功能紊乱，肾功能衰竭，红斑狼疮行血透，雷诺病，肥胖，变形性骨炎。

在诸多的病因中，发生率最高的为非特异性滑膜炎，其次为类风湿关节炎。

四、临床表现

（一）症状

腕管综合征好发于中年女性，多为40～60岁，其临床表现为：①桡侧3个半指麻木、疼痛和感觉异常。这些症状也可在环指、小指或腕管近端出现，麻痛感可牵扯至前臂掌侧远端，但前臂症状明显，较手指挤掌部轻且不会超过肘关节。部分患者整个手掌及手指均有症状。②常有夜间痛及反复屈伸腕关节后症状加重。患者常以腕痛、指无力、捏握物品障碍及物品不自主从手中掉下为主诉。③病变严重者可发生大鱼际肌萎缩、手指不能伸直、拇对掌功能受限。当症状进一步加重时，出现精细动作受限，如拿硬币、系纽扣困难。

（二）特殊检查

1. **腕掌屈试验（Phalen试验）**　双前臂垂直，双手尽量屈曲，持续60秒手部正中神经支配区出现麻木和感觉障碍为阳性；30秒出现阳性表明病变较重。
2. **止血带试验**　将血压表置于腕部，充气使气压达150mmHg，持续30秒，出现麻木为阳性。该检查灵敏度、特异度较高。
3. **腕部叩击试验**　腕部正中神经部叩击，灵敏度为67%。
4. **肌电图、X线、CT和MRI检查**　对腕管综合征的辅助诊断和鉴别诊断具有重要价值。

（三）鉴别诊断

在诊断时需要注意区别颈椎病引发的根性症状和该病的鉴别，从临床经验来看，如果5个手指均有发麻、疼痛、发僵等感觉，神经根型颈椎病的可能性不大，如果双手对称性出现以上症状，几乎可以排除神经根型颈椎病。

五、针刀治疗

（一）体位

坐位。

（二）体表标志

大多角骨，舟骨结节，豌豆骨，钩骨钩。

（三）定点

在腕横韧带的掌长肌尺侧缘选取2个治疗点。

（四）消毒和麻醉

常规消毒，铺无菌洞巾，2%利多卡因局部麻醉，每点注射1～2mL。注入麻药时，必须先回抽注射器确认无回血。

（五）针刀器械

Ⅰ型4号针刀。

（六）针刀操作（图8-6-2，图8-6-3）

刀口线与前臂纵轴平行，针刀体与皮肤垂直，按进针刀四步规程进针刀达腕横韧带，每个治疗点切开腕横韧带3～4次即可。术毕，局部压迫止血，无菌敷料覆盖针孔。该病往往需要多次进行针刀松解，勿追求一次性松解到位，一次性松解太过是临床上造成意外损伤的重要原因。

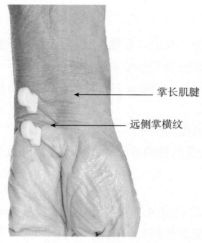

掌长肌腱

远侧掌横纹

图8-6-2　腕管综合征针刀操作1

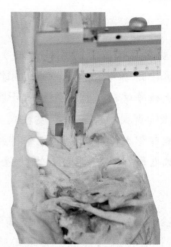

图8-6-3　腕管综合征针刀操作2

（七）疗程

每周治疗1次，4次为1个疗程，视患者病情确定疗程。

六、术后手法及康复

（一）术后手法

腕横韧带牵拉术。

（二）康复训练

腕关节活动度训练，腕关节拉伸练习，屈指肌腱滑动练习等。

【思考题】

1.腕管的解剖结构有哪些？

2.简述针刀治疗腕管综合征的方法。

第九章 针刀治疗各科杂病

除了慢性软组织损伤、骨关节病、周围神经卡压综合征等常见的针刀适应证之外，针刀还可以用于治疗其他疾病，包括内、外、妇、儿等各科疾病。本章挑选针刀治疗有切实疗效的部分疾病进行介绍。

第一节 痛经

一、概述

痛经是妇科临床常见疾病，是指女性经期前后或行经期出现周期性小腹疼痛、坠胀，或痛引腰骶部，影响工作及生活的疾患。在我国，30%～60%的女性行经期间伴有疼痛，7%～15%的女性疼痛较为剧烈，其中19～24岁未育者痛经达72%，随着年龄的增长，该病患病率降低。痛经一般分为原发性及继发性两种，前者是生殖器官无器质性病变者，占痛经90%以上，后者是指由生殖器官器质性病变而致的痛经，本节主要叙述原发性痛经（primary dysmenorrhea，PD）。

二、相关解剖

中医学认为，痛经主要是源于冲、任二脉气血运行不畅，经血滞于胞宫，不通则痛，不荣则痛。原发性痛经的发生与其解剖结构密切相关。盆腔是由骨、韧带和肌肉组成的漏斗形腔隙，内有膀胱、生殖器官、血管、神经、直肠等。

（一）骨盆

骨盆由髋骨、骶骨及尾骨组成，主要功能是对抗各种从上而下的压力，同时为肌肉提供附着点。2块髋骨在前面以耻骨联合相连，在后面与骶骨相连，构成骨盆带。骨盆关节包括腰骶关节、骶尾关节、骶髂关节及耻骨联合，通过韧带及肌肉支持加固关节。

（二）盆腔韧带

盆腔韧带包括主韧带、圆韧带、阔韧带、膀胱宫颈与膀胱耻骨韧带、子宫骶骨韧带等，有连接盆腔器官并支持各器官位置的功能，主要是由结缔组织增厚而成，有的韧带中含有平滑肌。

（三）盆腔肌肉

骨盆前侧壁为闭孔内肌（起于骶骨的前面，经坐骨大孔，止于股骨大转子尖），骨盆出口为多层肌肉及筋膜构成的骨盆底。盆腔肌肉中含有丰富的神经和淋巴、血管等。

（四）盆腔血管

女性生殖器官的血流主要来自卵巢动脉、子宫动脉、阴道动脉及阴部内动脉。

（五）神经

盆部神经支配主要来自骶神经、尾神经以及自主神经系统。

1.**生殖器官**　主要由交感神经与副交感神经所支配。交感神经在腹主动脉前形成含有神经节的腹主动脉丛，自上而下再分出卵巢丛、骶前神经丛、下腹下神经丛、骨盆神经丛。大部分盆腔各器官由骨盆神经丛支配，如子宫体、子宫颈、阴道、直肠及膀胱上部等。生殖器官除了有离心传导的交感、副交感神经外，也有向心传导的感觉神经，能将子宫的冲动传向中枢，从而可以反射性引起子宫收缩。

2.**外生殖器官**　外阴部皮肤及盆底随意肌系由阴部神经支配。阴部神经由$S_{2\sim4}$神经的分支组成。

针刀医学认为，原发性痛经主要是由于相应软组织受到内在或外在的慢性损伤后，出现粘连、挛缩、瘢痕、功能障碍，引起人体内生化成分的失调，从而导致局部无菌性炎症，引发区域性疼痛。经妇科检查未发现器质性病变的原发性痛经患者，在经期行软组织检查发现，多数患者在腰骶部肌群、腹直肌、棱锥肌、大腿内收肌群、耻骨上下及耻骨联合附着处存在固定的压痛点。

三、病因病理

引起痛经的因素有多种，如神经精神因素、免疫功能的调节、卵巢内分泌因素及子宫因素等。

子宫肌肉强烈收缩，子宫血流量减少，使宫腔内压力升高而引起疼痛。子宫血流量减少，缺血缺氧也会引发剧烈的疼痛。此外，痛经还与前列腺素（PG）含量的升高有关。原发性痛经的子宫肌肉过强收缩与PGF_2大量释放有关。原发性痛经妇女的经血和子宫内膜中PG含量比正常人明显增多，严重痛经患者子宫内膜中PG含量比正常人高十多倍。PGF_2活性明显增加，引起子宫过强收缩，导致痛经，尤其在经期初36小时内。月经来潮时，子宫内膜的PG经子宫肌与阴道壁血管、淋巴管被吸收进入血液，引起胃肠泌尿道和血管平滑肌的收缩，从而产生一系列全身症状，如恶心呕吐、腹泻、晕厥等。PG活性丧失后，症状消失。

其他因素还有白细胞介素、血管加压素、催产素、性激素、大脑代谢异常、子宫神经与神经递质等内分泌物质。此外情绪因素、运动、饮食习惯、环境等与痛经的发生也有一定的相关性。

四、临床表现

（一）症状

痛经的主要症状是周期性下腹部疼痛，疼痛常于经前数小时开始，也可于经前1~2日开始，持续时间长短不一，多于2~3日后缓解。经前的疼痛多为下腹部坠胀痛或冷痛，经期疼痛多呈阵发性绞痛。严重者疼痛可放射到外阴、肛门、腰骶部，并伴有头晕头痛、恶心、呕吐、腰酸、腹泻、烦躁、四肢厥冷、面色苍白等全身症状。

（二）辅助检查

妇科检查（未婚者行肛诊）子宫及附件均无异常。B超检查可排除生殖器官器质性病变。

五、针刀治疗

（一）体位

仰卧位。

（二）体表标志

剑突，耻骨联合，髂嵴，腰椎棘突，骶正中嵴。

（三）定点

剑突顶点，耻骨联合点，双髂嵴中点，$L_{3~5}$棘突及棘间，$L_{3~5}$横突，髂腰韧带止点，骶正中嵴旁，骶骨背面。

（四）消毒与麻醉

常规消毒，铺无菌洞巾，0.5%利多卡因局部麻醉，每点注射1~2mL。注入麻药时，必须先回抽注射器确认无回血。

（五）针刀器械

Ⅰ型4号针刀。

（六）针刀操作

1.**剑突顶点** 刀口线与人体纵轴一致，针刀体与皮肤垂直，按四步规程进针刀达剑突骨面，纵横摆动3次，然后调转刀口线90°，向下铲切3次。

2.**耻骨联合点** 刀口线与人体纵轴一致，针刀体与皮肤垂直，按四步规程进针刀达耻骨联合软骨骨面，纵横摆动3次，然后调转刀口线90°，向上铲切3次。

3.**双髂嵴中点** 刀口线与人体纵轴一致，针刀体与皮肤垂直，按四步规程进针刀达髂嵴骨面，纵横摆动3次，然后调转刀口线90°，沿髂嵴骨面铲切3次。

4.**$L_{3\sim5}$棘突及棘间** 刀口线和脊柱纵轴平行，针刀体与背部垂直，按四步规程进针刀达棘突顶部骨面，使针刀体向脚侧倾斜45°，纵横摆动3次。在棘突间，刀口线和脊柱纵轴平行，针刀体与进针刀平面垂直刺入1cm左右，当针刀下有坚韧感，患者诉有酸胀感时，即为病变部位，先纵横摆动3次；再将针刀体倾斜，与脊柱纵轴成90°，在上一椎骨棘突的下缘和下一椎骨棘突的上缘，沿棘突矢状面纵横摆动3次。

5.**$L_{3\sim5}$横突** 以L_4横突为例。在L_4棘突中点旁开3cm处定位。刀口线和脊柱纵轴平行，针刀体与皮肤垂直，按四步规程进针刀达横突骨面，针刀体向外移动，当有落空感时，即达L_4横突尖，在此切开横突尖的筋膜3次。

6.**髂腰韧带止点** 刀口线和脊柱纵轴平行，针刀体与皮肤垂直，按四步规程进针刀达髂后上棘骨面，贴髂骨骨板进针刀2cm，然后纵行切开髂腰韧带的3次。

7.**骶正中嵴旁** 刀口线与脊柱纵轴一致，针刀体与皮肤垂直，按四步规程进针刀达骶正中嵴骨面，在骨面上纵横摆动3次，然后贴骨面向两侧分别纵行切开3次。

8.**骶骨背面** 刀口线与脊柱纵轴一致，针刀体与皮肤垂直，按四步规程进针刀达骶骨骨面，在骨面上纵横摆动3次。

（七）疗程

每周治疗1次，4次为1个疗程，视患者病情确定疗程。

六、术后手法及康复

（一）术后手法

行腰椎和骨盆整复手法、内收肌牵拉手法。

（二）康复训练

核心稳定性训练、内收肌训练、盆底肌训练。

【思考题】

简述针刀治疗痛经的方法。

第二节 小儿先天性斜颈

一、概述

小儿先天性斜颈（肌性斜颈）是一侧胸锁乳突肌发生纤维性挛缩后形成的畸形，发病于婴儿出生时或出生后2周内，是新生儿畸形中较常见的一种，国内发病率为1.3%。一般认为，其发病原因是一侧胸锁乳突肌在难产时受伤，发生出血、机化，以致纤维变性后引起该肌的挛缩。如未能及早诊断、治疗，随着年龄的增长，可逐渐引起颊面部不对称、五官不正、脊柱侧弯、斜视等继发性畸形。

二、相关解剖

胸锁乳突肌位于颈阔肌的深面，起点有两个头，即胸骨头和锁骨头，分别起于胸骨柄的前面和锁骨的胸骨端，两头汇合后，肌纤维斜向后外上，止于颞骨乳突和上项线。胸锁乳突肌一侧收缩时，使头向同侧倾斜，面部转向对侧；两侧同时收缩，可使头后仰或拉头向前。该肌主要受副神经支配。

三、病因病理

过去认为该病是由于难产及使用产钳等因素使一侧胸锁乳突肌产生血肿，肌纤维瘢痕、挛缩而引起，但经过对千百万斜颈患儿胸锁乳突肌的局部肿块进行组织观察，并未发现任何陈旧性出血痕迹，而且一些正常分娩的婴儿也发现有斜颈，故认为产伤并非斜颈的主要因素。有学者提出，胎儿在子宫内头颈长期处于过度侧屈受压位置，肌内局部血运障碍，影响静脉血流供应，致使其在出生时胸锁乳突肌已产生挛缩。亦有研究者认为，斜颈是胸锁乳突肌先天发育不良所致，即由于遗传或孕期不良因素的影响，致使胸锁乳突肌发育不良，加上分娩时外力的因素，造成反应性的肉芽组织产生。此外，还有宫内压抑学说、炎症学说、胎儿运动学说、胎内负荷学说等。

其病理特征是胸锁乳突肌间质增生及纤维化，多数学者强调成纤维细胞、肌成纤维细胞是转归及预后的关键。

四、临床表现

在婴儿出生后1～2周内于颈部一侧的胸锁乳突肌中下段发现梭形或圆形、质硬、触之无痛的肿块，一般在出生后2周左右肿块急速增大，2～3个月逐渐缩小，4～6个月逐渐消退，消失后肌肉开始挛缩，颈部活动受限，出现斜颈（但亦有部分患儿由于病情较轻，不发生显著挛缩，亦无畸形出现）。到1周岁左右，斜颈畸形更为明显，头部向一侧倾斜，下颌转向健侧。如勉强将头摆正，可见胸锁乳突肌紧张而突出于皮下，形如硬索。在发育过程中脸部逐渐不对称，健侧饱满，患侧短小，颈椎侧凸，头部运动受限制。

有研究发现，先天性斜颈有自愈的能力，但并不能做到完全恢复。部分患儿肿块可完全消失，肌肉紧张改善，不出现斜颈；多数患儿的胸锁乳突肌发生纤维挛缩成为一条无弹性的纤维索带，牵拉患儿头部持续侧向患侧，面部持续转向健侧而出现斜颈，表现为头颈不对称性畸形。如不及时治疗，随着年龄的增长，畸形逐渐加重，对患儿的身心健康均有影响。

五、针刀治疗

（一）体位

患儿取仰卧位，肩颈处垫高，头后仰，面向健侧。

（二）体表标志

胸骨柄，锁骨胸骨端，乳突，胸锁乳突肌。

（三）定点

根据胸锁乳突肌的挛缩轻重，选择胸骨端、锁骨端、肌腹进行松解。

（四）消毒与麻醉

常规消毒，铺无菌洞巾，0.5%利多卡因局部麻醉，每点注射1～2mL。注入麻药时，必须先回抽注射器确认无回血。

（五）针刀器械

Ⅰ型4号针刀。

（六）针刀操作

刀口线与胸锁乳突肌纤维一致，针刀体与皮肤垂直，按四步规程进针刀达挛缩层次，调转刀口线90°，横行切开2～3次。

年龄大于10岁的患者，除胸锁乳突肌挛缩外，多合并有周围筋膜及肌群短缩。对于挛缩的颈阔肌及颈部深筋膜，可在紧张处做适当松解。

出针刀，局部压迫止血，无菌敷料覆盖针孔。

（七）疗程

每周治疗1次，4次为1个疗程，视患者病情确定疗程。

五、术后手法及康复

（一）术后手法

以传统的推拿按摩手法为主，弹拨分筋，伸展肌肉，消除粘连，矫正畸形，重建力学平衡，帮助肌肉恢复血液循环，解除硬结，增加弹性。在胸锁乳突肌的胸骨头、锁骨头及乳突部反复指推，每日2次，持续3个月。

（二）康复训练

1.根据美国物理治疗协会儿科分会制订的2013年版肌性斜颈临床实践指南规范要求，康复训练有以下方面：①颈部被动活动度训练。被动牵伸是康复治疗的首选之法，其作为一种良性机械刺激，可促进小月龄患儿胸锁乳突肌内肿块组织肌母细胞向正常的肌细胞转化，避免成纤维化。②加强颈部及周围肌群力量训练。③促进患儿对称性运动发育。④环境调适，在临床操作中让患儿健侧靠近墙面，患侧是喜欢之物等，嘱咐在家中喂奶变化位置，抱姿要经常变换，卧床时患侧处有光源、卧室门等。⑤家属参与，诱导患儿向患侧活动，促进对称性的运动发育，鼓励患儿每天至少俯卧抬头1小时以上，俯卧位也有利于颅面部不对称的恢复。

2.针刀术后可以选择患侧侧卧，佩戴矫形帽等持续地进行矫正。

【思考题】

简述针刀治疗先天性斜颈的方法。

第三节　痉挛性脑瘫

一、概述

脑性瘫痪简称脑瘫，是指出生前到出生后1个月内各种原因所致的非进行性脑损伤，主要表现为中枢性运动障碍及姿势异常。痉挛性脑瘫占脑瘫的70%，它引起的肢体畸形、关节功能障碍严重影响患者的生活质量。

目前，对痉挛性脑瘫患儿的治疗重点在于调节患儿身体功能和结构，改善运动障碍，纠正痉挛，强化活动能力，提高生活质量。中医康复治疗痉挛性脑瘫虽然取得了一定疗效，但疗效缓慢，治疗周期长，疗效不确切。西医矫形外科治疗该病手术创伤大，康复周期长，往往还导致矫枉过正。作为近年发展起来治疗该病的一种新方法，针刀松解治疗痉挛性脑瘫创伤小，见效快，疗效确切，还避免了矫枉过正。

二、相关解剖

痉挛型脑瘫主要表现为肌张力异常增高，以上肢屈肌、下肢伸肌、内收肌张力增高为主，关节活动减少。

三、病因病理

脑瘫病因繁多，直接原因是在出生前、围生期、出生后造成的脑损伤和脑发育缺陷，如胚胎期脑发育异常，孕妇妊娠期重症感染、风疹、带状疱疹、弓形体病、糖尿病等，出生时分娩时间长、脐带绕颈、胎盘早剥，产伤、出血性疾病等所致的颅内出血，新生儿高胆红素血症所致的核黄疸，中枢神经系统感染、呼吸障碍、惊厥、急性脑病等。其病理改变以弥散的、不对称的大脑皮质发育不良或萎缩性脑叶硬化为多见，其次是脑局部白质硬化和脑积水、脑穿通畸形。

痉挛主要是人体上运动神经元损伤的阳性特征表现，以速度依赖性肌张力上升、合并腱反射亢进为临床特征。虽然脑损伤是非进行性损伤，但运动障碍及姿势异常却是进展性的，最终导致关节畸形、步态异常。

四、临床表现

痉挛性脑瘫受损部位主要位于大脑皮层运动区和锥体束。伸张反射亢进是其基本特征，且对来自大脑的运动指令不能很好地完成。临床表现主要是肌张力增强、姿势异常、腱反射亢进、踝阵挛和巴宾斯基征阳性，可伴有智力低下、惊厥、行为异常、感觉障碍及其他异常。

该病由于屈肌的张力通常比伸肌群的张力高，屈、伸肌力不平衡，出现特有的姿态与肢体畸形；患儿走路也由于屈肌张力增强、严重痉挛之故而表现出独特步态。上肢表现为手指关节掌屈，手握拳，拇指内收，腕关节屈曲，前臂旋前，肘关节屈曲，肩关节内收。下肢表现为尖足，足内、外翻，膝关节屈曲，髋关节屈曲、内收、内旋，下肢大腿内收，行走时足尖着地，呈剪刀步态。

痉挛性脑瘫的确诊需要排除进行性疾病所致的中枢性瘫痪及正常儿童一过性的运动发育落后。

五、针刀治疗

（一）治疗原则

痉挛性脑瘫患儿存在运动障碍和姿势异常，软组织发生粘连、挛缩，限制了软组织的纵横运动，出现痉挛性挛缩，而致机体的力平衡失调，目前治疗多采用降低肌张力、缓解肌痉挛、改善关节活动度的方法。针刀治疗可以使关节周围的屈伸肌张力恢复动、静态平衡，有效地改善异常姿势、运动障碍。

脑瘫所造成的关节畸形及软组织的紧张挛缩是由于脊柱、四肢的力平衡失调所致。针刀通过松解关节周围软组织，使组织恢复正常的力学平衡，从而有效矫正畸形及软组织的挛缩。

（二）针刀操作

1.**针刀切割纠正畸形**　此法为针刀松解术最常用、最广泛的方法。针刀刺入软组织，对挛缩的肌肉进行松解，可以平衡肌肉力量，稳定不能控制的关节，矫正畸形。痉挛性脑瘫患儿前臂旋前挛缩者行旋前圆肌、旋前方肌、骨间膜松解；拇指掌心位畸形者，尤其是拇长屈肌的痉挛，针刀切割松解拇长屈肌、拇短屈肌、拇展肌和第1骨间背侧肌；足跖屈畸形者，行跟腱延长术；膝关节屈曲畸形者，行腘绳肌止点、股二头肌切割术；髋内收畸形者，行股内收肌切割松解术；髋屈曲挛缩畸形者，切割松解挛缩的缝匠肌、股直肌、阔筋膜张肌。

2.**肌肉刺激术**　可根据畸形的部位不同而施术，常选择得到施术部位有腰大肌、肩锁关节、桡肱肌、梨状肌、髂胫束和阔筋膜。操作时主要选择在肌腹处行针刀松解，出现异常感觉后，固定针刀深度，摆动针刀，加强刺激，增加肌肉舒缩频率，反射性抑制异常姿势和运动模式，消除或减轻痉挛症状。

3.**神经刺激术**　包括脊神经刺激术和周围神经刺激术，主要是通过针刀触及神经，神经致敏性增强，产生应激反应，该神经所支配的肌群受到抑制，从而降低肌张力，消除或减轻肌痉挛。此外神经刺激术可以加快局部血液循环，加强代谢产物的释放与分解，对肌原纤维的损伤起到修复作用，从而达到治疗目的。

脊神经刺激术选择在L_2下定点，针刀刺入，下肢会产生不自主的颤动，立即出针。交感神经刺激术选下肢痉挛定点在腹股沟韧带下方股动脉外侧，针刀沿股动脉搏动处外侧垂直刺入。上肢痉挛定点在甲状软骨外缘颈总动脉搏动处，针刀沿颈动脉搏动处外侧垂直刺入。

（三）疗程

每周治疗1次，4次为1个疗程，视患者病情确定疗程。

五、术后手法及康复

根据患者病情的具体表现，选择针对性的康复训练方法，包括运动训练、作业训练、语言训练、感觉统合训练、特殊教育、经络导推、矫形肢具等，改善残存的运动功能，抑制不正常的姿势反射，诱导正常的运动发育。

【思考题】

简述针刀治疗痉挛性脑瘫的方法。

第四节　过敏性鼻炎

一、概述

过敏性鼻炎又称变态反应性鼻炎或变应性鼻炎，是鼻黏膜的Ⅰ型变态反应性疾病，以鼻痒、打喷嚏、流鼻涕等为主要临床表现。由于变应原呈季节性的增减或持续存在，所以本病有季节性和常年性两种临床类型。其发病与环境因素密切相关，发达国家的发病率为

10%～20%，我国高发区达到37.74%，且呈逐年上升趋势。本病多发于青年人和儿童，无明显性别差异。该病属于中医学"鼻鼽"范畴。

二、相关解剖

（一）外鼻

外鼻位于面部中央，由骨、软骨构成支架，外覆软组织和皮肤，主要包括鼻根、鼻尖、鼻梁、鼻翼、鼻前孔、鼻小柱、鼻唇沟等。

1.**骨**　外鼻的骨性支架由鼻骨、额骨鼻突、上颌骨额突组成。鼻骨左右成对，中线相接，上接额骨鼻突，两侧与上颌骨额突相连。鼻骨下缘、上颌骨额突内侧缘及上颌骨额突游离缘共同构成梨状孔。

2.**软骨**　外鼻的软性支架由鼻中隔软骨、侧鼻软骨及大、小翼软骨等组成。各软骨之间由结缔组织相联系。大翼软骨左右各一，底面呈马蹄形，各有内外两脚，外侧脚构成鼻翼的支架，两内侧脚夹鼻中隔软骨的前下构成鼻小柱的主要支架。

（二）鼻腔

鼻腔为一顶窄底宽、前后径大于左右径的不规则狭长腔隙。其前起自前鼻孔，后止于后鼻孔并通鼻咽部。鼻腔被鼻中隔分成左右两侧，每侧鼻腔又分为位于最前段鼻前庭和位于其后占鼻腔绝大部分的固有鼻腔。

1.**鼻前庭**　鼻前庭是相当于鼻翼内面的空间，前界即前鼻孔，后界为鼻阈，后者是在相当于大翼软骨外侧脚上缘处向内形成的弧形隆起，是鼻前庭最狭窄处，亦称鼻内孔。鼻前庭外侧壁即鼻翼之内面，鼻前庭之内侧壁即鼻中隔最前部——鼻小柱。鼻前庭覆盖皮肤，是外鼻皮肤的延续，在鼻阈处向后则移行为固有鼻腔的黏膜。鼻前庭皮肤布有鼻毛，并富于皮脂腺和汗腺。

2.**固有鼻腔**　固有鼻腔通常简称鼻腔，前起自鼻内孔，后止于后鼻孔，有内、外、顶和底四个壁。

（1）内侧壁：即鼻中隔，由软骨和骨组成，分别为鼻中隔软骨、筛骨正中板（又称筛骨垂直板）和犁骨。软骨膜和骨膜外覆有黏膜。鼻中隔最前下部的黏膜内动脉血管汇聚成丛，称利特尔区，该区是鼻出血的好发部位，故又称"易出血区"。

（2）外侧壁：是解剖学最为复杂的部位，也是最具生理和病理意义的部位。其由诸多骨骼组成，但主要部位是筛窦和上颌窦的内侧壁。鼻腔外侧壁从下向上有3个呈阶梯状排列、略呈贝壳形的长骨片，外覆黏膜，分别称为上、下、中鼻甲，其大小依次缩小约1/3，其前端的位置则依次后移约1/3。3个鼻甲之上缘均附加于鼻腔外侧壁，游离缘皆向下悬垂于鼻腔内，故每一鼻甲与鼻腔外侧壁均形成一间隙，分别称为下、中、上鼻道。

1）下鼻甲和下鼻道：下鼻甲为一独立骨片，是3个鼻甲中最大者，其前端接近鼻前庭，后端则距咽鼓管口仅1～1.5cm。

2）中鼻甲和中鼻道：中鼻甲属筛骨的一个结构。中鼻甲前方的鼻腔外侧壁上有一丘状隆凸，谓鼻堤，通常含1～4个气房。中鼻甲后端的后上方、近蝶窦低处的鼻腔外侧壁上有一骨孔，谓蝶腭孔，向后通翼腭窝，是蝶腭神经及同名血管出入鼻腔之处。中鼻道外侧壁上有两个隆起，前下者呈弧形脊状隆起，名钩突；其后上的隆起名筛泡，内含1～4个较大气房，均属筛窦结构。两者之间有一半月形裂隙，名半月裂孔，长10～20mm，宽2～3mm，半月裂孔向前下和外上逐渐扩大的漏斗状空间名筛漏斗，额窦经鼻额管开口于其最上端，其后便是前组筛窦开口，最后为上颌窦开口。中鼻甲、中鼻道及其附近区域的解剖结构的生理异常和病理改变在鼻和鼻窦炎性疾病的发病机制中最为关键，该区域被称为"窦口鼻复合道"。

3）上鼻甲和上鼻道：上鼻甲亦属筛骨结构，是最小的鼻甲，位于鼻腔外侧壁上后部。因中鼻甲位于其前下方，故前鼻镜检查一般窥视不到上鼻甲。上鼻甲后端的后上方有蝶筛隐窝，位于筛骨（上）和蝶窦前壁（下）形成的角内，是蝶窦开口所在。后组筛窦则开口于上鼻道。以中鼻道游离缘水平为界，其上方鼻甲与鼻中隔之间的间隙称为嗅沟或嗅裂；在该水平以下，鼻甲与鼻中隔之间的不规则腔隙则称总鼻道。

（3）顶壁：很窄，呈穹隆状。其前段倾斜上升，为鼻骨和额骨鼻突构成；后段倾斜向下，即蝶窦前壁；中段水平，即为分隔颅前底窝的一部分，板上多孔（筛孔），故又名筛板，容纳嗅区黏膜的嗅丝通过抵达颅内，筛板菲薄而脆，外伤或在该部位实施鼻腔手术时较容易损伤。

（4）底壁：即硬腭的鼻腔面，与口腔相隔。其前3/4由上颌骨腭突构成，后1/4由腭骨水平构成。

（5）前鼻孔：由鼻翼的游离缘、鼻小柱和上唇围绕而成。

（6）后鼻孔：主要由蝶骨体、蝶骨翼突内侧板、腭骨水平部后缘、犁骨后缘围绕而成，外覆黏膜，形略椭圆，较前鼻孔为大。

（三）鼻腔黏膜

鼻腔黏膜与鼻内管、鼻窦和鼻咽的黏膜相连续，分为嗅区黏膜和呼吸区黏膜两个部分。

1.**嗅区黏膜**　范围较小，主要分布在上鼻甲内侧面和与其相对应的鼻中隔部分，小部分可延伸至中鼻甲内侧面和与其相对应的鼻中隔部分。

2.**呼吸区黏膜**　占鼻腔大部分，表面光滑湿润，黏膜内具有丰富的静脉海绵体。接近鼻前庭处为鳞状上皮和移行上皮，中、下鼻甲前端以及鼻中隔下部前约1/3段为假复层柱状上皮，其余部分均为假复层纤毛柱状上皮。

（四）鼻腔血管

1.**眼动脉**　来自颈内动脉，在眶内分成筛前动脉和筛后动脉。两者穿过相应的筛前孔和筛后孔进入筛窦，均紧贴筛顶横行于骨嵴形成的凹沟或骨管中，然后离开筛窦，经一短暂的颅内过程后穿筛板进入鼻腔。筛前动脉供应前、中筛窦和额窦以及鼻腔外侧壁和鼻中隔的前上部。筛后动脉则供应后筛窦以及鼻腔外侧壁和鼻中隔的后上部。

筛前、后动脉是识别筛顶和额窦开口部位的解剖标志，术中应注意识别勿损伤。此外，筛前动脉明显粗于筛后动脉，一旦损伤，出血较剧，断段缩回眶内，可致眶内血肿等并发症。另外，经眶结扎筛前动脉常是治疗因筛前动脉出血所致严重鼻出血的有效手段。

2.颌内动脉　在翼腭窝内相继分出蝶腭动脉、眶下动脉和腭大动脉供应鼻腔，其中蝶腭动脉是鼻腔血供的主要动脉。

3.静脉回流　鼻腔前部、后部和下部的静脉最后汇入颈内、外静脉，鼻腔上部静脉则经眼静脉汇入海绵窦，亦可经筛静脉汇入颅内的静脉和硬脑膜窦（如上矢状窦）。鼻中隔前下部的静脉亦构成丛，称克氏静脉丛，也是该部位出血的重要来源。老年人下鼻道外侧壁后部近鼻咽处有表浅扩张的鼻后侧静脉丛，称为吴氏鼻-鼻咽静脉丛，常是后部鼻出血的主要来源。

（五）鼻窦

鼻窦是围绕鼻腔、藏于面颅骨和脑颅骨内的含气空腔，一般左右成对，共有4对。鼻窦依其所在颅骨，分别命名为上颌窦、筛窦、额窦和蝶窦。窦的形态大小不同，发育常有差异。窦内黏膜与鼻腔黏膜链接，各有窦口与鼻腔相通。

三、病因病理

（一）病因

1.变应性体质　常与其他变应性疾病，如支气管哮喘、荨麻疹等同时或交替发作，多有家族史，可能与遗传有关。

2.变应原接触　吸入物如尘埃、花粉、真菌、动物皮毛、化学粉末等，食物如面粉、牛奶、鸡蛋等,药物如抗生素等，细菌及其毒素，注射物如血清、青霉素、链霉素等，接触物如油漆、皮毛、氨水等均可致敏。

3.其他因素　如冷热变化、温度不调、阳光或紫外线的刺激等，又如内分泌失调或体液酸碱平衡失调等内在因素。

（二）病理

过敏性鼻炎是由特应性个体接触变应原引起的鼻黏膜非感染性炎性疾病。其发病有三个必要条件：特异性抗原，即引起机体免疫反应的物质；特应性个体，即所谓个体差异、过敏体质；特异性抗原与特应性个体二者相遇。该病临床上分为常年性和季节性两型。

1.常年性变态反应性鼻炎，早期鼻黏膜水肿呈灰色，病变属可逆性，此时病理检查，可见上皮下层显著水肿，组织内有嗜伊红细胞浸润，鼻分泌物中亦含有嗜伊红细胞。如过敏反应衍变为炎性反应，组织改变即较显著，上皮变性，基膜增厚和水肿，有血管周围浸润和纤维变性，腺体肥大、膨胀、阻塞，也可囊肿样变性。慢性炎症的病变更为显著，有上皮增生，甚至乳头样形成。有继发感染者，病变黏膜呈颗粒状，分泌物转为脓性，多形核细胞增多，黏膜下有细胞浸润及纤维组织增生。

2.季节性变态反应性鼻炎病理主要为鼻黏膜水肿，有嗜伊红细胞浸润，分泌物呈水样，可有息肉形成。

四、临床表现

（一）症状

1.**鼻痒、喷嚏**　多数患者鼻内发痒，花粉症患者可伴有眼痒、耳痒、咽痒；喷嚏多为阵发性发作，每次多在3个以上的连续喷嚏，且多于晨起、夜晚或接触变应原后随即发作。

2.**清涕**　患者伴随大量清水样鼻涕，有时可有不自觉从鼻孔滴下。急性反应期过后可伴有鼻涕减少，若伴有感染可见黄稠鼻涕。

3.**鼻塞和嗅觉缺失**　鼻塞症状轻重不一，单侧或双侧单发或并发，呈持续性、间歇性或交替性发作；嗅觉缺失或障碍是由黏膜的水肿引起，持续的水肿可导致嗅神经萎缩，引起永久性嗅觉丧失。患者得病后常伴有鼻黏膜的高敏状态，发病季节对任何强烈的气味、污染的空气，乃至气候温度的变化都会伴有症状的反复，本病的后期患者常可发展成对多种抗原与刺激因素过敏，而呈终年鼻塞、流涕的状态。

（二）体征

患者在发作期常呈一种张口呼吸的面容（儿童尤其明显），由于经常由鼻痒而搓揉可见鼻梁部皮肤的横纹，鼻翼部分肥大，伴过敏性眼结膜炎者可见结膜的轻度充血水肿。

（三）辅助检查

1.**鼻内窥镜检查**　可见本症患者鼻黏膜多苍白水肿，分泌物甚多，大都呈水样，镜下检查可见有多量嗜酸粒细胞。

2.**实验室检查**　患者对相应的抗原皮肤试验常呈阳性速发反应（反应常在10～15分钟内发生）。

五、针刀治疗

（一）局部治疗

1.**体位**　仰卧位。

2.体表标志　鼻。

3.定点

（1）鼻内点：固有鼻腔的外侧面鼻骨内侧壁定1点。

（2）鼻外点：鼻翼外侧旁开约5mm处。

4.消毒与麻醉

常规消毒，铺无菌洞巾，0.5%利多卡因局部麻醉，每点注射1～2mL。注入麻药时，必须先回抽注射器确认无回血。

5.针刀器械　Ⅰ型4号针刀。

6.针刀操作

（1）鼻内点：针刀由鼻孔进入，刀口线与外侧壁平行刺入0.5～1cm，进行局部小范围的先纵行后横行剥离。

（2）鼻外点：刀口线与鼻唇沟平行，从下向上沿皮刺入，到达骨面后再将针刀提至皮下，反复切开至骨面2～3次，即可出针刀，压迫止血。

7.疗程　每周治疗1次，4次为1个疗程，视患者病情确定疗程。

（二）颈部治疗

1.体位　俯卧位。

2.体表标志　枕外隆凸，上项线，颈椎棘突，关节突关节。

3.定点

（1）枕外隆凸下缘及上项线：枕部中、浅层肌肉及项韧带止点1点，两侧上项线、枕外隆凸两侧25mm各1点。

（2）颈椎棘突点：自枕外隆凸沿后正中线向颈部摸到的第一个骨性凸起为枢椎棘突，沿后正中线向下可摸到其余各椎棘突。

（3）关节突关节点：棘突旁开15～25mm，平均为20mm，关节突关节位于下位棘突水平线上。

4.消毒与麻醉　常规消毒，铺无菌洞巾，0.5%利多卡因局部麻醉，每点注射1～2mL。注入麻药时，必须先回抽注射器确认无回血。

5.针刀器械　Ⅰ型4号针刀。

6.针刀操作

（1）枕外隆凸下缘及上项线：刀口线与人体纵轴平行，针柄向足端倾斜，使针刀向头顶百会方向刺入，按四步规程进针刀至骨面，切开2～3次。

（2）颈椎棘突点：刀口线与人体纵轴平行，针体与皮肤垂直，按四步规程进针刀至骨面，先行纵切开2～3次。

（3）关节突关节点：刀口线与人体纵轴平行，针体与皮肤垂直，按四步规程进针刀至骨面，紧贴骨面行纵横摆动2～3次，然后缓慢退出针刀，并于中层和浅层切开2～3次。

出针刀，压迫止血，无菌辅料覆盖。

7.**疗程** 每周治疗1次，4次为1个疗程，多数患者需要1~4次治疗。

（三）穴位治疗

1.**百会穴** 刀口线与矢状面平行，针体与身体纵轴一致，到达骨后面，向后各刺入0.5~1寸，纵行切开2~3次。

2.**神庭穴** 刀口线与身体横轴平行，针体平行于该处颅骨刺入0.3~0.4寸，纵行切开2~3次。

3.**印堂穴** 刀口线与额肌纤维平行，从上向下沿皮横刺入0.5~1寸，纵行切开2~3次。

每周治疗1次，4次为1个疗程，视患者病情确定疗程。

六、术后手法及康复

（一）手法治疗

局部治疗术后用手在鼻腔外侧按压1分钟。点揉枕骨后小肌群，使之放松。

（二）康复训练

颈深伸屈肌群训练。

【思考题】

简述针刀治疗过敏性鼻炎的方法。

第五节 颞下颌关节紊乱综合征

一、概述

颞下颌关节功能紊乱综合征是指颞颌关节及其周围的肌肉、韧带等组织的病理性损伤导致的颞颌关节的功能失去平衡，引起咀嚼与张口障碍、局部疼痛和关节弹响，严重者可引起颞颌关节强直。该病属于中医学"开合不利"范畴。其发病率为20%~40%，好发于20~40岁的青壮年人，女性多于男性，常发生在一侧，也可见两侧同时发病。我国学者按其病理发展过程将其分为四期，即肌应激增高期、肌平衡失调期、肌痉挛期、肌挛缩期。

二、相关解剖（图9-5-1）

颞下颌关节是位于耳郭前、颧弓的下后方，由颞骨的下颌窝、下颌骨的髁状突以及位于二者之间的关节纤维软骨盘所组成的左右联动的关节，主司张口、闭口和咀嚼。

（一）骨

1.颞骨　是位于枕骨、顶骨和蝶骨包围之下的不规则骨，其下方与下颌骨相关节；由外耳门前上方的鳞部、内侧的岩部、前下方的鼓部和乳突四部构成。颞骨上有容纳下颌髁状突的凹陷，呈横卵圆形或形似底边向前的三角形；关节结节是位于关节窝前方颧弓根部的峰状凸起，由一个嵴和两个斜面构成。关节结节在婴儿时期是平的，随着年龄增长，关节窝加深，关节结节日益凸显，成为稳定髁突于关节内的屏障。

2.下颌骨　位于面部的前下方，借颞下颌关节连接于颞骨下颌窝。它可分为体和支，有两面（内面和外面）分别为咬肌和翼内肌的附着处，并形成粗隆、四缘（前、后缘）、两个突起（前方的冠突和后方的髁突）。髁突呈椭圆形，其外径长18～24mm，前后径5～8mm，从内后斜向前外，髁突横轴的延长线相交于枕骨大孔之后，成145°～160°的交角。髁突外侧极有一粗糙面是关节盘和韧带附着处。髁突颈部略为变细，并稍弯向腹侧，此处好发骨折。颈上部前方有一小凹陷称关节翼肌窝，为翼外肌的附着处。

（二）骨连接

1.关节盘　位于关节窝与髁突之间，由坚韧的纤维组织构成，具有较好的抗压、抗摩、缓冲挤压的作用，还可以调节关节窝、关节结节和髁突间解剖形态的不一致。关节盘的厚度不是均匀一致的，从前到后可见4个清晰的分区。其中前带较厚，前后径窄；中间带最薄，前后径窄；后带最厚，前后径最宽；双板区分上层和下层。关节盘以盘突韧带附着于髁突，并与关节囊紧密连接，使囊内的关节间隙形成两个关节间隙，上腔大而松，下腔小而紧。

2.关节囊　是由纤维结缔组织组成的韧性很强的纤维囊。其松而薄，附着在关节周围，包裹整个关节，形成密闭的关节腔。关节囊分为内、外两层，外层为纤维层，与骨膜、韧带、肌肉相连接；内层为滑膜层，可分泌滑液，起到润滑和营养作用。关节囊外侧被下颌韧带加强，上前方附着于关节结节顶之前方，上后方附着于鼓鳞裂，前内方与翼外肌上头融合，外侧附于颧弓、关节窝的边缘和关节后结节，内侧止于蝶骨嵴，下方止于髁突颈部。

3.韧带　颞下颌关节每侧有5条韧带，即颞下颌韧带、茎突下颌韧带、蝶下颌韧带、翼下颌韧带和下颌锤骨韧带。其主要功能是悬吊下颌，限制下颌运动在正常范围之内。颞下颌韧带是颞下颌关节的侧副韧带。颞下颌关节只有外侧面有副韧带，内侧缺如。颞下颌韧带分浅层和深层，部分纤维与关节囊融合。浅层起于颧弓，较宽，向下向后呈扇形集中止于髁突颈部的外侧和后缘；深层起于关节结节，较窄，水平向后止于髁突外侧和关节盘外侧。蝶下颌韧带，位于关节内侧，起于蝶骨角棘，止于下颌小舌。其外侧自上而下与翼外肌、耳颞神经、颌内动脉、下牙槽神经和血管及腮腺深叶相邻；内侧下方与翼内肌相邻。茎突下颌韧带，起于茎突，止于下颌角和下颌支后缘，部分茎突下颌韧带止于翼内肌的筋膜。茎突下颌韧带由颈深筋膜增厚而成，可限制下颌骨过度向前运动。翼下颌韧带位于关节的内侧，起自蝶骨翼突钩，止于下颌支前方，具有协同蝶下颌韧带调节下颌骨侧方运动和上下运动的功能。下颌锤骨韧带起自锤骨颈及其前突，止于颞下颌关节囊的后内上方、关节盘的后内缘和蝶下颌韧带，此韧带与中耳相连接。

（三）相关肌肉

1.颞肌　是一个大的扇贝形肌肉，覆盖在头侧面耳的前、上和后方。该肌起自颧弓上方颞窝的骨和筋膜，止于颌骨冠状突和下颌支前缘。其功能是提上唇，由颧支、颊支（Ⅶ）支配。

2.咬肌　起自上颌骨颧突和颧弓，止于咬肌浅层至下颌角外表面和下颌支的下半部，咬肌深层至下颌支上半部，可能延伸至下颌角（咬肌粗隆）。其作用为上提下颌骨（闭口），由咬肌神经（Ⅴ）支配。

3.翼内肌　起自翼突，止于翼突下颌支内面。其作用为上提下颌骨（闭口），由翼内肌神经（Ⅴ）支配。

4.翼外肌　起自颞下窝、翼突，止于下颌骨髁突翼肌凹、颞下颌关节囊。该肌双侧收缩时下拉颌骨向前，单侧收缩时下拉颌骨移向对侧，由翼外肌神经（Ⅴ）支配。

（四）血管和神经

1.动脉　颞下颌关节的动脉血管的分布和走行变异较大，其主要来源于颞浅动脉、上颌动脉和面动脉。颞浅动脉起自外耳门前方，上行，越颧弓根至颞部皮下，分布于腮腺、额、颞和顶部软组织；上颌动脉经下颌颈深面入颞下窝，其中分布于硬脑膜的分支为脑膜中动脉，穿棘孔分布于硬脑膜；面动脉在舌动脉上方水平发出，经下颌下腺深面，绕下颌骨下缘、咬肌前缘至面部，经口角和鼻翼外侧至眼内眦，称内眦动脉。

2.神经　颞下颌关节的神经支配主要为三叉神经下颌支，其为三叉神经最大的分支，由大小两根组成。大的感觉根发自半月神经节前缘之外侧部，小的运动根行于半月神经节的下方，两根共穿卵圆孔出颅，当其进入颞下窝时，感觉根与运动根合并，下行于腭帆张肌与翼外肌之间，分为前、后二干，在其分干之前，发出棘孔神经和翼内肌神经，分别布于硬脑膜与翼内肌。其中下颌神经前干较细，经翼外肌深面走行，大部分为运动神经，分别布于颞肌、咬肌和翼外肌，故又称为咀嚼肌神经。颞深神经，前后各分别称颞深前神经和颞深后神经，均经翼外肌上缘进入颞肌深面布于该肌。咬肌神经常与颞深后神经共干，二者分开后，咬肌神经向外，经翼外肌上缘，伴行咬肌动脉，在颞肌与颞下颌关节之间，跨越下颌切迹，至咬肌深面布于该肌。翼外肌神经行于翼外肌深面，发出分支，分别布于翼外肌上下头。下颌神经后干较粗，主要分为三条神经，即耳颞神经、舌神经和下牙槽神经。前二者为感觉神经，后者为混合神经。其中耳颞神经多以两根包绕脑膜中动脉后复合成一干，沿翼外肌深面向后，绕下颌髁颈突之内侧至其后方进入腮腺，在此分为几乎相等的上、下两支。其中上支从耳颞神经主干分出后，几成直角弯曲向上，经腮腺之上缘穿出，越过颧弓浅面，进入颞区，其关节支布于颞下颌关节；下支与面神经交通。

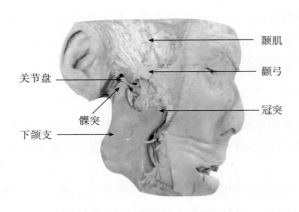

颞肌

颧弓

冠突

关节盘

髁突

下颌支

图9-5-1　颞下颌关节相关解剖

三、病因病理

（一）病因

本病的病因尚不十分明确，但按其病因性质不同可分为原发性病因和继发性病因。

1.**原发性病因**　包括先天、遗传等，这些病因可以导致颌骨发育、牙齿咬合发育或口腔功能异常。例如，两侧关节发育不对称就可产生颞下颌关节功能紊乱。

2.**继发性病因**　包括关节创伤和劳损因素，如夜间磨牙和紧咬牙等；精神因素；环境因素；医源性因素等。

（二）病理

本病的发生与颞下颌关节及其周围组织的平衡协调与否密切相关。在各种病因的作用下，构成颞下颌关节的骨质本身发生病理损害及其关节附属结构（颞下颌关节的关节囊、韧带、相关肌肉）发生劳损，进而引起颞下颌关节的周围软组织发生结节、瘢痕和挛缩等病变，导致颞下颌关节的肌力平衡失调和牙齿的咬合功能发生紊乱。如咀嚼肌共济失调、肌痉挛、翼外肌功能受到抵制等，就可引起开口受限、间断性牙关紧闭；两侧肌（包括闭口肌群痉挛）受力不均，则可引起下颌偏移；上颌开闭轨道偏向一侧，则表明一侧的肌张力亢进，不能大张口，为张口受限，表示翼外肌功能受抵制。张口运动受限或下颌运动偏斜、偏摆、震颤、弹响等均与下颌关节功能失调或疾病有关，可以由关节囊内、外的因素造成；同时张口受限也可由于闭口肌痉挛或由关节的结构病变或错位造成。下颌的弹响现象主要是由于下颌的肌共济失调或关节本身运动失调所致。当张口运动受限以后，因下颌的运动功能已经受限，所以就很少出现关节弹响或根本不出现关节弹响。如有前伸受限，表示两侧翼外肌功能受抵制或消失。前伸运动时下颌偏斜，表示两侧翼外肌功能不协调。翼外肌受损时，下颌运动可不对称，或运动幅度变小。

总之，其病理特点为由于各种因素引起的颞下颌关节骨质本身的病变，咀嚼肌群痉挛或高张力，关节内软骨盘磨损，关节周围韧带与关节囊粘连结疤，关节运动时牵扯周围病变组织而引起一系列症状，严重者可导致颞下颌关节活动受限或强直。

四、临床表现

（一）症状

1.**颞下颌关节疼痛** 以局部钝性痛为主，也可见跳痛、灼痛或刺痛。大多数患者运动时疼痛加重，且与活动的幅度和力度呈正相关，也有少数患者可发生自发性疼痛，其疼痛部位以双侧耳部和嚼肌区最为常见，同时也发生于颞凹、外耳道、咀嚼肌、上颌区、腮腺区、颌下三角后分、胸锁乳突肌、下颌舌骨肌、咽壁等部位。

2.**颞下颌关节弹响或摩擦音** 在张、闭口和咀嚼运动中，可出现一侧或双侧关节弹响。初期为轻微、清脆的单响声，病重后弹响声变大，或出现破碎声。其多是由于关节盘移位、破坏和穿孔等原因引起。

3.**关节运动障碍** 主要为张口受限，即开口小于正常，主要与不可复性盘前移有关，即在开、闭过程中髁突滑动时，始终保持关节盘-髁突移位的结构关节，或者说是关节盘始终恒定地位于髁突嵴的前下方而不能恢复正常位置。张口口型异常，即张口时下颌中线偏斜或歪曲，张口运动交锁等。

（二）体征

1.**面部外形异常** 多为习惯单侧咀嚼者或两侧颌部和咀嚼肌发育不平衡，因此面形两侧不对称，咀嚼侧较丰满。

2.**张闭口运动受限** 包括张闭口运动受限或下颌运动偏斜、偏摆、震颤、弹响等。正常开口度约为45mm左右（三指宽）。当张口受限，其轻度为张口度不足三横指；中度为张口不足二横指；重度为张口不足一横指，或不能张口，牙关紧闭。要检查两侧关节的情况，判定病变侧。

3.**压痛点检查** 进行双侧肌的触诊，比较每对肌的触痛。

（三）辅助检查

颞下颌关节的X线、CT和MRI检查可了解颞下颌关节骨质的改变情况、关节间隙的变化、关节本身的发育情况，同时还可进行鉴别诊断。

五、针刀治疗

（一）体位

侧卧位。

（二）体表标志

下颌窝，颧弓，下颌角，下颌髁状突，冠突。

（三）定点

1.**关节囊点**　定点于下颌窝与髁突颈之间，松解关节囊及翼外肌止点。

2.**颧弓上点**　为颞肌损伤的压痛点，松解颞肌。

3.**咬肌粗隆点**　定点于下颌角上方的压痛点处，松解咬肌止点。

4.**颧弓下点**　定点于颧弓压痛点处，松解咬肌、颞下颌韧带起点。

5.**冠突点**　定点于压痛点上，松解颞肌的抵止点。

6.**其他肌阳性反应点**　包括胸锁乳突肌、斜方肌等，按肌损伤处理。

（四）消毒与麻醉

常规消毒，铺无菌洞巾，0.5%利多卡因局部麻醉，每点注射1～2mL。注入麻药时，必须先回抽注射器确认无回血。

（五）针刀器械

Ⅰ型4号针刀。

（六）针刀操作（图9-5-2至图9-5-4）

1.**关节囊点**　刀口线与颧弓平行，针刀体与皮面垂直，按四步规程进针刀达颞下窝骨面，调整针刀刃至颞下窝骨缘，沿骨缘切开颞下颌关节囊1～3次。

2.**颧弓上点**　以耳垂稍上方的点为"中心"，刀口线与"中心"的放射状线相平行，针刀体与皮面垂直，按四步规程进针刀达颅骨骨面。调转刀口线45°（与颞肌腱纤维相平行），纵行切开2～3次。

3.**咬肌粗隆点**　刀口线与下颌体下缘平行，针刀体与皮面垂直，按四步规程进针刀达下颌骨面，调转刀口线45°，纵行切开2～3次。

4.**颧弓下点**　刀口线与颧弓平行，针刀体与皮面垂直，按四步规程进针刀达颧弓骨面，调整针刀刃至颧弓下缘骨面，沿骨缘切开关节囊2～3次。

5.**冠突点**　刀口线与颧弓平行，针刀体与皮面垂直，按四步规程进针刀达冠突骨面，调整针刀刃至喙突顶端，沿骨端骨面切开颞肌腱1～3次。

6.**其他肌阳性反应**　相关肌肉损伤点的治疗参照相应肌肉损伤的针刀操作步骤。

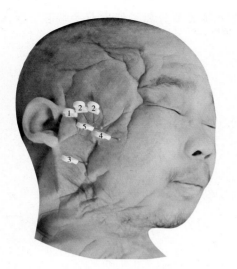

图9-5-2　颞下颌关节紊乱综合征针刀操作1

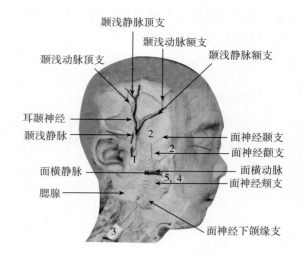

图9-5-3　颞下颌关节紊乱综合征针刀操作2

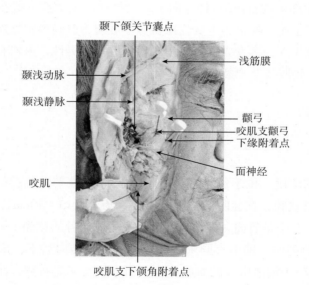

图9-5-4　颞下颌关节紊乱综合征针刀操作3

（七）疗程

每周治疗1次，4次为1个疗程，视患者病情确定疗程。

六、术后手法及康复

（一）术后手法

患者坐于椅上，一助手站在患者背后将患者头部固定，医生两手拇指包上无菌纱布，放入患者口内两侧下槽牙上，将下颌关节下压，使下颌关节分离，然后双手端起下颌关节，向后上方推顶复位。

（二）康复训练

开闭口训练等。

【思考题】

简述针刀治疗颞下颌关节紊乱的方法。

第六节　肛　裂

一、概述

肛裂是指齿状线下肛管皮肤层裂伤形成的小溃疡，以放射状分布于肛管，呈梭形或椭圆形，多发于后正中部（截石位6点钟方向），少数在前正中部（截石位12点方向），并以肛门周期性疼痛、出血、便秘为主要临床特点。肛裂为肛肠科常见疾病之一，其发病率仅次于痔疮，以中青年人为多发人群，我国患者女性多于男性，多伴有长期便秘病史。中医学将本病归属于"钩肠痔""裂痔"等范畴。

二、相关解剖

（一）直肠

直肠为消化管的末段，位于盆腔内，其上端在第3骶椎平面与乙状结肠相接，向下沿骶骨和尾骨前面穿过盆腔，在会阴部终于肛门。直肠全长13~19cm，平均16cm。其在矢状位上有两个弯曲：一个是骶曲，即由直肠上段沿着骶尾骨的盆面下降，而形成的向后的弓形弯曲；一个是会阴曲，即由直肠末段绕过尾骨尖，转向后下，形成的向前的弓形弯曲。其在额状面上有3个偏离中线的侧曲：自上而下依次突向右侧，而后转向左，再折向右，最后回到正中平面。其中向左的侧曲较明显，向下肠腔显著扩张，称为直肠壶腹。壶腹的下端，肠腔突然变窄，并穿过盆腔向下后方绕尾骨尖终于肛门，该段缩窄的肠管称为肛管。直肠颈和固有肛管有部分套叠，在套叠处形成两个环形间隙，外侧称为肛直窦，是肛直套叠的显著标志。肛直窦随着年龄的增长，有由下而上逐渐闭锁消失的趋势，如若持久存在，将会导致低位直肠颈狭窄和痔的发生，造成排便困难，最后导致直肠黏膜脱垂。此外，在肛直套叠的发育中，由于前方有前列腺（男性）或阴道（女性）的影响，致使肛管后壁的肛直窦比前壁发育好，乃至某些病理性损害如慢性肛裂，肛后壁发病率要比前壁高。直肠黏膜在壶腹部呈现数条半月状的横皱襞，称直肠横襞。在肠壁表面与直肠横襞相对处有明显的横沟，皱襞与沟的形成均与肠壁的环肌和发达的纵肌有关，有阻挡粪便的作用。

（二）肛管

肛管上端在盆膈平面与直肠相接，下端止于肛门，长约4cm，平时处于收缩状态。肛管上端内面有6~10条纵行黏膜皱襞，称为肛柱。各肛柱下端之间的半月形黏膜皱襞称为肛瓣。两个相邻的肛瓣和肛柱下端共同围成的小隐窝称为肛窦。肛柱下端与肛瓣边缘连成的锯齿状环行线，环绕肛管内面者称为齿状线，又称肛皮线，是皮肤和黏膜的分界线。齿状线以下有一宽约1cm的环状带，表面光滑而有光泽，称为肛梳，又称痔环。在齿状线以上的黏膜和肛梳的皮下有丰富的静脉丛，病理情况下静脉丛瘀阻形成痔，其中在齿状线以上的称为内痔，在齿状线以下的称为外痔。在肛门上方1~1.5cm处，在活体皮肤上可见有浅蓝色的环形线，指诊可触及一环状沟，相当于肛门内、外括约肌之间，称为白线。肛管下口，为前、后纵行的裂孔，其前后径为2~3cm，称为肛门。肛门括约肌由内环外纵的两层肌构成，其环形肌特别发达，称为肛门内括约肌；围绕在肛门内括约肌周围的骨骼肌称为肛门外括约肌，其又分皮下部、浅部、深部，有较强的控制排便的作用。肛门内括约肌、肠壁的纵行肌、肛门外括约肌的浅部、深部以及肛提肌的耻骨直肠肌共同构成一围绕肛管的强大肌环，称为肛门直肠环，对肛管起括约作用。

三、病因病理

（一）解剖学因素

肛管前、后部组织发育强弱不一致，局部血供相对较差，同时肛管前后正中部所要承受的压力最大，因此在排硬便时易被撕裂，且伤后愈合较慢。

（二）外伤因素

粗大干硬的大便、异物或扩肛器等使肛管过度扩张，从而导致裂伤。

（三）感染因素

肛隐窝炎、肛乳头炎、肛门湿疹、直肠炎等炎症及分泌物刺激可使肛管皮肤弹性减弱，脆性增加，容易裂伤。

（四）肛门括约肌因素

先天肛门狭小症、术后肛门括约肌挛缩或痉挛等。

四、临床表现

（一）症状

肛门部疼痛、便血或伴有便秘。肛裂的疼痛呈典型的周期性疼痛，排便时疼痛，便后数分钟后可缓解，随后再次发生疼痛；便血为滴血或手纸染血，鲜血，量少，多发于后正中部（截石位6点钟方向）。

（二）体征

肛管皮肤浅表纵裂，创缘整齐，基底新鲜、色红，触痛明显，创面富于弹性。其多见于初期肛裂，有反复发作史。创缘不规则，增厚，弹性差，溃疡基底色紫红或有脓性分泌物，上端邻近肛窦处肛乳头肥大；创缘下端有哨兵痔，或有皮下瘘管形成。其多见于陈旧期肛裂。因肛裂、"哨兵痔"、乳头肥大同时存在，故将其称为"肛裂三联征"。

（三）辅助检查

直肠指诊和直肠镜检有助于诊断与鉴别诊断。

（四）疾病分期

Ⅰ期肛裂　又称初发肛裂、新鲜肛裂或早期肛裂，肛管皮肤表浅损伤，创口周围组织基本正常。

Ⅱ期肛裂　又称单纯肛裂，肛管已经形成溃疡性裂口，但无合并症，无肛乳头肥大及"哨兵痔"及皮下瘘管等。

Ⅲ期肛裂　裂口呈已形成慢性陈旧性溃疡，并发"哨兵痔"、肛乳头肥大、肛窦炎和隐瘘等病理改变。

五、针刀治疗

（一）体位

俯卧位，截石位。

（二）体表标志

肛门。

（三）定点

肛门周边1cm处，腰骶椎至尾骨一线阳性反应点。

（四）消毒与麻醉

以肛门为中心，周围15～20cm范围进行常规皮肤消毒，戴无菌手套，铺无菌洞巾，各点以0.5%～1%利多卡因注射液1～2mL局部麻醉，行退出式注入麻药。

（五）针刀器械

Ⅰ型4号针刀，肛肠特制针刀。

（六）针刀操作

1.肛门周边1cm处　左手中指伸入肛门做导引，右手持针刀，刀口线与肛门外括约肌平行，针刀与皮面垂直，按四步规程刺入肛管2～3cm，有韧性或紧缩感即为肛门内括约肌，调转刀口线15°左右，将肛门内括约肌切开2～3次，左手中指感到肛管皮下有一凹陷，无紧缩感，即可出针刀。出针刀后，用两个示指进行扩肛，持续5分钟，将部分未切断的肌纤维充分扩开，切除"哨兵痔"和肥大的乳头。

2.阳性反应点　刀口线与肌纤维平行，针刀体与皮面垂直，按四步规程进针刀0.2～0.4cm深，纵行切开1～2次，并行横行摆动2～3次。

（七）疗程

每周治疗1次，4次为1个疗程，视患者病情确定疗程。

六、术后手法及康复

（一）术后手法

针刀术后应进行充分扩肛，使肛门括约肌充分松解。

（二）康复训练

盆底肌训练：持续收缩盆底肌（提肛运动）2～6秒，松弛休息2～6秒，如此反复多次。

【思考题】

简述针刀治疗肛裂的方法。

第七节　带状疱疹后遗神经痛

一、概述

带状疱疹是由水痘-带状疱疹病毒感染引起的一种病毒性皮肤病。其沿周围神经分布有群集性疱疹，并以神经痛为特征。带状疱疹的皮疹消退以后，其局部皮肤仍有疼痛不适，且持续1个月以上者称为带状疱疹后遗神经痛。其表现为局部阵发性或持续性的灼痛、刺痛、跳痛、刀割痛，严重者影响休息、睡眠、精神状态等。

二、相关解剖

皮肤覆盖在人体的表面，直接与外部环境相接触。皮肤具有多种感受器和丰富的感觉神经末梢分布，能感受冷、温、痛、触和压等刺激。在消化、呼吸、泌尿生殖管道的开口处，皮肤与黏膜相连续，在眼睑边缘皮肤与结膜相连。皮肤借皮下组织（即浅筋膜）与深部相连。

皮肤分为上皮性的表皮和结缔组织性的真皮两部分。从表皮衍生来的附属器官有毛发、指（趾）甲，其内有大量的脉管和神经，真皮内的皮脂腺、汗腺等腺体也属附属器官。真皮内有适应于各种感觉和生理代谢活动的感受器。

（一）表皮

表皮属复层鳞状上皮。根据细胞的分化特点，表皮由内向外依次分为基底层、棘层、颗粒层、透明层和角质层。基底层借助基底膜带与真皮连接。

1.**基底层** 位于表皮最外层，又名生发层，仅为一层柱状或立方状的基底细胞，是分裂增殖能力最强的一层。

2.**棘层** 位于基底层上方，由4~10层棘细胞组成。棘细胞的张力原纤维特别丰富，其维持细胞间连接，以适应皮肤的伸张牵引等外力的机械作用。

3.**颗粒层** 位于棘层之上，由2~4层梭形细胞组成。

4.**透明层** 仅见于掌跖等角质层肥厚的表皮区，该层是防止水及电解质通过的屏障。

5.**角质层** 是表皮最外层的部分，主要由10~20层扁平、没有细胞核的死亡细胞组成。角质层的主要作用是保护皮下组织，防止皮下组织遭受感染、脱水以及抵抗化学和外力所带来的压力。

此外，基底膜带位于表皮和真皮之间，除紧密连接真皮外，还有渗透和屏障作用。表皮无血管，营养物质可通过此带进入表皮，代谢产物则通过此带进入真皮，但又可限制分子量大于4万的大分子物质通过。当基底膜带损伤时，炎症细胞、肿瘤细胞和一些大分子可通过此带进入表皮。

（二）真皮

真皮由胶原纤维、网状纤维弹力纤维、细胞和基质组成，又分为乳头层和网状层，层间无明显界限。乳头层内有丰富的毛细血管和毛细淋巴管，并有游离神经末梢和触觉小体。乳头层下方为网状层，内含较大的血管、淋巴管、神经及皮肤附属器、肌肉等。

1.**胶原纤维** 是真皮结缔组织的主要成分。乳头层的胶原纤维细小，不成束，方向不规则；网状层的胶原纤维较粗，呈囊状，水平方向排列。

2.**网状纤维** 较细，分支相互交织成网状，主要分布在乳头层的皮肤附属器、血管和神经周围以及基底膜带的网状板等处。

3.**弹力纤维** 较细，呈波浪状缠绕在胶原纤维之间。它使皮肤具有弹性，拉长后可恢复原状。

4.**基质** 为无定形均质状物质，充填于纤维和细胞之间，主要化学成分为黏多糖、水、电解质、血浆蛋白等。黏多糖使基质形成有许多微小空隙的分子立体构型，小于空隙直径的物质可自由通过，进行物质交换，大于空隙者，如细菌则被限于局部，有利于吞噬细胞的吞噬和消灭。

5.**细胞**　真皮结缔组织可见纤维细胞、肥大细胞、巨噬细胞、淋巴细胞和其他白细胞。

（三）皮下组织

真皮下方为皮下组织，由疏松结缔组织及脂肪小叶组成，又称皮下脂肪层。此层内有汗腺、毛囊、淋巴管及神经等。

（四）皮肤附属器

其由表皮衍生而来，包括毛发、毛囊、皮脂腺、汗腺及指（趾）甲等。

三、病因病理

水痘-带状疱疹病毒有亲神经和皮肤的特性。对该病毒无免疫力或有低免疫力的人群（多数是儿童）感染后，病毒经呼吸道黏膜侵入人体内，使人体发生水痘或呈隐性感染。其后病毒侵入皮肤的感觉神经末梢，可长期潜伏于脊髓神经后根或脑神经节的神经元内。当宿主的免疫功能减退时，如患某些感染（如感冒）、恶性肿瘤，使用某些免疫抑制剂，经放射治疗、器官移植，发生外伤，处于月经期以及过度疲劳等，神经节内的病毒即被激发活化，使受累神经节发炎或坏死，产生神经痛。同时，病毒沿感觉神经通路到达皮肤，使在该神经支配区内的皮肤发生特有的阶段性疱疹。

四、临床表现

本病以剧烈的顽固性的疼痛为主要临床表现。带状疱疹皮损消除后疼痛仍持续，轻微的刺激即引起疼痛发作。常见的疼痛表现有以下3种。

1.*激惹触痛型*　以对痛觉超敏感为特征，轻轻的触摸即可产生剧烈的难以忍受的疼痛。

2.*痹痛型*　以浅感觉减退和痛觉敏感为特征，触痛明显。

3.*中枢整合痛型*　可兼有以上两型的表现，由中枢继发性敏感化异常为主要特征。患者在就诊时将疼痛形象地描绘为火烧样痛、撕裂样痛、针刺样痛、刀割样痛、闪电样痛、绳索捆绑样绷紧痛等。

五、针刀治疗

（一）体位

俯卧位。

（二）体表标志

棘突。

（三）定点

棘突间点，关节突关节，皮损部位疼痛区。

（四）消毒与麻醉

常规消毒，铺无菌洞巾，0.5%利多卡因局部麻醉，每点注射1~2mL。注入麻药时，必须先回抽注射器确认无回血。

（五）针刀器械

Ⅰ型4号针刀。

（六）针刀操作

1.**棘突间点**　刀口线与脊柱纵轴平行，针刀体与皮肤垂直，按四步规程进针刀达棘间韧带，然后调转刀口线90°，切开棘间韧带2~3次，注意勿进入椎管内。

2.**关节突关节**　刀口线与脊柱纵轴平行，针刀体与皮肤垂直，按四步规程进针刀达肋骨横突骨面，然后将针刀小心移至关节突关节，微微转动刀口线，将关节突关节囊切开2~3次。

3.**皮损部位疼痛区**　刀口线与局部神经血管平行，针刀与皮面垂直，按四步规程进针刀到皮下后，使针刀和刀口线均与皮肤基本平行，在皮下浅筋膜内向外周呈放射状，广泛切开松解，反复几次。切开时能感到病变区域的皮下纤维结缔组织十分坚韧，当进入正常皮肤区域时，感到阻力明显减少。

（七）疗程

每周治疗1次，4次为1个疗程，视患者病情确定疗程。

六、术后手法及康复

（一）术后手法

颈胸腰椎整复手法，局部指揉法。

（二）物理治疗

在患处使用微波理疗，可预防和治疗感染，促进疱疹吸收和治疗针孔恢复。

【思考题】

简述针刀治疗带状疱疹后遗症的方法。

第八节　鸡　眼

一、概述

鸡眼是由于足部长期受挤压或摩擦而发生的脚趾增生性损害，好发于手掌及足跖，也有长在手掌指间者。其病变部位皮肤角质层楔状增生变厚，其根深陷，形如鸡眼。

二、相关解剖

参见上一节"带状疱疹后遗神经痛"下"相关解剖"内容。

三、病因病理

该病多因足踝发育畸形致足底某一点受力不均，或穿不合适的鞋长期行走，长期挤压摩擦，导致脚趾皮肤增厚，略高于表面，尖端向下深入皮下，行走时由于间接挤压真皮乳头层附近感觉神经末梢而引起疼痛。

四、临床表现

鸡眼一般为针头至蚕豆大小的倒圆锥状角质栓，表面光滑，与皮面平或稍隆起，边界清楚，呈淡黄或深黄色，嵌入真皮。由于其尖端压迫神经末梢，故行走时引起疼痛。鸡眼多见于足跖前中部、小趾外侧或踇趾内侧缘，也见于趾背。

根据足跖、足趾等受压迫处发生圆锥形的角质栓，并伴有压痛，容易诊断。应注意与胼胝、跖疣的鉴别诊断：胼胝为扁平片状角质增厚，范围较广，一般不痛；跖疣可散发于足跖各处，不限于受压部位，可多发，损害如黄豆大小，表面角质增厚，用刀削去表面角质层，可见自真皮乳头血管渗出血细胞凝成的角质软芯。

五、针刀治疗

（一）体位

仰卧位。

（二）体表标志

鸡眼处。

（三）定点

鸡眼两侧。

（四）消毒与麻醉

常规消毒，铺无菌洞巾，2%利多卡因局部麻醉，每点注射1～2mL。注入麻药时，必须先回抽注射器确认无回血。

（五）针刀器械

Ⅰ型4号针刀。

（六）针刀操作

从鸡眼的两侧进针刀，针刀体与皮肤平面垂直，按四步规程进针刀达鸡眼的根部，将鸡眼根部切开2～3次后至鸡眼中央，破坏鸡眼的营养血管，不必把鸡眼剔出。出针压迫止血，无菌敷料包扎。

（七）疗程

1周左右鸡眼可自行修平脱落，大多1次即可治愈，个别7日不愈者，再做1次亦可治愈。

六、术后手法及康复

康复训练：核心稳定性训练。

【思考题】
简述针刀治疗鸡眼的方法。

第九节　　拇外翻

一、概述

拇外翻是指拇趾趾骨向腓侧偏转超过正常生理角度的一种足部畸形，一般认为拇趾向外侧偏斜15°即为拇外翻畸形。拇外翻是临床常见病，发病率高，女性多见，男女比例可达1∶40。足部结构的改变不仅影响足部的美观，且产生疼痛，对足部的负重和行走均产生较大影响。针刀治疗本病较之其他普通器械治疗更为简单，创伤更小。

二、相关解剖（图9-9-1）

拇跖趾关节由第1跖骨头的凸形关节面与近节趾骨底的凹形关节面构成。此关节囊较为松弛，上方为伸肌腱所加强，两侧为扇形的侧副韧带所加强，侧副韧带起自跖骨头两侧的背结节，斜向前下方，止于近节趾骨底两侧及足底韧带；悬韧带从跖骨头两侧的背侧结节向跖侧止于两边的籽骨。关节下方有足底韧带参与构成关节囊，该韧带还与跖骨深横韧带相融合，横行连接各跖骨头。

跖趾关节关节囊的跖面，蹬长屈肌腱位于内外侧籽骨形成的沟内，向远侧止于远节趾骨底。籽骨位于蹬短屈肌腱内，蹬短屈肌内侧腱与蹬展肌腱相融合，外侧腱与蹬收肌止点相融合，其共同腱与外侧籽骨相关。

生理状态下，蹬指有一定的外翻角度，其范围在15°～20°之间，不伴有跖骨间角异常、蹬趾旋转、籽骨移位及其他前足畸形。

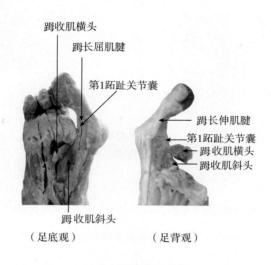

图9-9-1　跖趾关节相关解剖

三、病因病理

到目前为止，关于本病的病因尚无统一认识，其常见病因如下：鞋过窄或尖，或长期着高跟鞋，导致前足特别是蹬趾外翻畸形；平跖足引起蹬趾外旋和第1跖骨内收；跖骨内收，以第1～3跖骨内收明显，发生率67%；第1跖骨过长；蹬收肌和屈短肌腓侧部分肌张力过大，使蹬趾近节基底受到肌力牵张过度，同时引起二籽骨向外移位或二籽骨分离；第2趾或第2跖骨头切除，使蹬趾失去了维持正常位置的重要因素之一，易导致畸形。

四、临床表现

（一）症状

第1跖趾关节向内突起和行走痛是这类患者最重要的主诉。穿鞋后有压痛，于关节内突部分常有胼胝和红肿。关节背、内方有蹬囊炎发生，有压痛。蹬趾外翻，压于第2趾背，第2趾常伴有锤状趾。第1跖趾关节跖面负重痛、触痛和胼胝，平跖足多见。

（二）辅助检查（图9-9-2）

X线检查可见：①第1跖趾关节附近骨质增生，尤以跖骨头内侧为著，跗囊炎的阴影位于增生骨部位。②籽骨移位或分离。③关节半脱位或脱位。④测量跗外翻角度大于20°可作出诊断。

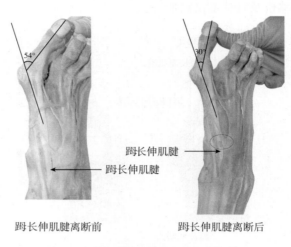

跗长伸肌腱离断前　　　　　　跗长伸肌腱离断后

图9-9-2　跗长伸肌腱离断前后外翻角度

五、针刀治疗

用Ⅰ型针刀，从跖趾关节内侧将关节囊切开松解。针对具体畸形的不同，可分别对第1跖趾关节胫侧、第1趾骨底腓侧缘、跗长伸肌腱过第1跖骨的部分、第1跖跗关节、跗长屈肌腱止点等部分进行松解。

（一）体位

患者取仰卧位，足跟下垫枕，以保持足部舒适稳定。

（二）体表标志

第1跖趾关节，跗长伸肌腱，跗长屈肌腱。

（三）定点

1.背侧　第1跖趾关节胫侧、第1趾骨底腓侧、跗长伸肌腱斜过第1跖骨的部分、第1跖跗关节胫侧、第1跖跗关节腓侧、第1跖跗关节背侧。

2.跖侧　第1跖骨底腓侧缘点（跗收肌横头止点）、跗长屈肌腱止点、第2跖骨底点。

（四）消毒与麻醉

常规消毒，铺无菌洞巾，以1%～2%利多卡因局部麻醉，进针方法同针刀治疗，每点注射利多卡因0.5~1mL。

（五）针刀器械

Ⅰ型4号针刀。

（六）针刀操作（图9-9-3，图9-9-4）

1.**第1跖趾关节胫侧**　刀口线与足弓长轴平行，针刀垂直于皮肤，按四步规程进针刀达第1趾骨底胫侧缘骨面（已穿透关节囊），然后提针刀至皮下，再将针刀切至骨面，反复切开3~4次，以充分松解第1跖趾关节囊胫侧面。

2.**第1趾骨底腓侧**　刀口线与足弓长轴平行，针刀垂直于皮肤，按四步规程进针刀达第1趾骨底腓侧缘骨面（已穿透关节囊），然后提针刀至皮下，再将针刀切至骨面，反复切开3~4次，以充分松解踇收肌横头止点及第1跖趾关节囊腓侧面。

3.**踇长伸肌腱斜过第1跖骨的部分**　刀口线与踇长伸肌腱垂直，针刀垂直于皮肤，按四步规程进针刀达踇长伸肌腱腓侧缘，在肌腱边缘切开1~2次。

4.**第1跖跗关节胫侧**　刀口线与足弓长轴平行，针刀垂直于皮肤，按四步规程进针刀达第1跖骨底胫侧缘骨面（已穿透关节囊），然后提针刀至皮下，再将针刀切至骨面，反复切开3~4次，以充分松解第1跖跗关节囊胫侧面。

5.**第1跖跗关节腓侧**　刀口线与足弓长轴平行，针刀垂直于皮肤，按四步规程进针刀达第1跖骨底腓侧缘骨面（已穿透关节囊），然后提针刀至皮下，再将针刀切至骨面，反复切开3~4次，以充分松解第1跖跗关节囊腓侧面。

6.**第1跖跗关节背侧**　刀口线与足弓长轴平行，针刀垂直于皮肤，按四步规程进针刀达第1跖骨底腓侧缘骨面（穿透关节囊），然后提针刀至皮下，再沿第1跖骨近侧端边缘将针刀刺入跖跗关节间隙，反复切开3~4次，以充分松解第1跖跗关节囊背侧。

7.**第1趾骨底腓侧缘跖侧点**　刀口线与足弓长轴平行，针刀垂直于皮肤，按四步规程进针刀达第1趾骨底腓侧缘骨面，保持针刀不离骨面，沿骨面腓侧缘切开1~2次，以松解踇收肌横头的止点。

8.**踇长屈肌腱止点**　刀口线与足弓长轴垂直，针刀垂直于皮肤，按四步规程进针刀达肌腱表面，在肌腱腓侧缘切开1~2次，以切断少量肌腱纤维，从而松解其张力。

9.**第2跖骨头中点**　刀口线与足弓长轴平行，针刀垂直于皮肤，按四步规程进针刀，当遇有坚韧阻力感时系趾短屈肌腱（其深面为趾长屈肌腱），稍向两侧移动刀锋以避开肌腱，然后继续深入探至第2跖骨头骨面。调转刀口线90°并稍提针刀2~3mm，再向下刺至骨面，以切开踇收肌横头肌腹，反复2~3次，切断少量肌纤维以降低踇收肌横头张力。

完成操作后出针，压迫止血，无菌敷料包扎。

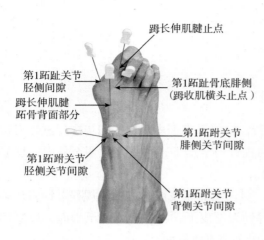

图9-9-3　踇外翻针刀操作1

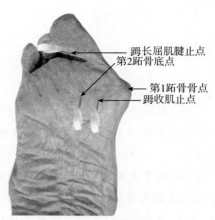

图9-9-4　踇外翻针刀操作2

（七）疗程

每周治疗1次，4次为1个疗程，视患者病情确定疗程。

六、术后手法及康复

（一）手法治疗

患者坐于治疗床上，将膝关节屈曲，足部略放平，助手将患侧踝关节固定。医生右手捏住大踇趾，左手扶持足背，先做对抗牵引，然后使大踇趾顺时针旋转4～5次，再逆时针旋转4～5次；接着再一次对抗牵引，持续1分钟以后，医生突然加大力度，拔伸大踇趾，力度要足够大，并使大踇趾内收，最后将大踇趾拉直（和第1跖骨在一条线上），用小托板或石膏固定，使其和跖骨保持在一条线上。2周后拆除托板，进行功能锻炼。此手法将足第1跖趾关节囊充分松动，然后拔伸，使关节囊外侧的挛缩得倒恢复。

（二）康复训练

踇展肌训练。

【思考题】

简述针刀治疗踇外翻的方法。

第十章　超声可视化精准针刀治疗

第一节　超声可视化精准针刀治疗概述

超声作为西医影像学的一个重要组成部分，在临床应用越来越广泛，也得到了临床医生的认可。近几年，超声在肌肉、骨骼疾病诊断与治疗中的价值日益受到关注。高频超声能够提供较其他影像更加细微的软组织分辨率，其无创、可重复性、实时动态等特性使之成为一种理想的介入导引设备，为临床治疗提供了安全、便捷、有效的方法。应用超声导引下小针刀治疗能够明确病变部位，客观判定病变程度，清晰显示穿刺的位置，避开重要的神经血管，同时也可以客观评估治疗效果。应用超声导引下小针刀治疗骨与软组织疾病的优点在于：①无X线辐射，特别有利于儿童和孕妇。②能够实时监控进针的方向和位置，准确性高。③图像分辨率高，可以清晰显示软组织病灶的细微结构和边界，为治疗提供准确定位。④清晰显示病变周围神经、血管等重要组织结构，可以避免医源性损伤。⑤操作可重复性强。⑥相对价廉。

一、超声可视化精准针刀治疗技术要点

（一）技术原则

因为有超声的导引，因此其治疗技术有别于传统的针刀技术。其总结起来为定点、定位、定线和定量四个技术原则。

1.**定点**　就是确定穿刺点。传统针刀的穿刺点就是痛点部位和病变部位，但是由于有超声导引，超声探头需要放置在病变部位，因此其穿刺点往往不在痛点和病变部位，所以治疗前需要确定穿刺点。穿刺点一般本着距离最近，穿刺最直接、最安全的原则确定。

2.**定位**　即确定病变部位，也是治疗的位置，可结合临床查体，根据超声扫查结果确定。软组织疾病要根据组织的形态学变化，如肌肉增厚、回声不均匀、弹性增高、有血流等确定卡压性疾病，如腱鞘炎要动态观察准确的卡压部位，扫查、纵轴和横轴位。

3.**定线**　即确定穿刺路线。本着最近、最直接、最安全的原则，超声扫查周围，根据穿刺点和病变部位确定穿刺路线，避开重要的神经、血管，甚至肌腱和肌肉。

4.定量 即确定剥离次数。根据病变程度，确定剥离的次数，一般以3～5次为宜。卡压性疾病一般是根据松解程度，可以动态观察卡压是否松解彻底。

（二）术前准备

患者接受介入治疗前必须检验血常规、出血时间、凝血时间，必要时检查肝肾功能、乙型肝炎病毒标志物、胸部X线以及心电图等。术前必须与患者及家属进行谈话，并签署正式手术同意书。

介入手术前，施术医生和超声医生要进行会诊，复习患者病史和影像学资料，会诊确定患者的最佳体位、最佳穿刺路径和手术注意问题等。

（三）穿刺器具准备

消毒用具，无菌包，穿刺针和应用药物。穿刺针根据穿刺治疗部位选用不同型号的穿刺针，药物主要为局麻药物和糖皮质激素。

（四）穿刺操作

穿刺时一般不需要使用穿刺架，使用普通探头在超声引导下进行徒手穿刺即可。穿刺分为平面内进针和平面外进针。平面内进针时，针刀与探头长轴平行，针刀在声束平面内，操作过程整个针刀特别是刀尖始终能够实时显示（图10-1-1A、B），因此在操作时可以根据靶点随时调整针刀的角度和深度，从而能够有效提高准确率，降低并发症，故临床上一般多采用此方法穿刺。平面外进刀，穿刺针的方向与探头长轴垂直，超声显示的是针刀的一个点（图10-1-2A、B），操作过程难以判定刀尖的位置，因此穿刺到位率较低，并发症相对较多，一般不建议采用，除非一些特殊部位因难以实现平面内操作而改用平面外操作。整个操作过程中要求穿刺针与探头声束垂直或者基本垂直，穿刺针成为镜面反射体，常伴振铃伪像，此时能够清晰地显示穿刺针针尖。徒手穿刺的主要优势在于灵活方便，可以单独移动穿刺针或者探头，选择合理的穿刺路径。

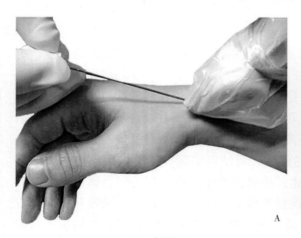

图10-1-1A 操作图

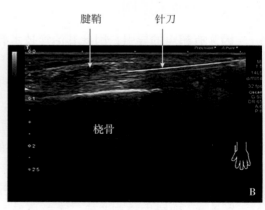

图10-1-1B 针刀超声下操作

图10-1-1A显示穿刺针与探头平行，并位于声束平面内；图10-1-1B超声显示穿刺针（箭头）位于声束平面内，显示针刀的全长，包括刀尖。

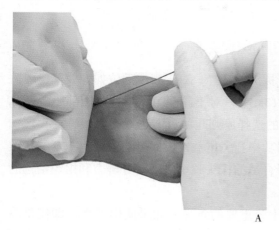

图10-1-2A　操作图　　　　　　　　　　图10-1-2B　针刀超声下操作

图10-1-2A显示穿刺针与探头垂直，并位于声束平面外；图10-1-2B超声显示穿刺针（箭头）位于声束平面外，显示针刀的尖部。提高针尖的显示率可以缩短穿刺时间，减少损伤。提高针尖显示率的主要方法有：①注射少量的空气微泡、局麻药物或者生理盐水。②上下移动穿刺针，利用彩色多普勒超声的运动伪像发现和确定针尖。穿刺过程中要注意避开重要的神经与血管。

二、超声可视化精准针刀治疗的适应证与禁忌证

（一）适应证

1.患者有明确的疼痛，疼痛来自肌肉、肌腱、腱鞘、关节附近滑囊等疾病，介入治疗有助于疾病的诊断与治疗。

2.超声能够清晰显示病灶。

3.介入操作能够安全实施。

4.患者身体状况能够耐受，术中能够配合医生操作。

5.患者凝血机制正常。

（二）禁忌证

1.一切严重内脏病的发作期。

2.施术部位有皮肤感染，肌肉坏死者。

3.施术部位有红肿、灼热，或在深部有脓肿者。

4.施术部位有重要的神经、血管或有重要脏器而施术时无法避开者。

5.凝血机制不良或有其他出血倾向者。

6.体质极度虚弱,不能耐受手术者。

7.血压较高,且情绪紧张者。

三、超声可视化精准针刀治疗技术超声设备要求

超声设备一般选用高频彩色超声机。关于探头的选择,对于表浅部位如腕关节、踝关节,最佳探头选择是宽频线阵探头,频率7~13MHz;对于深部组织结构如髋部肌腱,选择相控阵探头较好,频率3.5~7.5MHz。探头的选择原则是尽可能选用高频线阵探头。如果由于高频探头穿透性不够,不得不加大发射功率和总增益,由此可能会产生一定的杂波但即便如此,也不要轻易换成低频探头。选择合适的探头频率对轴向分辨力和组织结构的成像影响很大。

声像图的优化在肌肉骨骼介入超声中有十分重要的意义。如果使用不当,即使是高档的超声仪也可能产生差的图像。图像优化因人而异,因仪器而异。一般遵循如下基本原则:①尽可能大的动态范围。一般需要较宽的动态范围,以便显示组织结构的细节。动态范围一般设置为60dB以上,原则上在不产生杂波的情况下尽可能大。②适当调节灰阶水平,以不产生背景噪音又能显示低回声结构为佳。过度使用后处理来增加对比度会丢失低回声信息。③合理调整仪器的各种参数,诸如输出功率、增益等。输出功率太大会增加混响伪像,最好开始时将输出功率设置为50%,然后再根据情况进行微调。将均匀度调整为中等,可以改善组织结构的显示,同时不降低帧频。

四、超声扫查技术

一般病例直接扫查即可获得满意效果。如果病灶表浅,可多涂抹耦合剂或加用水囊。扫查过程中操作者通过多断面显示,建立立体病灶的概念,使得局部结构显示清晰,便于导引治疗。彩色多普勒或能量多普勒超声可以提供更多的信息,血流增加提示炎症的部位,如肌腱血流增加提示腱鞘炎,而不是单纯的腱鞘积液,有助于临床医生准确定位治疗。

正确的体位有利于检查,更要患者舒适。双侧对比检查尤为重要,对照检查时要求处于相同的体位,避免误差,并且扫查平面和探头按压力度要一致。

五、超声可视化精准针刀治疗规范

(一)术前基本规范

1.医生在治疗前应该详细了解患者的病情,超声医生和骨科医生要集体会诊阅读相关的医学影像资料,了解患者以前是否进行过手术或者介入性操作以及操作中遇到的困难,

以便在治疗中加以预防，询问有无麻药及消毒剂过敏史、有无出血性疾病及手术后或拔牙后异常出血史，了解患者是否服用影响凝血功能的药物和扩张血管药物。

2.操作医生必须明确实施超声可视化精准针刀治疗的临床原因和预期结果，严格掌握治疗的适应证。

3.操作医生在操作前必须征得患者的同意，并请患者在知情同意书上签字，应对患者详细解释操作过程，使患者了解操作所需要配合的体位、时间以及可能出现的不适反应。

4.治疗前必须检查血常规、凝血五项，老年人要查血糖、心电图等。

5.治疗前超声医生先行进行超声检查，了解解剖位置以及病灶周围重要的脏器、血管神经的关系，以避免发生严重的并发症；与穿刺医生共同分析制订合理的最佳穿刺点和穿刺路径，要求便捷、安全，尽量避开血管、神经，缩短穿刺距离。

（二）治疗中的基本规范

1.操作中必须严格遵守无菌操作规范。

2.超声医生和操作医生要紧密配合，针刀和超声探头声束垂直或者基本垂直，可以提高穿刺刀尖的显示率。

3.穿刺过程中应对穿刺针具体位置进行有效、实时监视，避免损伤周围的重要神经与血管。

4.穿刺过程要保留图像，记录病灶图像特征以及术中、术后的声像图变化。

5.对感染病灶或者免疫功能低下的患者进行治疗时常规使用抗生素。对黄疸患者，术前3天使用维生素K。

（三）术后基本原则

1.术后根据穿刺部位的深浅，穿刺点局部加压5～10分钟，尤其是浅表器官、病灶血运较丰富者。门诊患者应该留观1～2小时，如局部穿刺点无渗血，全身血压、脉搏情况无异常，无不适感方可离院。一旦出现心慌、头晕、伤口出血、局部突然肿胀、胸闷、胸痛等情况应立即处理。

2.手术后注意及时随访，观察疗效，必要时重复进行。

第二节　诊断与评估

一、影像学评估

虽然肌肉、肌腱、腱膜、韧带以及脂肪组织间存在着多种声阻差界面，但是诊断性超声均能顺利穿透，声吸收衰减小，具有较高的分辨力，已成为软组织疾病诊断的首选方法。通过超声影像二维结构观察组织的形态改变如筋膜的薄厚、肌腱的粗细，还有内部回声变化（图10-2-1A、B），以及是否有积液、是否有钙化等，四肢部位可以进行双侧对比。还可以通过实时动态超声观察肌腱的运动情况。

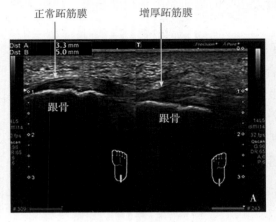

图10-2-1A　正常跖筋膜和足底跖筋膜炎治疗前　　　图10-2-1B　正常跖筋膜和足底跖筋膜炎治疗后

图10-2-1A、B为足底跖筋膜炎患者治疗前后评估。图10-2-1A显示，治疗前双侧对比，跖筋膜增厚，回声低。图10-2-1B显示，治疗后双侧对比恢复基本正常。

二、弹性评估

弹性成像技术应用于乳腺、甲状腺等方面已有报道，但在肌肉、骨骼方面的报道却少见。应用实时虚拟超声（RVS）引导下弹性成像技术诊断冈上肌腱损伤有一定的价值。人体不同组织的弹性或硬度改变与组织异常的病理状态相关。弹性成像技术根据不同组织间弹性系数不同，以及受到外力压迫后组织发生形变的程度不同，将压迫前后回声信号移动幅度的变化用彩色图像实时显示出来。当人体组织器官内发生病变时，其弹性也发生改变，弹性成像可显示这种变化。传统的应变弹性成像需要施加外力，采用评分法或测量组织的应变率评估组织的相对硬度，其准确性易受操作者经验及手法的影响，主观性强。新型实时剪切波弹性成像（SWE）技术克服了传统弹性成像的缺点，其基本原理是由探头顺序激发多序列快速移动的波源所产生的剪切波发生相干增强效应，最终覆盖整个组织，全面反映组织的弹性信息，可以实时多点测量弹性参数剪切波速度（SWV）和弹性模量（EI），其结果客观，可重复性高，在乳腺肿瘤、甲状腺肿瘤的诊断中表现出一定的优越性，在肌腱损伤的治疗评估中有一定的作用（图10-2-2A、B）。但其也受到周围组织以及操作者的手法等影响，因此需要在临床实践中不断摸索，希望该技术未来在肌腱的急慢性损伤的诊断和治疗的评估中发挥作用。

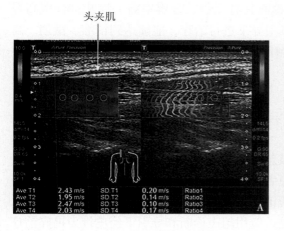
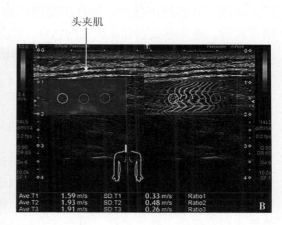

图10-2-2A 头夹肌慢性损伤治疗前SWE　　　　　图10-2-2B 头夹肌慢性损伤治疗后SWE

　　图10-2-2A、B为头夹肌慢性损伤治疗前后SWE对比。图10-2-2A显示，治疗前SWE为2.43m/s；图10-2-2B显示，治疗后SWE为1.59m/s。

三、血流评估

　　超微血流成像（SMI）血流指数技术是自适应的计算方法，将低流速的多普勒信号同组织运动产生的多普勒信号区别开来，可高帧频、高分辨率检测微血管内的低血流信号，弥补彩超技术的不足，主要用于评价组织器官的微血流灌注。慢性肌腱损伤可出现不同程度的局部充血水肿，血流的程度反映局部病变程度，SMI能够清晰显示血流，并通过自动计算取样容积内血管所占的面积/像素比（即血管指数），确定损伤程度，并比较客观地评估治疗前后的效果（图10-2-3A、B）。SMI的临床应用价值尚需要多中心、大样本的对照研究进行验证。

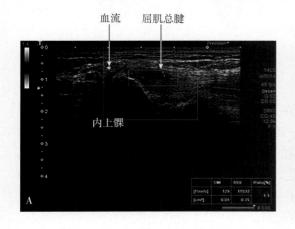
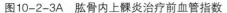
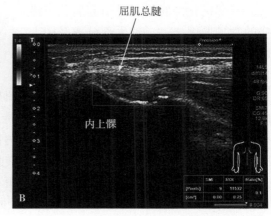

图10-2-3A 肱骨内上髁炎治疗前血管指数　　　　图10-2-3B 肱骨内上髁炎治疗后血管指数

　　图10-2-3A、B为肱骨内上髁炎治疗前后血管指数的对比。图10-2-3A显示治疗前为1.1；图10-2-3B显示治疗后为0.1。

肌肉、骨骼超声作为急慢性肌腱损伤的诊断具有无创、分辨率高、诊断符合率高等诸多优势，越来越受到临床医生的认可。在其引导下进行治疗，能够达到精准、微创，高效。SWE、SMI等新技术的应用，为诊断和治疗效果的评估提供了更加准确客观的信息，相信其在未来的临床中将发挥更大的作用。

第三节　针刀捣碎治疗钙化性冈上肌腱炎

钙化性冈上肌腱炎是一种常见但又容易被忽视的肩关节疾病。临床上患者肩部疼痛剧烈，活动受限，影响患者的日常生活。一般患者采用服用镇痛药物、理疗或者是局部封闭等保守治疗，效果并不理想；手术或者关节镜治疗效果好，但是因为医院设备条件所限以及手术后出现的一些并发症，患者不容易接受。应用超声诊断和导引下经皮针刀捣碎治疗具有安全、准确、创伤小、疗效好的优点。

一、局部解剖

冈上肌起始于肩胛骨的冈上窝，肌腱在喙突肩峰韧带及肩峰下滑囊下面、肩关节囊上面的狭小间隙通过，止于肱骨大结节上部（图10-3-1）。该肌受肩胛上神经支配，其作用是上臂外展时的起动。冈上肌被斜方肌和三角肌覆盖，其肌腱与冈下肌、肩胛下肌、小圆肌共同组成肩袖。

二、病因和病理

肩部钙化性肌腱炎是引起肩关节疼痛的常见原因之一，绝大部分累及冈上肌腱。冈上肌腱在距离肱骨大结节止点1cm内存在乏血管区，被认为是造成冈

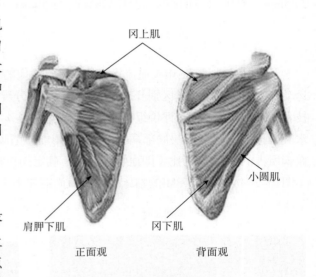

图10-3-1　冈上肌解剖图

上肌腱变性甚至撕裂的主要解剖学原因（图10-3-2）。钙化性冈上肌腱炎是一种病因不明的疾病，与长期的各种原因造成的肌腱磨损、退变及钙质代谢失常有关。其表现为关节周围的羟基磷灰石晶体沉积，一般可以分为钙化前期、钙化期、钙化后期。在钙化前期，肌腱中血运比较少的地方可以发生纤维软骨转化。在钙化期，钙质逐渐沉积，软骨逐渐被替代，随后可进入病变的静止阶段。此期长短不一，直至钙化开始吸收，由肉芽组织填充。在钙化后期，肉芽组织逐渐转变成成熟的胶原组织。

三、临床表现

患者肩部均有疼痛，疼痛剧烈，夜间影响睡眠，需要口服止痛药物。查体：肩峰下压痛明显；肩关节外展、前屈、后伸以及旋转功能均受限。患者的临床症状与病理分期有

关。钙化前期患者没有临床症状，钙化期患者也可以没有症状。此期长短不一，直至钙化开始吸收，吸收阶段开始出现剧烈疼痛，影响功能，一般患者就诊多在此时。钙化后期，患者也可以有疼痛，劳累或者轻微外伤后大部分患者诱发临床症状。

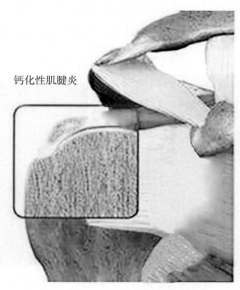

钙化性肌腱炎

图10-3-2　钙化性肌腱炎在冈上肌的好发部位

CT、X光检查显示肩峰下肱骨大结节处有大小不等、一个或者多个圆形或者弧形钙化块影（图10-3-3，图10-3-4）。

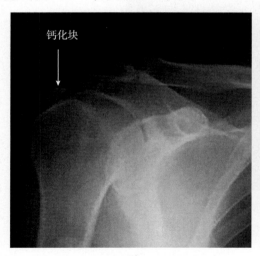

钙化块

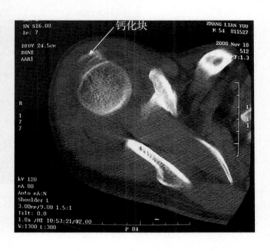

钙化块

图10-3-3　右肩正位x光片可见一个
圆形钙化块影（箭头）

图10-3-4　CT片显示右肩关节大结节处
有一钙化块（箭头）

四、超声影像学表现

正常的冈上肌在短轴位呈现弧形带状强回声图像，在三角肌深方包绕肱骨头，一般厚度4~8mm，宽度小于2cm（图10-3-5）；在长轴位上冈上肌呈弧形，凸面向上，止于大结节处，呈"鸟嘴"状，呈强回声（图10-3-6）。钙化肌腱炎在症状时期检查可以发现受累肌腱内有大小不等的弧形或者斑点状的回声增强点，后方有不同程度的声衰减，周围肌腱增厚，内部回声不均匀，说明肌腱在此时处于炎性期，符合吸收期的表现。超声高频探头还能够多方位、多切面、实时动态地观察钙化部位以及与周围组织的关系，钙化灶与肱骨不连接，超声探头加压时钙化部分可以随之活动（图10-3-7）。

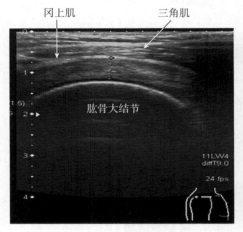

图10-3-5　正常冈上肌短轴超声图像

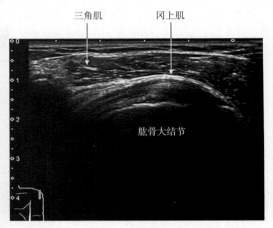

图10-3-6　正常冈上肌长轴超声图像

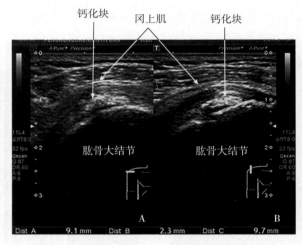

图10-3-7　冈上肌钙化性肌腱炎治疗前超声图像

五、针刀治疗方法

（一）适应证

患者肩部疼痛剧烈，影响正常生活；患肩的肱骨大结节处或肩峰下间隙压痛阳性；高频超声检查肌腱内有大小不等的弧形或者斑点状的回声增强团，后方有不同程度的声衰减，受累肌腱回声不均匀，结构紊乱；排除肩袖损伤。

选择非吸收期，有临床症状患者。

（二）操作步骤

患者坐位或者仰卧位，肩关节中立位。常规消毒，铺无菌巾，超声探头放置充足的耦合剂后以无菌橡皮手术手套包裹扫描病灶，超声频率一般为7～14MHz。确定最近穿刺点后局部麻醉，Ⅰ型2号针刀在超声导引下刺入病灶（图10-3-8），医生可以感觉触及坚韧物质，在超声检测下反复在病灶内穿刺，一般持续时间3～4分钟，直至超声显示原有强回声团块分散（图10-3-9）。穿刺点用创可贴覆盖，穿刺点压迫5分钟，无菌敷料包扎。

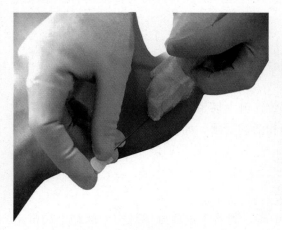

图10-3-8 操作图

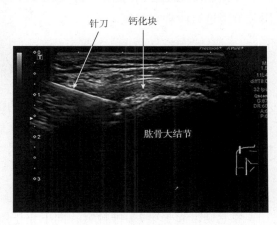

图10-3-9 在超声导引下针刀在钙化灶内捣碎治疗

六、治疗效果

患者1次治疗后疼痛明显减轻，每周治疗1次，一般2～3次痊愈，疼痛症状消失，局部无压痛，超声显示钙化明显缩小或者消失（图10-3-10）。

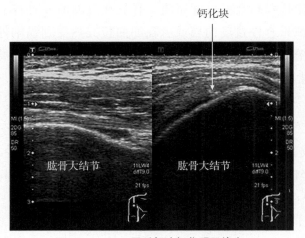

图10-3-10 3周后复诊钙化明显缩小

七、注意问题

1.治疗时机最好掌握在非吸收期，因为此期是产生临床症状最严重的时期，超声表现为肌腱增厚，周围回声不均匀，钙化团快强回声，后方有不同程度的声衰减，治疗时穿刺感觉钙化灶坚韧，但穿刺不困难，捣碎相对容易。

2.捣碎在超声实时检测引导下进行，针刀保证在钙化病灶部位，而不是在正常肌腱组织内，以防止对肌腱造成损伤。

3.治疗时首先将钙化灶捣碎，反复穿刺时间要足够，一般在3～4分钟，能够起到对肌腱的刺激和对钙化灶的破坏作用。

4.治疗3次后症状不缓解，持续2个月以上，或者超声发现合并有肩袖损伤者，建议应用关节镜进行清理并修复。

第四节　针刀剥离治疗腰段棘上韧带损伤

腰段是人体负重最多和活动范围最大的部位，棘上韧带附着在棘突上，腰部弯曲活动或者弯腰搬起重物时容易损伤，造成局部疼痛和活动受限，如若治疗不及时会变成慢性疼痛，影响生活质量。

一、局部解剖（图10-4-1）

棘上韧带起于第7颈椎棘突，向下止于骶中嵴。附着于这些椎体棘突上的棘上韧带是由腰背筋膜、背阔肌、多裂肌的延伸腱膜部分组成。其分3层：深层连接相邻2个棘突，且与棘间韧带交织在一起；中层跨越2~3个棘突；浅层跨越3~4个棘突。

二、病因和病理

棘上韧带的功能是限制脊柱过度屈曲。脊柱在过度前屈时棘上韧带负荷增加，容易造成牵拉损伤。如果脊柱过度前屈或者在屈曲位突然受到纵轴外力打击，均可导致棘上韧带受损。棘上韧带损伤多发生在棘突顶部的上下缘，引起局部的瘢痕、粘连，出现疼痛，影响正常的生活。

三、临床表现

腰部多有外伤或者劳损病史，上后腰部疼痛，弯腰时加重，很少出现放射痛，疼痛局限，卧位坐起或者坐位站起时疼痛。查体：受累棘突压痛，有时局部可触及结节，拾物试验阳性。

四、超声影像学表现

正常超声图像：棘上韧带附着在棘突上，回声均匀，相邻韧带厚度基本一致，无血流（图10-4-2A、B）。棘上韧带炎超声图像：患处棘上韧带增厚，回声减低，不均匀，有时有少许积液，棘突表面不光滑。图10-4-3显示：棘上韧带炎时，L_4棘上韧带正常，L_5棘上韧带增厚，回声减低，不均匀。

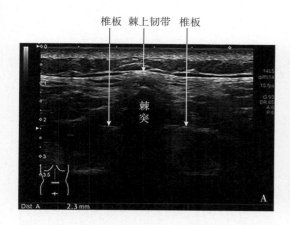

图10-4-2A　正常棘上韧带短轴超声图像

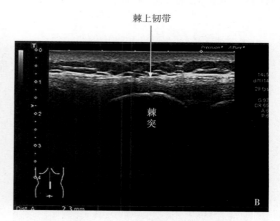

图10-4-2B　正常棘上韧带长轴超声图像

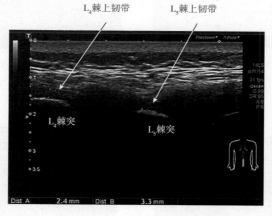

图10-4-3　棘上韧带炎超声图像

五、针刀治疗方法

（一）适应证

明确临床诊断，有典型的超声影像学表现，无治疗禁忌证。

（二）操作步骤

患者俯卧，腹部垫一小枕，腰部后凸。碘伏消毒，铺无菌巾，超声探头置于患处，长轴观察，显示棘上韧带，先行入针点麻醉，超声观察，针尖到达棘上韧带表面和棘上韧带棘突附着处，然后用Ⅰ型2号针刀选择进刀点进刀（图10-4-4），超导引下在韧带表面和棘突附着点处剥离，刀口线与脊柱的纵轴平行（图10-4-5A、B），剥离3~5次出针，治疗结束，进针点创可贴覆盖。

六、治疗效果

患者一般治疗1次后即可见效，2~3次痊愈，疼痛症状消失，局部无压痛，超声显示韧带厚度恢复，回声均匀（图10-4-6）。

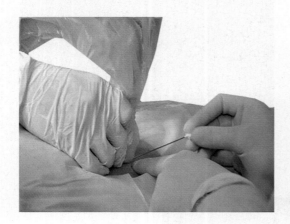

图10-4-4　操作图

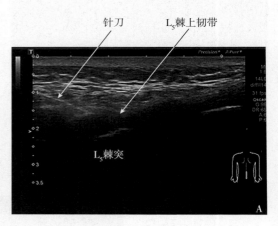

图10-4-5A　针刀在韧带表面进行剥离

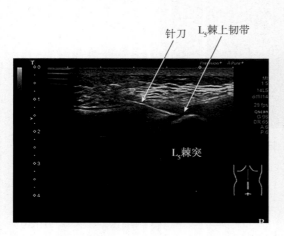

图10-4-5B　针刀在棘上韧带于棘突的附着点进行剥离

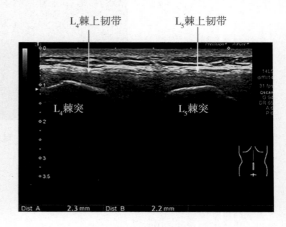

图10-4-6　棘上韧带炎治疗后超声图像

七、注意问题

1.俯卧位时腹部垫一小枕，使腰部后凸，以便于进刀操作。
2.针刀在韧带表面和棘突附着点处分别进行剥离松解，疗效好。

第五节　针刀剥离治疗梨状肌综合征

梨状肌位于髋关节后方，是主要的外旋肌群，急性或慢性腰、臀、腿部损伤可使梨状肌拉长或过牵而受伤，从而出现相关症状及体征。因其与坐骨神经毗邻，故病变严重者可使坐骨神经受累而出现坐骨神经痛。

一、局部解剖

梨状肌位于小骨盆后壁，呈三角形，起自骶骨两侧部的盆面，肌纤维绕过髂关节囊的后面，止于股骨大转子。该肌收缩时可使大腿外旋，由第1、2骶神经前支支配。该肌通过坐骨大孔，将该孔分为梨状肌上孔和梨状肌下孔。臀上动、静脉及臀上神经通过梨状肌上孔。臀下动、静脉和臀下神经、股后皮神经、坐骨神经、阴部神经，以及阴部内动、静脉通过梨状肌下孔（图10-5-1）。

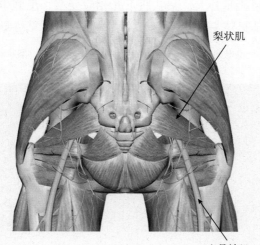

图10-5-1　梨状肌与坐骨神经关系解剖示意图

二、病因和病理

1.**外伤**　髋部的扭闪、髋关节的急剧外旋、使梨状肌突然、猛烈地收缩；髋关节骤然内收、内旋，梨状肌受到猛力的牵拉，可使梨状肌及其筋膜撕裂损伤。
2.**慢性劳损或感受风寒湿**　工作、生活环境潮湿，长期频繁活动髋关节或持续保持一种姿势，可使梨状肌出现慢性损伤。

3.**周围炎症影响** 慢性盆腔炎、腹膜炎、骶髂关节炎等炎症蔓延到梨状肌，使梨状肌发炎。

4.**腰骶椎病变** 如腰椎间盘突出、腰椎滑脱等，因腰骶神经受累，体姿变化，骨盆旋转，使梨状肌在变异的情况下活动而损伤，属继发性损伤，这种情况在临床中多见。

梨状肌反复受到损伤后，发生肿大、肥大变性、增生，甚至持续挛缩，影响其周围的神经、血管功能而出现症状。

三、临床表现

起病可急可缓。骤然发病者，臀后部及大腿后侧疼痛并可放射到下肢。重者似"刀割样"剧痛，翻身困难。走路时，身体呈半屈曲位，严重者行走困难，跛行。部分病例有小腿后外侧酸胀、麻木感，臀部深在性酸胀感。逐渐出现症状的患者，患肢多表现为酸胀、麻痛，自觉患肢变短，间歇性跛行，活动或劳动后疼痛加重，休息后可减轻。有时疼痛可向会阴部放射，会阴部有坠胀感，阴囊、睾丸抽痛，排尿异常。有些患者可出现患肢发紫、发凉等症状。

四、超声影像学表现

当发生梨状肌综合征时，声像图显示患侧梨状肌较对侧增大、增厚，肿大的梨状肌内部呈低回声，或虽不肿大但包膜增厚不光滑，内部回声不均匀或呈弥漫性稍强回声（图10-5-2）。部分患者因梨状肌肿大，梨状肌下孔相应变窄，患侧坐骨神经受压呈凹弧状或坐骨神经走形较对侧明显变异（图10-5-3）。梨状肌有时可见滑囊形成而压迫坐骨神经。

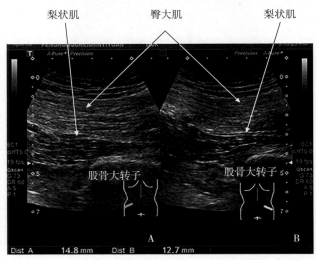

图10-5-2 梨状肌损伤（A）与正常梨状肌
（B）超声图像

五、针刀治疗方法

（一）适应证

临床和影像学明确梨状肌综合征诊断；超声检查显示典型的梨状肌水肿、充血等急性期症状；局部皮肤无感染及皮损；排除椎管内疾病。

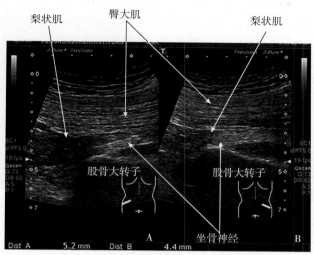

图10-5-3　坐骨神经受压（A）与正常坐骨
神经（B）超声图像

（二）操作步骤

患者俯卧位或者侧卧位，侧卧位时患侧在上，屈髋屈膝、下肢内旋位（图10-5-4A、B）。确定穿刺点位置，碘伏消毒，铺无菌巾，按照穿刺点进针，超声探头放置充足的耦合剂后以无菌橡皮手术手套包裹扫描病灶（图10-5-5），超声频率一般为7～14MHz。穿刺点局部麻醉，用Ⅰ型2号针刀在超声引导下穿刺到梨状肌内侧抵止点至梨状肌中点间针入梨状肌肉表面（图10-5-6），刀口线与梨状肌的纵轴平行，不同方向剥离3~5次出针，治疗结束，进针点创可贴覆盖。

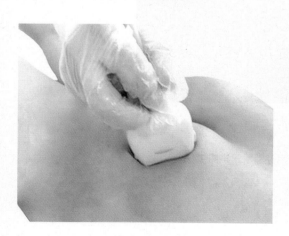

图10-5-4A　卧位操作图

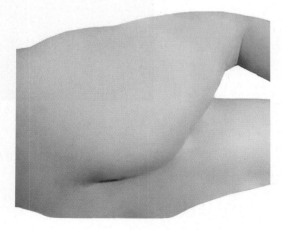

图10-5-4B　侧卧位操作图

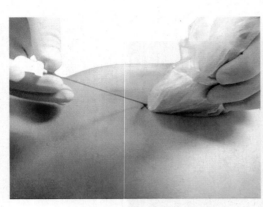

图10-5-5　操作图

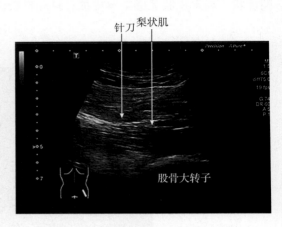

图10-5-6　针刀在梨状肌表面进行剥离

六、治疗效果

　　患者一般治疗1次后即可见效，2~3次痊愈，疼痛症状消失，局部无压痛，超声显示梨状肌厚度恢复，神经治疗前后对比变细，回声均匀（图10-5-7A、B）。

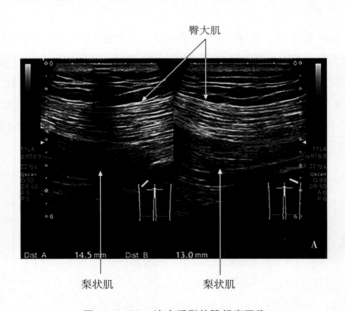

图10-5-7A　治疗后梨状肌超声图像

七、注意问题

　　1.超声检查时要进行对比观察。患者俯卧位，患侧略垫高，下肢适当内旋，探头放置于结节间沟处，先扫查梨状肌短轴端面，再扫查长轴端面。

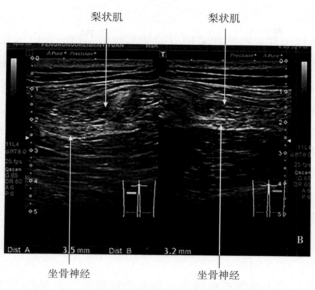

图10-5-7B 治疗后坐骨神经超声图像

2.注射时机最好掌握在梨状肌充血水肿期。

3.治疗时要严格无菌操作，避免引起感染。

4.针刀剥离时要在超声导引下进行，一般在肌肉表面的筋膜层。

5.超声引导避开坐骨神经及血管。

6.因为梨状肌血运丰富，治疗时容易出现出血，如果出现小的血肿可采取局部压迫，冰敷一般3天后即可吸收，不需特殊处理。

第六节 针刀剥离治疗足底跖筋膜炎

足底跖筋膜炎是足跟痛的常见原因，多为运动引起的慢性损伤，好发于较肥胖中年妇女和喜爱运动者，如长时间跑跳的专业运动员、舞蹈演员以及长距离行走的普通人。有人把足底跖筋膜炎称为"网球跟"，喜好穿软底鞋和大运动量的人也多见。一般保守治疗效果不佳，针刀治疗效果良好。

一、局部解剖

足底筋膜又称跖筋膜，是足底维持足弓的比较坚韧致密的结缔组织，起自跟骨结节，向前分叉止于跖骨头，外形呈三角形（图10-6-1）。

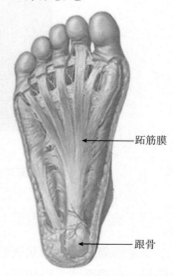

图10-6-1 跖筋膜解剖示意图

二、病因和病理

引起损伤的主要病因和病理确切原因目前还不清楚，可能有以下几个方面。

1.步行时，跖趾关节背伸，牵拉足底筋膜，从而牵拉跟骨结节。随着年龄增大，足部肌肉、韧带力量减弱，足底筋膜牵拉跟骨结节的力量增大，长期反复牵拉使足底筋膜起点部发生微小撕裂，继发炎症，引起疼痛。

2.足底筋膜跟骨止点处的骨膜炎和跟骨内侧结节的疲劳骨折。

3.屈趾短肌止点炎症和水肿及其增生的骨刺导致足底外侧神经第1支神经的卡压。

4.足部的一些其他疾病，如足弓下降、胫骨内翻、跟腱挛缩、跟骨外翻、足旋前畸形，以及中老年人的足部肌腱、韧带发生退变后足弓的改变等，都会使足底筋膜承受更大的应力，长期慢性的牵拉可使局部腱膜发生微小撕裂，局部水肿产生无菌性炎症。

三、临床表现

足底靠近足跟或足部中央等有疼痛感，通常发病缓慢。在早晨下床或行走头几步时感觉疼痛较重，进一步活动后疼痛可部分缓解，但长时间活动后又可加重症状。除了足跟疼痛外，另有10%患者感到足弓或前足疼痛。查体时可见足跟部前内侧肿胀，跟骨内侧结节及跖腱膜起点2~3cm处有明显压痛，还要观察有无足部力线异常，有无胫骨内翻、足内翻及平足、高弓足，跟腱有无挛缩等。X线检查约50%患者可见跟骨结节跖侧有骨刺（图10-6-2）。超声检查发现足底近端筋膜增厚及回声减低可确诊本病。

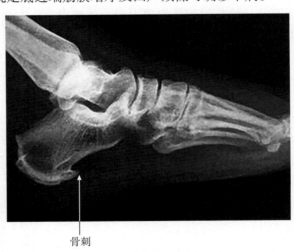

骨刺

图10-6-2　X线检查显示跟骨结节跖侧有骨刺

四、超声影像学表现

正常跖筋膜显示与肌腱形似为纤维样中高回声，厚度在1.5～2.5mm，靠近足跟止点处略厚，前部略薄（图10-6-3A、B）。足底筋膜炎患者其足底筋膜增厚超过4mm以上，最多可达到5.2mm（图10-6-4）。图10-6-4足底跖筋膜炎超声显示：A为健侧，足底筋膜厚度为3.3mm；B为患侧，足底筋膜增厚至5mm。图10-6-5为多普勒超声显示明显血流，血管指数1.4。足底筋膜炎可伴有钙化并伴有筋膜周围积液，多普勒超声可以显示明显血流，筋膜弹性增加（图10-6-6）。在严重情况下，足底筋膜增厚可成结节状，或伴有钙化（图10-6-7A、B）。对于仅有轻微改变的患者，通过双侧对比观察并结合临床症状可明确诊断。需要注意的是，运动员的足底筋膜异常可能是双侧。

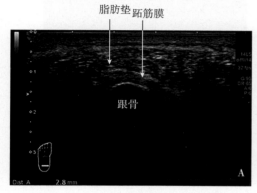

图10-6-3A 正常足底筋膜短轴超声图像

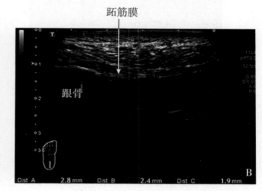

图10-6-3B 正常足底筋膜长轴超声图像

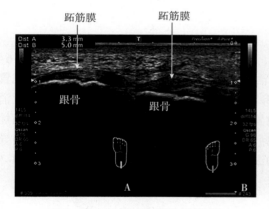

图10-6-4 足底跖筋膜炎超声图像

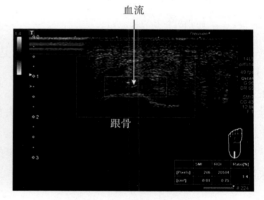

图10-6-5 多普勒超声图像

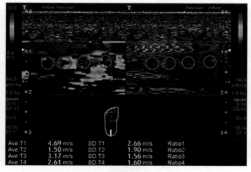

图10-6-6 跖筋膜弹性增加

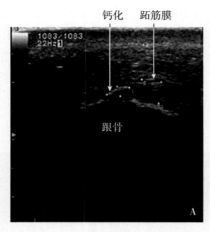

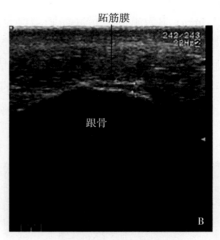

图10-6-7A　足底筋膜增厚伴有钙化　　　　　　图10-6-7B　健侧正常

五、针刀治疗方法

（一）适应证

症状明显，经过系统保守治疗2个月无效，影响行走，超声显示筋膜厚度超过4mm，回声低，有血流，无针刀治疗禁忌证。

（二）操作步骤

俯卧位，下肢伸直，将受检足置于床边，足尽量背伸，使足底呈紧张状（图10-6-8）。进行纵行面和横断面两个方向的扫查。治疗时探头一般在长轴位，确定穿刺点位置在足跟后部角化皮与正常皮肤交界处中点，穿刺路线向足底内侧（图10-6-9）。碘伏消毒，铺无菌巾，按照穿刺点进针，超声探头放置充足的耦合剂后以无菌手套包裹扫描病灶（图10-6-10），超声频率一般为7~14MHz。穿刺点局部麻醉，用Ⅰ型2号针刀在超声引导下穿刺到跖筋膜表面，使平刀刀口线与筋膜的纵轴平行（图10-6-11），不同方向剥离3~5次出针，治疗结束，进针点创可贴覆盖。

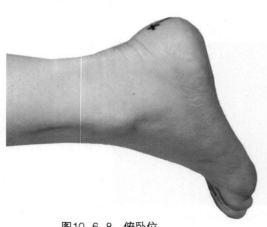

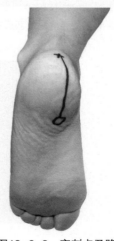

图10-6-8　俯卧位　　　　　　　图10-6-9　穿刺点及路线

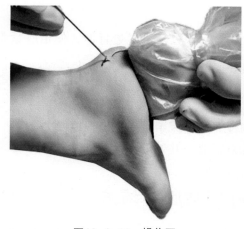

图10-6-10　操作图

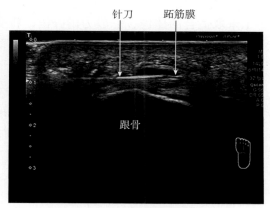

针刀　跖筋膜

跟骨

图10-6-11　针刀剥离松解

六、治疗效果

患者一般治疗1次后即可见效，2~3次基本痊愈，疼痛症状消失，局部无压痛，超声显示跖筋膜形态、血流指数和弹性恢复正常（图10-6-12A、B、C）。

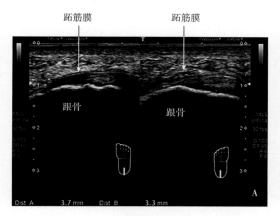

跖筋膜　　跖筋膜

跟骨　　跟骨

Dist A　　3.7 mm　　Dist B　　3.3 mm

图10-6-12A　跖筋膜厚度恢复且回声均匀

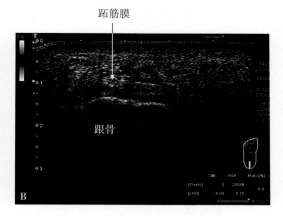

跖筋膜

跟骨

图10-6-12B　血流指数恢复正常

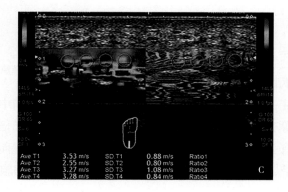

Ave T1　3.53 m/s	SD T1　0.88 m/s	Ratio1
Ave T2　2.55 m/s	SD T2　0.80 m/s	Ratio2
Ave T3　3.27 m/s	SD T3　1.08 m/s	Ratio3
Ave T4　3.28 m/s	SD T4　0.84 m/s	Ratio4

图10-6-12C　弹性降低

七、注意问题

1.采取适合的体位，一般为俯卧位，将受检足置于床边，足尽量背伸，使足底紧张状。

2.超声探头长轴位导引。

3.进刀在足跟后部，与跖筋膜长轴平行。

4.针刀剥离在筋膜表面进行，如跖筋膜内有血流，在血流丰富部位松解1~2次。

5.如果在小腿三头肌特别是比目鱼肌处有激痛点需要一并处理，提高疗效。

第七节　针刀松解治疗掌腱膜挛缩症

掌腱膜挛缩症是一种进行性发展的纤维增殖性疾病，侵犯掌腱膜和手指腱膜，引起掌指关节和指间关节的功能障碍和屈曲挛缩。随着人口老龄化进程的加速，我国掌腱膜挛缩症报告病例逐年增加。应用超声诊断，并在其导引下进行针刀可视化精准治疗该病效果满意。

一、局部解剖

掌腱膜是由手部深筋膜浅层增厚而成的，位于手掌中部，呈三角形，近端与腕横韧带的远端相连。掌腱膜分为三部分：两侧部较弱，分别覆于大、小鱼际肌上，形成大、小鱼际肌筋膜；中央部对掌骨小头又分为四条增厚的纵行纤维带，称为腱前束，呈放射状，和指屈肌腱方向一致，与相应手指的腱鞘及掌指关节的侧副韧带相融合，其近端的纵行纤维直接由掌长肌延长（图10-7-1）。

二、病因和病理

掌腱膜挛缩症的病因至今不明，可

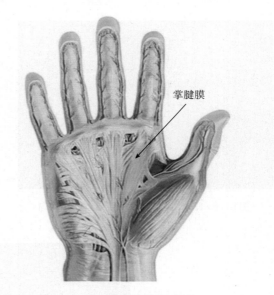

掌腱膜

图10-7-1　掌腱膜解剖示意图

能与先天性损伤、炎症；以及特殊体质如糖尿病、癫痫、慢性酒精中毒、肺结核、老年人的心肌梗死、类风湿等有关。其中癫痫患者比一般人的发病率高15倍，有人提出是否与长期服用巴比妥类药物有关。病理改变为纵行纤维结缔组织增生，继而发生屈曲挛缩。其主要病理基础是纤维索带，光镜下见病变组织的主要成分为成纤维细胞与胶原纤维。

三、临床表现

掌腱膜挛缩症在欧美发病率较高，在我国也有逐年增多的趋势。60岁以上发病率最高。男性患者占大多数（90%左右）。受侵犯的指以环指最多，小指占第二位，中、示、拇指的发病率依次减少。约有40%病例为双侧发病。掌腱膜挛缩症早期表现为环指掌指关节平面掌侧皮肤小结节、增厚，皮下逐渐形成挛缩带，远侧掌横纹处皮肤出现月牙凹状皱褶。随着病程的进展，掌指关节和近侧指间关节出现屈曲挛缩，远侧指间关节少见；皮肤失去弹性，变得粗糙、硬韧，与掌面挛缩的掌腱膜紧密粘连，皮下脂肪变薄（图10-7-2）。

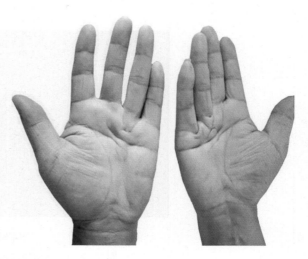

图10-7-2　双手掌腱膜挛缩外观

四、超声影像学表现

正常的掌腱膜位于手掌的皮下与屈指肌腱之间的筋膜，厚度不足1mm（图10-7-3A、B）。掌腱膜挛缩症患者手掌部皮下脂肪组织减少或者消失；掌腱膜明显增厚，厚度2.6~4mm，平均3.1mm；紧邻的皮肤可见单发或多发结节，边界不清楚，外形不规则，回声较低，直径从数毫米至数厘米不等，无明显血流信号（图10-7-4），结节数量与大小与挛缩程度相关。

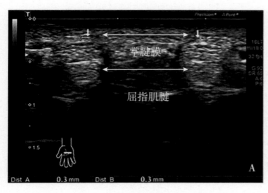

图10-7-3A　正常掌腱膜短轴超声图像

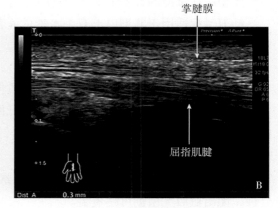

图10-7-3B　正常掌腱膜长轴超声图像

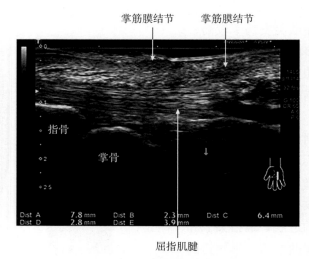

掌筋膜结节　　掌筋膜结节

指骨

掌骨

屈指肌腱

图10-7-4　掌腱膜挛缩超声图像

五、针刀治疗方法

（一）适应证

按照黄硕麟（1992）法，掌腱膜挛缩症的分型如下。

Ⅰ型：手掌摸到皮下结节。

Ⅱ型：手掌存在皮下结节又出现挛缩束带，未及掌指关节（MP）与近侧指间关节（PIP）。

Ⅲ型：在Ⅱ型的程度上MP受累，PIP正常。

Ⅳ型：在Ⅲ型的程度上又累及PIP。

针刀治疗适用于Ⅱ型以上有手术禁忌证者。

（二）操作步骤

根据患者年龄和身体状况采用坐位或者仰卧位。局部常规消毒，铺无菌洞巾，掌心部多涂消毒耦合剂，探头横断扫查，观察到低回声结节，确定为治疗靶点，取手掌尺侧平面内进针法，先行局部麻醉，后引导Ⅰ型2号针刀平刀进针（图10-7-5），抵达低回声结节时，再行立刀由浅入深层层进行切割松解，整个过程完全是在超声监视进行切割（图10-7-6），切割完毕时嘱患者将手指伸直，观察切割效果，满意后结束手术，局部压迫止血5分钟，无出血后无菌创可贴覆盖。

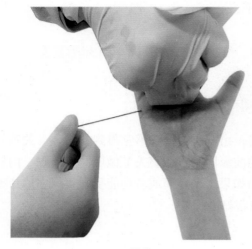

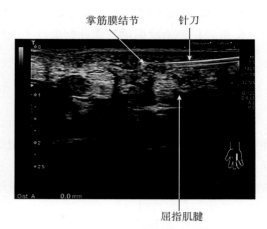

掌筋膜结节　　针刀

屈指肌腱

图10-7-5　操作图

图10-7-6　超声引导下针刀切割过程

六、治疗效果

治疗区只留有1mm大小的针眼，伤口一般无感染，伤口局部无疼痛。按照Adam评定法（优：手指伸屈活动完全恢复正常。良：手指屈曲挛缩改善75%以上。中：手指屈曲挛缩改善不到75%。差：手指功能无改善）评定功能，优良率在90%以上。图10-7-7A、B为治疗前后对比照片：治疗前中指、环指、小指不能平放在桌面上；治疗后患指可正常平放于桌面上。

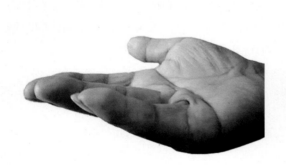

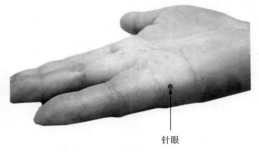

针眼

图10-7-7A　掌腱膜挛缩治疗前

图10-7-7B　掌腱膜挛缩治疗后

七、注意问题

1.引导针刀切割时探头短轴放置，针刀平面内进针，可以监视整个切割过程。

2.切割在超声导引下进行，切割靶点在结节部位，切割要充分。

3.手术严格无菌操作，尽可能缩短时间，超过45分钟会增加感染和纤维化的机会。

4.操作结束后局部压迫5分钟，避免形成血肿。

5.治疗后口服3天抗生素。

6.Ⅲ、Ⅳ型治疗后第二天开始进行手法练习，练习后佩戴支具，防止术后复发。

第八节　针刀松解治疗弹响髋

弹响髋是指髋关节在主动伸屈活动和行走时，出现听得见或感觉得到的响声。关节外弹响较常见，是髂胫束的后缘或臀大肌肌腱部的前缘增厚，在髋关节做屈曲、内收、内旋活动时，在大粗隆部前后滑动而发出弹响。该病如果出现疼痛或者功能受限，保守治疗无效时需要手术治疗，超声引导下针刀切割松解有很好的疗效。

一、局部解剖

髂胫束是包绕大腿的深筋膜、阔筋膜的外侧增厚部分。其起自髂嵴前分的外侧缘，上部分为两层，包裹阔筋膜张肌，并与之紧密结合不宜分离；下部的纵行纤维明显增厚呈扁带状，后缘与臀大肌肌腱相延续。髂胫束下端附着于胫骨外侧髁、腓骨头和膝关节囊（图10-8-1）。

二、病因和病理

髂胫束和臀大肌肌腱前缘增厚与外伤或劳损有关，外伤或劳损后，受累组织发生充血、水肿及无菌性炎症反应，导致纤维组织增生等一系列病理改变。有时股骨大粗隆发育异常或骨软骨瘤，增大的大粗隆与髂胫束后部撞击也可产生弹响。弹响髋患者常有髋内翻，这是由于股骨颈干角变小，使得臀中肌和臀小肌力臂变短，外展功能受影响，同时增加髂胫束上部的张力，引起弹响和功能障碍（图10-8-2）。

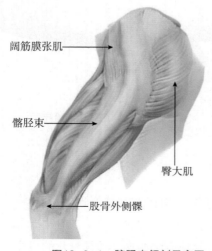

图10-8-1　髂胫束解剖示意图

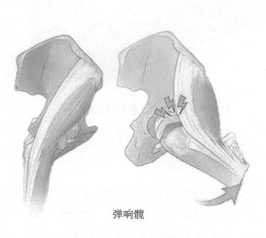

图10-8-2　弹响髋发生机制示意图

三、临床表现

该病多见于青壮年，常为双侧性。这种弹响往往是活动、行走时出现，严重者可以发展到走一步响一声的程度。患者自觉髋部不适，一般是没有痛感。如果出现疼痛，有可能是并发大粗隆部滑囊炎的结果。严重者可以出现下蹲或者盘腿等障碍。

四、超声影像学表现

超声检查时患者采取侧卧位，患肢在上，探头放在股骨大转子上。先长轴、短轴静态扫查髂胫束，观察髂胫束的厚度，然后做动态扫查，观察弹响部位和异常运动情况。一般可以观察到髂胫束明显增厚，无血流。屈伸髋关节时有弹跳，运动异常。正常髂胫束超声显示薄厚均匀，强回声，变化体位时在股骨大转子处无弹响（图10-8-3A、B）。弹响髋患者超声显示髂胫束增厚，屈伸髋过程中髂胫束位置发生变化，并出现弹响（图10-8-4A、B）。

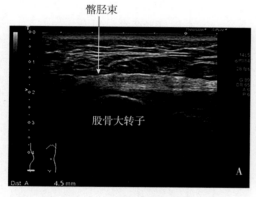

图10-8-3A　正常髂胫束短轴超声图像

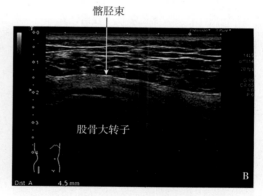

图10-8-3B　正常髂胫束长轴超声图像

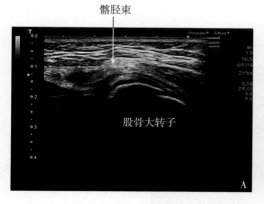

图10-8-4A　弹响髋患者屈髋髂胫束位置超声图像

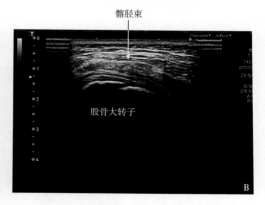

图10-8-4B　弹响髋患者伸髋髂胫束位置超声图像

五、针刀治疗方法

（一）适应证

症状重，条索状物增厚明显，引起下蹲、行走等功能受限，保守治疗无效，检查确定为髂胫束因素而非骨性结构异常。

（二）操作步骤

侧卧位，患侧朝上。局部常规消毒，铺无菌洞巾，行超声静态和动态检查，确定发生弹响的部位将其定为治疗靶点，超声引导下先行局部麻醉，超声探头短轴位扫查，以0.5%利多卡因30mL沿髂胫束前后注射，并将髂胫束分离清楚（图10-8-5），然后用Ⅰ型2号平面内进刀，垂直髂胫束，抵达靶点时，再行立刀由浅入深层层进行切割松解，整个过程完全是在超声监视进行切割（图10-8-6）。切割完毕时嘱患者屈髋、伸髋活动，观察切割效果，超声长轴可见髂胫束上有切割裂口（图10-8-7），检查弹响消失，功能满意后结束手术，局部压迫止血5分钟，无出血后无菌敷料覆盖。

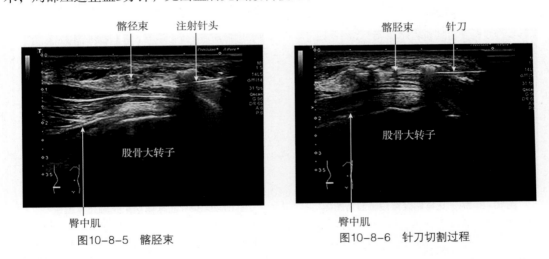

图10-8-5　髂胫束

图10-8-6　针刀切割过程

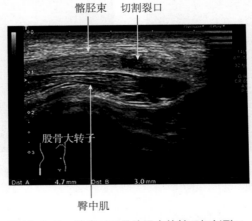

图10-8-7　治疗后可见髂胫束的针刀切割裂口

六、治疗效果

　　治疗区只留有1mm大小的针眼，伤口一般无感染，伤口局部会有1~3天的疼痛，局部冰敷，口服止痛药物缓解。治疗后患者弹响消失，能够并腿下蹲，功能恢复（图10-8-8A、B）。

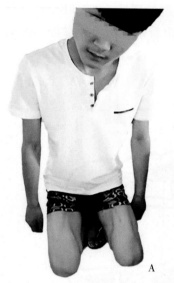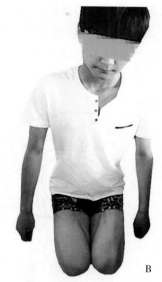

图10-8-8A　治疗前不能够并腿下蹲　　　　图10-8-8B　治疗后顺利完成并腿下蹲

七、注意问题

　　1.引导针刀切割时探头短轴放置，针刀平面内进针，可以监视整个切割过程。

　　2.切割在超声导引下进行，切割靶点在结节部位在弹响最明显处，一般在股骨大转子的最高点，切割要充分。

　　3.切割松解过程结束时要嘱患者做屈伸髋活动，确保弹响消失方可结束手术。

　　4.治疗后口服3天抗生素。

　　5.术后24小时开始并腿下蹲功能练习，并强化臀肌力量训练，避免复发。

第九节　针刀松解治疗屈指肌腱狭窄性腱鞘炎

　　腱鞘炎系指因机械性摩擦而引起的慢性无菌性炎症改变，常见于手指或拇指屈肌纤维腱鞘起始部、桡骨茎突处拇短伸肌腱及拇长展肌的腱鞘，以及肱二头肌长头肌腱的腱鞘等。采用皮质类固醇局部注射治疗是公认的有效方法，但是注射的准确性对疗效有明显的影响，而且如果盲目注射，将药物注射到肌腱内可以引起肌腱断裂。高频超声可以实时清晰显示肌腱、腱鞘等软组织结构，在其导引下针刀松解治疗该病具有安全、准确、无创等优点。

一、局部解剖

屈指肌腱腱鞘是由外层腱纤维鞘和内层滑液鞘构成，它包绕着指浅屈肌腱和指深屈肌腱。屈指肌腱腱鞘纤维会在腱鞘的部分部位增厚形成一系列不同宽度、厚度和形态的致密结缔组织束，从而构成滑车系统。屈指肌腱腱鞘两端附着于掌骨、指骨或者掌板上，具有将肌腱约束于掌骨、指骨上的作用，以充分发挥肌腱的屈指功能。狭窄性腱鞘炎主要发生在A1滑车部位。A1滑车位于掌指关节部位，主要附着于掌指关节掌板，远端少部分纤维附着于指骨基底及外侧髁（图10-9-1）。

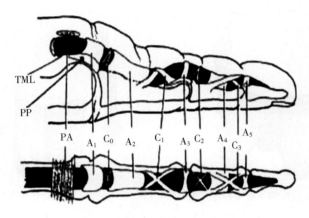

图10-9-1　手指屈指肌腱滑车解剖示意图

二、病因和病理

屈指肌腱通过此处受到机械性刺激而使摩擦力加大，加之该部掌骨头隆起，手掌握物时，腱鞘受到硬物与掌骨头两方面的挤压损伤，逐渐增厚形成环形狭窄。屈指肌腱有时也变形，形成梭形或者葫芦形膨大，引起患指屈伸障碍和疼痛（图10-9-2）。

三、临床表现

该病起病多较缓慢，早期在掌指关节掌侧出现局限性酸痛，晨起或工作劳累后加重，活动稍受限；随着病情的逐渐发展，疼痛向腕部及手指远侧放散；随着腱鞘狭窄和肌腱变性增粗的发展，肌腱滑动

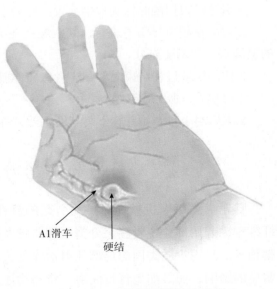

图10-9-2　拇指腱鞘解剖示意图

时通过越来越困难，手指屈伸时产生扳机样动作及弹响，严重时不能主动屈曲或发生交

锁，在屈曲位不能伸直。查体所见：患指掌骨头掌侧皮下可触及一结节，手指屈伸时可以感到结节滑动及弹跳感，有时可弹响，局部明显压痛。如果狭窄严重时，手指多固定于伸直位不能屈曲，或固定于屈曲位不能伸直。

四、超声影像学表现

正常A1滑车长轴、短轴超声表现为在掌指关节部位屈指肌腱浅层有一比肌腱回声低且厚度为0.6~0.8mm、长约8mm的影像（图10-9-3A、B）。发病后主要表现为掌指关节处腱鞘增厚，回声减低；动态扫查可见屈指肌腱滑动受阻；彩色多普勒超声显示增厚的腱鞘内血流信号丰富。根据腱鞘的厚度和血流情况，其超声表现分为以下3期：①早期：单纯屈指肌腱增粗或者A1滑车增厚为0.8~1mm，腱鞘血流丰富（图10-9-4A、B）。②中期：肌腱增粗，水肿明显，A1滑车增厚为1~1.2mm，鞘管内狭窄明显，血流较早期减少（图10-9-5A、B）。③晚期：肌腱增粗明显，A1滑车增厚可达1.2~1.5mm，掌指关节内有积液，甚至肌腱和腱鞘有粘连，血流少或无血流，动态观察可见卡压（图10-9-6）。

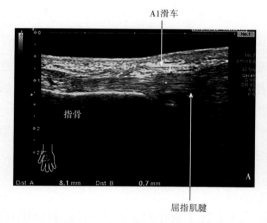

图10-9-3A 正常A1滑车长轴超声图像

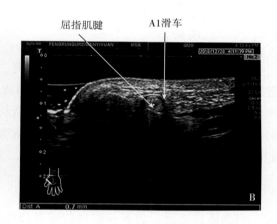

图10-9-3B 正常A1滑车短轴超声图像

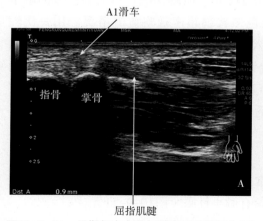

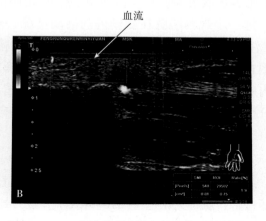

图10-9-4A 早期超声表现A1滑车平均增厚为0.9mm 图10-9-4B 超声表现腱鞘有血流，且血管指数为1.9

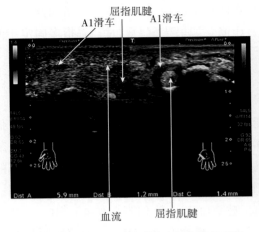

图10-9-5 患指中期长轴与短轴超声图像

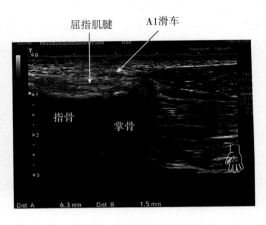

图10-9-6 患指晚期超声图像

五、针刀治疗方法

（一）适应证

根据临床表现和超声检查并综合王澍寰、戴学山诊断标准后，我们将屈指肌腱狭窄性腱鞘炎分为以下3型：Ⅰ型：掌指关节疼痛或者表现为指间关节疼痛，关节活动正常，超声为早期表现。Ⅱ型：掌指关节疼痛伴有活动时弹响，针刀治疗超声为中期表现。Ⅲ型：局部疼痛伴有整个手指的疼痛，关节不能活动，超声为晚期表现。针刀治疗选择临床分型的Ⅱ、Ⅲ型的患者，穿刺局部皮肤无感染，无凝血机制障碍。

（二）操作步骤

明确适应证后，患者采取坐位或者仰卧位，患手置于操作台上。一般选用10MHz以上的超声探头，穿刺区域常规消毒，探头涂抹耦合剂后装入无菌手套碘伏消毒。将探头置于患者皮肤表面，首先仔细观察腱鞘周围结构及腱鞘、肌腱情况，然后嘱患者活动手指，进一步观察肌腱在腱鞘内的活动情况，彩色多普勒超声观察血流情况。用一次性5mL注射器抽吸2%利多卡因2mL，从距离腱鞘入口端2cm处穿刺，方向沿肌腱纵轴方向（图10-9-7），调整穿刺针与探头角度，确定针尖在腱鞘内，明确后推注药物进行鞘管内麻醉（图10-9-8），应用Ⅰ型2号针刀超声直视下切割A1滑车（图10-9-9），观察切开彻底后，嘱患者屈伸手指，无卡压和弹响后治疗结束，创可贴局部覆盖。

六、治疗效果

患者一般治疗后拇指屈伸功能能够恢复正常，弹响和卡压消失，超声显示A1滑车处卡压松解，肌腱无压迫（图10-9-10），进刀处留有微小针眼（图10-9-11）。

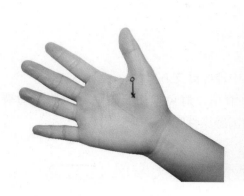

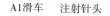

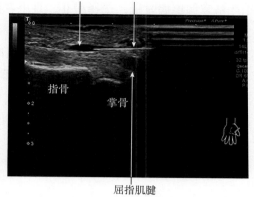

图10-9-7　进刀点与穿刺路线

图10-9-8　超声引导下鞘管内麻醉

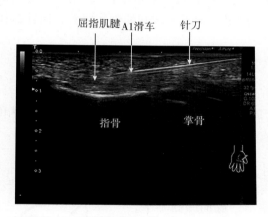

图10-9-9　超声引导下针刀切开A1滑车

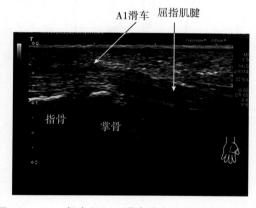

图10-9-10　超声显示A1滑车处卡压松解且肌腱无压迫

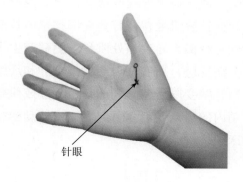

图10-9-11　进刀处的微小针眼

七、注意问题

1.严格掌握疾病时机，选择型Ⅱ、Ⅲ患者治疗。

2.严格无菌操作，避免医源性感染。

3.超声探头最好选择10MHz引导，图像清晰。

4.进刀时要在超声引导下进行，注意避开正中神经返支。

5.穿刺时要实时动态扫查，确定针刀在A1滑车，避免损伤肌腱而导致肌腱断裂。

6.根据临床检查和超声影像学检查，排除细菌感染性腱鞘炎。

第十节　针刀松解治疗桡骨茎突狭窄性腱鞘炎

桡骨茎突狭窄性腱鞘炎是门诊常见的痛症之一。该病起病缓慢，逐渐加重，出现腕部拇指一侧的骨突（桡骨茎突）处及拇指周围疼痛，拇指活动受阻。该病保守治疗效果不佳，多行手术切开狭窄的腱鞘，但手术切开的创伤较大，而针刀在超声下可视化松解则疗效良好。

一、局部解剖

桡骨茎突腱鞘位于腕部桡骨远端茎突处，鞘内有拇长展肌腱和拇短伸肌腱通过，周围有头静脉和桡神经浅支（图10-10-1）。

二、病因和病理

由于腱沟表浅且狭窄，底面凹凸不平，沟的表面又覆盖着伸腱支持带，正常情况下，两条肌腱只能紧密地通过这一坚韧的腱鞘。由于拇指或腕部活动频繁，使拇短伸肌和拇长展肌腱在桡骨茎突部腱鞘内长期相互反复摩擦，导致该处肌腱与腱鞘产生无菌性炎症反应，局部出现渗出、水肿和纤维化，鞘管壁变厚，肌腱局部变粗，造成肌腱在腱鞘内的滑动受阻而引起疼痛、活动受限的临床症状。

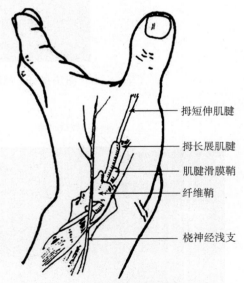

拇短伸肌腱
拇长展肌腱
肌腱滑膜鞘
纤维鞘
桡神经浅支

图10-10-1　桡骨茎突腱鞘解剖示意图

三、临床表现

本病多见于中年以上，女多于男（约6∶1），好发于家庭妇女和手工操作者（如纺织工人、木工和抄写员等），哺乳期及更年期妇女更易患本病。该病起病缓慢，在桡骨茎突处出现疼痛，严重时可以放射到手指和前臂，活动腕及拇指时疼痛加重，不能提重物。查体可见桡骨茎突处肿胀，有压痛及摩擦感，或有轻微隆起的豌豆大小的结节。若把拇指紧握在其他四指内，并向腕的内侧（尺侧）做屈腕活动（握拳尺偏试验），则桡骨茎突处出现剧烈疼痛（图10-10-2）。

四、超声影像学表现

正常桡骨茎突腱鞘超声显示：短轴显示鞘管内有两条肌腱，靠外侧较粗的为拇长展肌，内侧为拇短屈肌腱，桡骨茎突腱鞘包裹肌腱，回声均匀；长轴显示肌腱在鞘管内走行顺畅，无压迫，无积液（图10-10-3A、B）。桡骨茎突狭窄性腱鞘炎超声显示：桡骨茎突腱鞘增厚，鞘内有积液，回声减低，有时拇长展肌腱和拇短伸肌腱增粗，彩色多普勒超声显示有血流（图10-10-4A、B）。

五、针刀治疗方法

（一）适应证

症状明显，经过系统保守治疗2个月无效，影响功能者，无针刀治疗禁忌证。

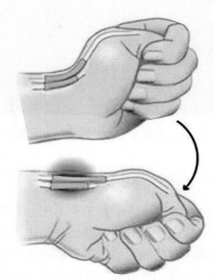

图10-10-2 握拳尺偏试验

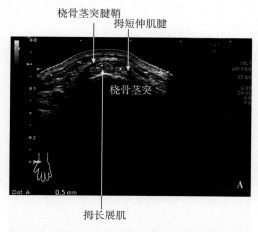

图10-10-3A 正常桡骨茎突腱鞘短轴超声图像

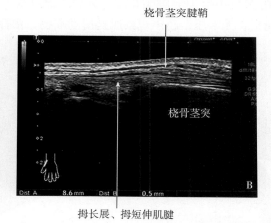

图10-10-3B 正常桡骨茎突腱鞘长轴超声图像

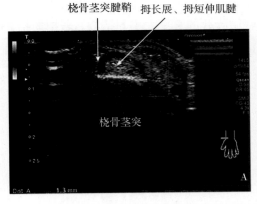

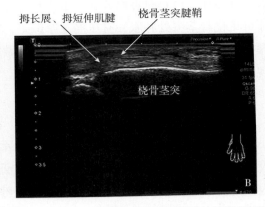

图10-10-4A　桡骨茎突狭窄性腱鞘炎短轴超声图像　　　图10-10-4B　桡骨茎突狭窄性腱鞘炎长轴超声图像

（二）操作步骤

　　患者坐位，患手置于手术床上，腕部垫一软枕，尽量使腕部尺偏，进刀点一般选在腱鞘的远端，进刀线路顺腱鞘长轴（图10-10-5），碘伏消毒，铺无菌巾，超声探头长轴顺肌腱方向置于患处，长轴观察，显示桡骨茎突腱鞘，先行入针点麻醉，超声观察，针尖到腱鞘内，注入2%利多卡因1~2mL，应用Ⅰ

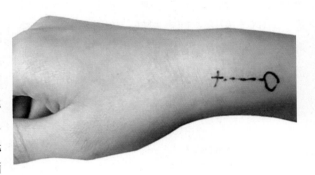

图10-10-5　体位及进针刀和线

型2号针刀立刀顺腱鞘在超声导引下逐渐切开腱鞘（图10-10-6A、B），活动腕部和伸直拇指，无卡压，超声观察肌腱滑动顺畅，治疗结束出刀，进针点创可贴覆盖。

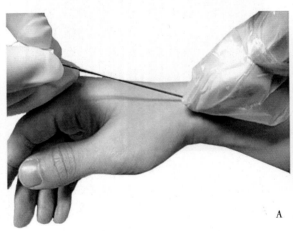

图10-10-6A　操作图

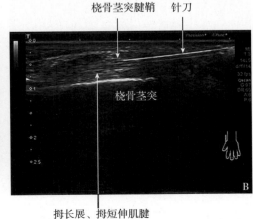

图10-10-6B　超声导引下针刀松解腱鞘过程

六、治疗效果

一般患者治疗后拇指伸直功能能够恢复正常，桡骨茎突处疼痛缓解，弹响和卡压消失，握拳尺偏试验阴性。超声显示腱鞘卡压松解，肌腱无压迫（图10-10-7）。

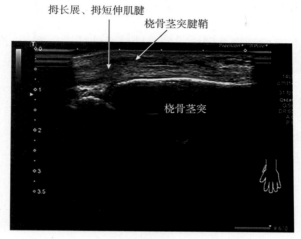

拇长展、拇短伸肌腱　桡骨茎突腱鞘

桡骨茎突

图10-10-7　超声显示腱鞘卡压松解且肌腱无压迫

七、注意问题

1. 严格掌握疾病时机，一般经过保守治疗无效方可手术针刀松解，早期可做腱鞘内注射。

2. 桡神经浅支距离腱鞘很近，进刀时要避免损伤，可用超声寻找到神经，进刀时避开（图10-10-8）。

3. 手术时腕关节尺偏，便于进刀操作；麻醉时将麻药注入腱鞘内。

4. 穿刺时要实时动态扫查，确定针刀在腱鞘上，避免损伤肌腱而导致肌腱断裂。

5. 根据临床检查和超声影像学检查，排除细菌感染性腱鞘炎。

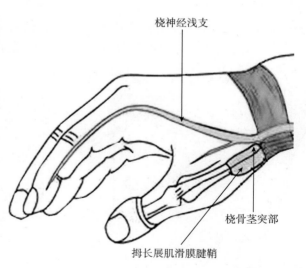

桡神经浅支

桡骨茎突部

拇长展肌滑膜腱鞘

图10-10-8　桡神经浅支与桡骨茎突腱鞘关系解剖示意图

第十一节　针刀松解治疗腕管综合征

腕管综合征是周围神经卡压综合征中最为常见的一种，中年人好发，为正中神经在腕部受到卡压而引起的一系列症状和体征。腕管综合征又称正中神经卡压综合征，一些特殊工种腕部活动多，造成劳损引起腕管狭窄，产生临床症状。该病保守治疗无效时多采用开放手术，切开腕横韧带，但是创伤大，手术后还会出现一些并发症。超声可视化精准针刀治疗创伤小，疗效好，并发症少。

一、局部解剖

腕管是由腕骨沟和腕横韧带共同组成的骨性纤维性隧道，宽约2.5cm。其内部有4条指浅屈肌腱、4条指深屈肌腱和1条拇长屈肌腱以及正中神经通过（图10-11-1）。

二、病因和病理

腕横韧带厚而坚韧，弹性差。当腕部反复刺激可以造成韧带炎症、充血、增厚，引起腕管狭窄，导致正中神经受压、缺血而产生临床症状。

三、临床表现

腕管综合征好发于30~50岁，女性为男性的5倍。两只手都发病者约占患者总数的1/3 ~ 1/2，而女性双侧发病者与男性之比，提高到 9 ：1。腕管综合征的临床表现主要为正中神经受压，拇指、示指、中指和环指一半麻木、刺痛或呈烧灼样痛（图10-11-2），白天劳动后夜间加剧，甚至睡眠中痛醒；局部性疼痛常放射到肘部及肩部；拇指外展肌力差，偶有端物、提物时突然失手。检查：压迫或叩击腕横韧带、背伸腕关节时疼痛加重；病程长者，可有大鱼际肌萎缩。叩击腕部掌侧正中，造成正中神经支配区的麻木、疼痛，此即Tinel征阳性。部分患者手腕关节极度屈曲60秒钟后手指感觉异常加重，此为Phalen试验阳性。

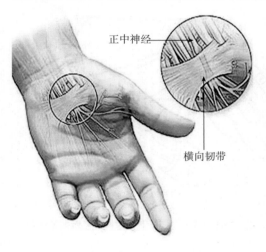
图10-11-1 腕管正中神经解剖示意图

正中神经

横向韧带

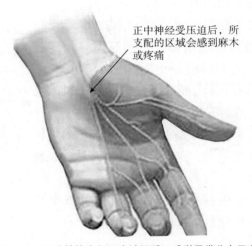
图10-11-2 腕管综合征正中神经受压感觉异常分布示意图

正中神经受压迫后，所支配的区域会感到麻木或疼痛

四、超声影像学表现

正常腕管超声图像表现：短轴内可见正中神经位于腕横韧带下、屈指肌腱浅方，回

声比肌腱低，成像为椭圆形；长轴可见正中神经走行顺畅，无压迫（图10-11-3A、B）。腕管综合征超声影像学表现：屈肌支持带增厚，压迫正中神经，正中神经在腕管内远端变细，在腕管近端肿胀增粗，正中神经面积>0.1cm²（图10-11-4A、B）。

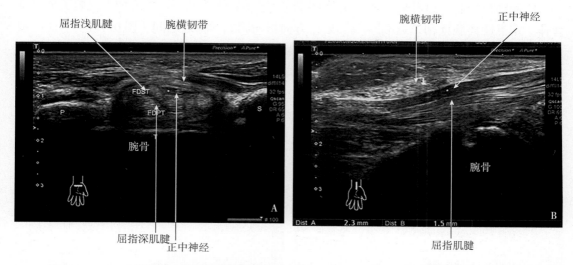

图10-11-3A　正常腕管短轴超声图像　　　　图10-11-3B　正常腕管长轴超声图像

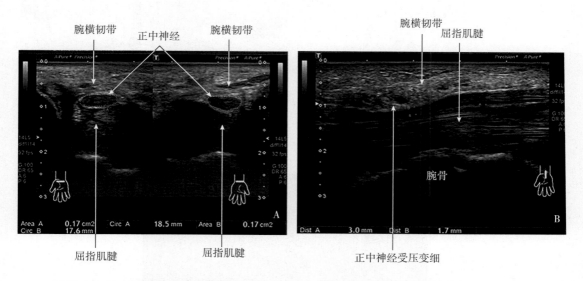

图10-11-4A　腕管综合征短轴超声图像　　　　图10-11-4B　腕管综合征长轴超声图像

五、针刀治疗方法

（一）适应证

有典型的临床症状，正规保守治疗3个月无效；出现大鱼际肌萎缩，对掌功能受限，穿刺局部皮肤无感染，无凝血机制障碍。

（二）操作步骤

明确适应证后，患者采取坐位或者仰卧位，患手置于软枕上，掌心朝上，腕关节尽量背伸。定点距离腕横韧带近端2~3cm处，方向指向第3、4指缝之间（图10-11-5）。一般选用10MHz超声探头，穿刺区域常规消毒，探头涂抹耦合剂后装入无菌手套碘伏消毒或使用无菌耦合剂。将探头置于患者皮肤表面，首先仔细观察腕管内部结构，确定腕横韧带的部位，用一次性5mL注射器抽吸2%利多卡因2mL，从腕管近端穿刺，沿正中神经表面纵轴方向，调整穿刺针与探头角度，确定针尖在腕管内，没有穿刺到神经，明确后推注药物进行麻醉，应用Ⅰ型2号针刀沿穿刺点和路线进行穿刺（图10-11-6），超声直视下切割腕横韧带，观察切开彻底后，观察神经松解情况，可观察到神经压迫解除（图10-11-7），治疗结束，创可贴局部覆盖。

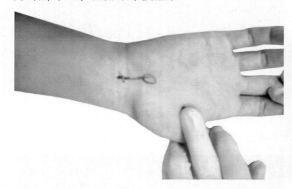

图10-11-5　体位与穿刺点和路线

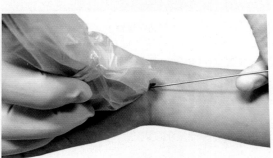

图10-11-6　操作图

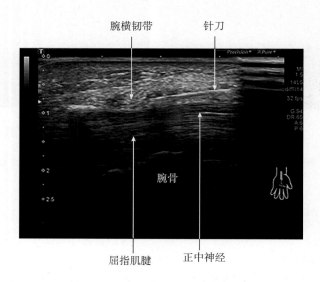

腕横韧带　　针刀

腕骨

屈指肌腱　　正中神经

图10-11-7　超声引导下针刀松解腕横韧带

六、治疗效果

一般患者治疗后拇指、示指、中指和环指一半麻木、刺痛或呈烧灼样痛减弱或消失， Tinel征和Phalen试验阴性。超声显示正中神经卡压松解，无压迫（图10-11-8）。

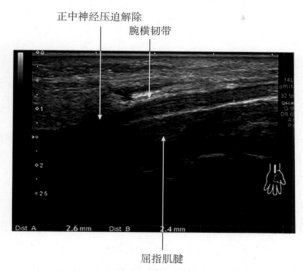

正中神经压迫解除
腕横韧带

屈指肌腱

图10-11-8 腕横韧带松解后正中神经卡压解除

七、注意问题

1.严格掌握疾病时机，一般经过保守治疗无效方可手术针刀松解，早期可做腕管内注射。

2.腕管内麻醉时在超声引导下进行，尽量将药物注射到神经与腕横韧带之间，将正中神经与韧带分离，以便于松解，避免损伤神经。

3.手术时腕关节尽量背伸，以便于进刀操作。

4.穿刺时要实时动态扫查，确定针刀在腕横韧带上，避免损伤神经。

5.手术后根据神经症状加用神经营养药物。

第十二节 针刀松解治疗肘管综合征

尺神经在肱骨内上髁后方及尺骨鹰嘴间（尺神经沟）的一段接近浅表，易因骨折、脱位或者其他原因导致尺神经沟狭窄，产生尺神经麻痹的典型症状。其保守治疗无效时可行手术，但手术创伤大，且术后易出现新的卡压，因此选择合理的适应证，应用超声引导下针刀松解有很好的临床效果。

一、局部解剖

肱骨内上髁与尺骨鹰嘴之间形成一个弧形的骨沟，有尺侧腕屈肌肱骨头和两个骨突之间的纤维性筋膜覆盖其表面，组成肘管。尺神经从肘管内通过（图10-12-1）。

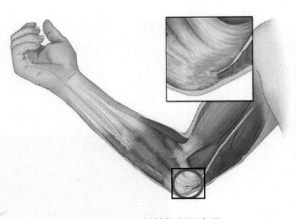

图10-12-1　肘管解剖示意图

二、病因和病理

肘关节骨折肘外翻畸形愈合，局部炎症、肘管内肿物压迫以及尺神经脱位等因素导致尺神经沟狭窄，尺神经受压、缺血、水肿而出现临床症状。

三、临床表现

爪形指畸形，因手部小肌肉萎缩而手掌凹陷，掌指关节过伸，指间关节屈曲。因示指、中指的蚓状肌受正中神经支配，故手指屈曲畸形以环指、小指为著，拇指常处于外展状态，手指分开、合并动作受限，小指动作丧失（图10-12-2）。感觉丧失区主要在手背尺侧、小鱼际、小指和环指的尺侧一半（图10-12-3）。小指夹持动作丧失，腕和手指屈曲力弱，拇指不能内收及对掌，屈腕时手偏向桡侧，肌电图和神经传导速度有异常。

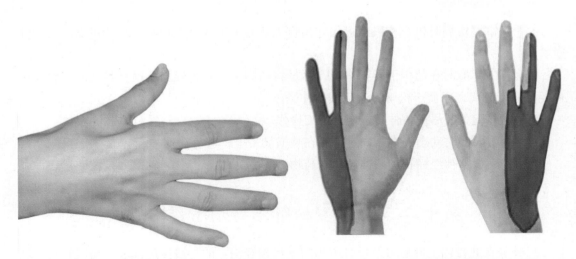

图10-12-2　尺神经卡压导致手部内在肌萎缩　　　　图10-12-3　肘管综合征感觉丧失区域

四、超声影像学表现

正常情况下，短轴超声图像显示尺神经位于肘尺管内，回声均匀，无压迫；长轴超声图像显示尺神经在肘管内走行顺畅，尺神经均匀，无局部增粗或者变细（图10-12-4A、B）。肘管综合征超声图像可见尺神经受压变形，病变近端水肿增粗，回声不均匀，束状结构不清晰，在髁上尺神经截面积超过0.075cm²或者横断面上直径的最短直径大于0.19cm，可作为诊断肘管综合征的参考值（图10-12-5）。

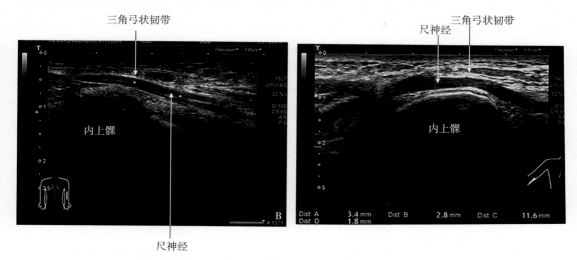

图10-12-4A　正常肘管内尺神经短轴超声图像　　　图10-12-4B　正常肘管内尺神经长轴超声图像

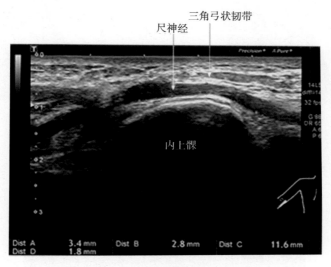

图10-12-5　尺神经受压

五、针刀治疗方法

（一）适应证

有典型的临床症状，正规保守治疗3个月无效；出现小鱼际肌萎缩，内在肌功能受限，穿刺局部皮肤无感染，无凝血机制障碍。

（二）操作步骤

明确适应证后，患者采取俯卧位，患侧上肢背伸置于床上，掌心朝上，肘关节伸直（图10-12-6）。一般选用10MHz超声探头，穿刺区域常规消毒，探头涂抹耦合剂后装入无菌手套碘伏消毒或使用无菌耦合剂。将探头置于患者皮肤表面，定点距离肘管近端或者远端2~3cm处，方向与肘管一致（图10-12-7）。用一次性5mL注射器抽吸2%利多卡因2mL，从近端穿刺，沿尺神经表面纵轴方向，调整穿刺针与探头角度，确定针尖在肘管内，没有穿刺到神经，明确后推注药物进行麻醉，应用Ⅰ型2号针刀超声直视下切割肘管支持韧带，观察切开彻底后，观察神经的松解情况，可观察到神经压迫解除（图10-12-8），治疗结束，创可贴局部覆盖。

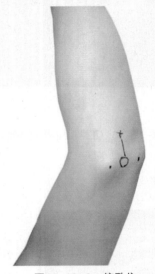
图10-12-6　俯卧位

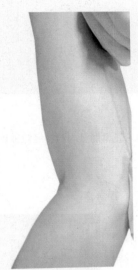
图10-12-7　操作图

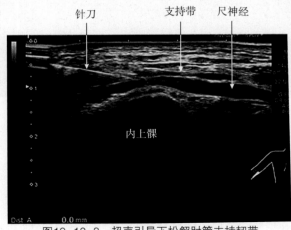
图10-12-8　超声引导下松解肘管支持韧带

六、治疗效果

一般患者治疗后小指和环指的尺侧一半麻木、刺痛或呈烧灼样痛减弱或消失。超声显示尺神经卡压松解，无压迫（图10-12-9）。

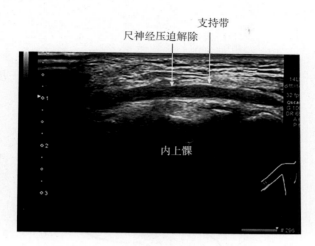

图10-12-9　尺神经卡压松解且形态恢复

七、注意问题

1.严格掌握疾病时机，一般经过保守治疗无效方可手术针刀松解，早期可做肘管内注射。

2.肘管内麻醉时在超声引导下进行，尽量将药物注射到神经与肘管支持韧带之间，将尺神经与韧带分离，以便于松解，避免损伤神经。

3.手术时肘关节伸直，以便于进刀操作。

4.穿刺时要实时动态扫查，确定针刀在肘管支持韧带上，避免损伤神经。

5.手术后根据神经症状加用神经营养药物。

第十三节　针刀囊内切割治疗手部腱鞘囊肿

手腕部腱鞘囊肿（图10-13-1）多发生于腕背侧，少数在掌侧。其最好发的部位是指总伸肌腱桡侧的腕关节背侧关节囊处，其次是桡侧腕屈肌腱和拇长展肌腱之间。少数腱鞘囊肿可发生在掌指关节以远的手指屈肌腱鞘上，米粒大小，硬如软骨。

一、病因和病理

目前多数人认为，是关节囊、韧带、腱鞘上的结缔组织因局部营养不良，发生退行性变而形成囊肿。部分病例与外伤有关。腱鞘囊肿的囊壁为致密的纤维结缔组织，囊壁内无衬里细胞，囊内为无色透明胶冻黏液，囊腔多为单房，也有多房者。囊肿与关节囊或腱鞘密切关联，有人认为囊腔与关节腔或腱鞘滑膜腔相通，有人则认为它们只是根部相连，并不相通。

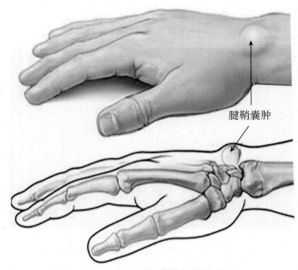

图10-13-1　手腕部腱鞘囊肿示意图

二、临床表现

腱鞘囊肿可发生于任何年龄，多见于青年和中年，女性多于男性。囊肿生长缓慢，呈圆形，直径一般不超过2cm。少数可自行消退，也可再长出。部分病例除局部肿物外，无自觉不适，有时有轻度压痛。多数病例有局部酸胀或不适，影响活动。查体可摸到一外形光滑、边界清楚的圆形包块，表面皮肤可推动，无粘连。囊肿多数张力较大，肿块坚韧，少数柔软，但都有囊性感。囊肿的根基固定，几乎没有活动。

三、超声影像学表现

手掌部囊肿表现为囊壁光滑的无回声肿物，内部多无分隔，回声清亮，后方回声增强明显（图10-13-2）；内踝部复发性囊肿表现为内壁回声增多，可见分隔，也可以有实物回声表现（图10-13-3）。

四、针刀治疗方法

（一）适应证

手及腕部的囊肿，局部不适，无表面皮肤破损和全身凝血性疾病，能够耐受手术者。

（二）操作步骤

以腕部背侧为例（图10-13-4）。患者坐位，患手置于治疗床，掌心朝下，腕关节背伸，腕部可置一软垫，尽可能背伸（图10-13-5）。一般选用7~10MHz超声探头，穿刺区域常规消毒，探头涂抹耦合剂后装入无菌手套碘伏消毒。将探头置于患者皮肤表面（图10-13-6），超声显示囊肿，寻找避开血管、神经的安全区域，根据习惯进刀路线，可从近端到远端，也可以从远端到近端，根据囊肿大小，用一次性5mL注射器抽吸2%利多卡因3~5mL，超声引导下经皮分层麻醉，囊内也要注射适量麻药，应用Ⅰ型2号针刀，超声引导下在囊肿内对内壁由内向外从不同的方向、角度进行反复切割（图10-13-7），直至囊肿消失，胶冻样液体自然流到组织内，结束治疗，无菌辅料覆盖，弹力绷带加压包扎，术毕。

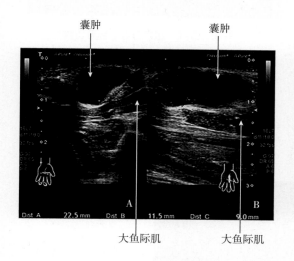

图10-13-2　手掌部囊肿短轴及长轴超声图像

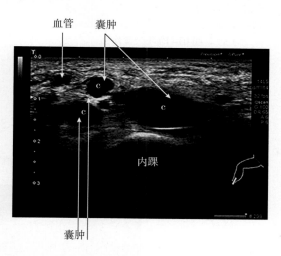

图10-13-3　内踝部位复发性囊肿超声图像

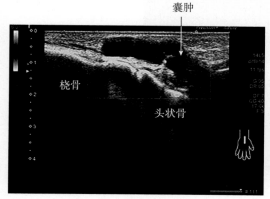

图10-13-4　腕背腱鞘囊肿

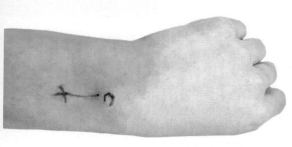

图10-13-5　坐位及穿刺路线

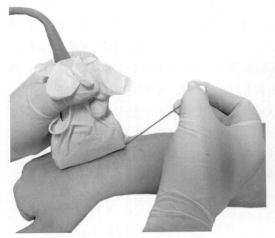

图10-13-6　操作图

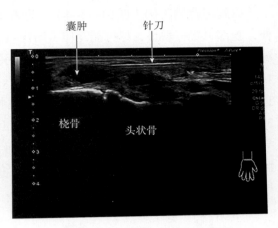

图10-13-7　超声引导下针刀切割

五、治疗效果

肿物消失，超声显示无囊肿（图10-13-8）。

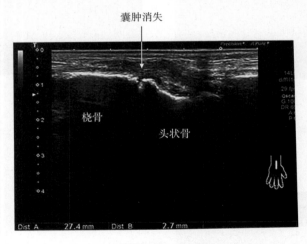

图10-13-8　治疗后超声显示囊肿消失

六、注意问题

1.针刀在囊内由内向外进行切割，确保内壁充分破坏。胶冻液体不需要特殊处理，自然流注至软组织内吸收。

2.治疗后弹力绷带加压包扎，使得囊壁充分粘连闭塞，以减少复发。

第十四节　针刀囊内切割治疗半月板囊肿

半月板囊肿发病主要为年轻人，以运动员较多见，多数发生在外侧半月板。其形成多数与外伤有关，保守治疗效果不佳，一般多行手术切除，针刀治疗有一定疗效。

一、病因和病理

半月板囊肿多见于膝外侧，常见于外侧半月板软骨外周，成因尚存争议，但往往与膝关节外伤有关（图10-14-1）。半月板的磨损，引起水平方向的撕裂，在该处集聚滑液，形成囊肿，并向关节外突出。囊肿大小不一，可呈多房性。较大的囊肿有纤维壁，可有扁平细胞衬里，囊内含有腱鞘囊肿样黏稠物质。

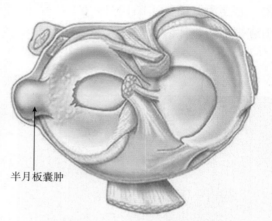

半月板囊肿

图10-14-1　半月板囊肿解剖示意图

二、临床表现

半月板囊肿主要表现膝外侧疼痛性肿物。肿物一般较小，在膝关节外侧间隙可以触及，张力大，有波动感，伸膝时肿物明显，屈膝时肿物消失，患膝活动时加重，休息后好转。

三、超声影像学表现

正常外侧半月板位于膝关节外侧胫骨与股骨之间，呈三角形外观，回声低，外侧紧邻外侧副韧带，半月板与胫骨股骨的外缘相平行或超出3mm以内（图10-14-2）。当发生半月板囊肿时，超声显示半月板周边无回声或者有低回声囊肿性肿物，陈旧性囊肿可以类似实性肿物，有时可见半月板周边撕裂（图10-14-3）。

四、针刀治疗方法

（一）适应证

明确半月板囊肿诊断，有临床症状，需要手术者，穿刺局部皮肤无感染，无凝血机制障碍。

（二）操作步骤

患者仰卧位，患膝屈曲30°位（图10-14-4）。一般选用10MHz超声探头，穿刺区域常规消毒，探头涂抹耦合剂后装入无菌手套碘伏消毒或使用无菌耦合剂。将探头置于患者皮肤表面，找到囊肿，一般进刀点在远端（图10-14-5）。用一次性5mL注射器抽吸2%利多卡因3mL自进刀点至囊肿进行分层注射麻醉，囊内也要注射适量麻药，根据囊肿大小选用Ⅰ型2号针刀，超声直视下在囊肿内对内壁由内向外从不同的方向、角度进行反复切割，直至囊肿消失（图10-14-6），液体自然流到组织内，结束治疗，无菌辅料覆盖，弹力绷带加压包扎，术毕。

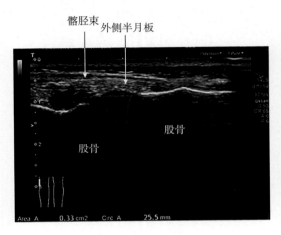

图10-14-2　正常外侧半月板超声图像

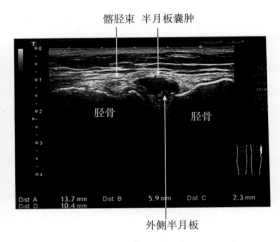

图10-14-3　外侧半月板周边囊肿性肿物

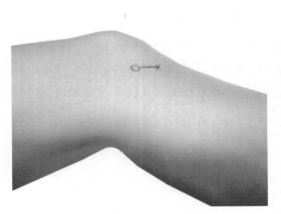

图10-14-4　仰卧位，患膝屈曲30°位

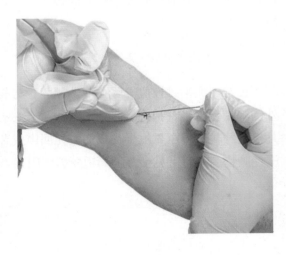

图10-14-5　操作图

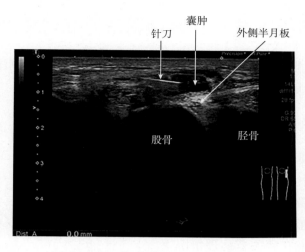

图10-14-6　超声引导下切割半月板囊肿

五、治疗效果

肿物消失，超声显示无囊肿（图10-14-7）。

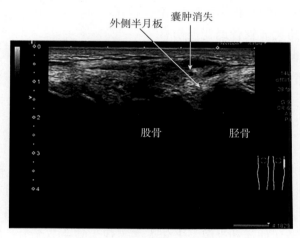

图10-14-7　超声显示囊肿消失

六、注意问题

1.针刀在囊内由内向外进行切割，确保内壁被充分破坏。液体不需要特殊处理，自然流注至软组织内吸收。

2.因为半月板囊肿多合并半月板撕裂，复发概率相对较高，所以治疗前要和患者沟通说明，如果复发建议手术切除。

3.治疗后用弹力绷带加压包扎，使囊壁充分粘连闭塞，以减少复发。

第十五节　针刀切割治疗腘窝囊肿

腘窝囊肿是腓肠肌内侧头的滑膜囊肿。腘窝囊肿一般抽吸、穿刺注射药物疗效差；手术创伤大，有一定的复发率；针刀切割治疗则有满意疗效。

一、病因和病理

腘窝囊肿是滑囊本身的疾病，但有一部分患者是并发于慢性膝关节病变，常因慢性损伤（重复、轻微的，或单次、强烈的肌肉收缩）、低毒感染（炎症积液膨胀，内深部向后膨出）或在膝关节病理情况下（30%~45%与此有关），囊内液体经关节与滑囊间的孔道溢出，一般在半膜肌与腓肠肌内侧头之间（图10-15-1），如骨性关节炎、类风湿关节炎及半月板损伤等。Rupp等对腘窝囊肿与关节内相关疾病进行了研究，发现70%的腘窝囊肿与内侧半月板损伤有关，85%的腘窝囊肿与关节软骨退变损伤有关。Handy进行流行病学调查发现，35~70岁的膝关节疾病患者，合并腘窝囊肿者占5%~32%。

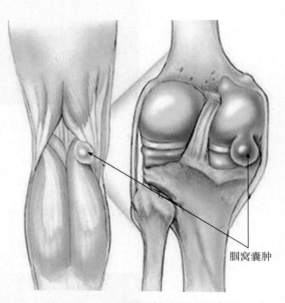

腘窝囊肿

图10-15-1　腘窝囊肿解剖关系示意图

二、临床表现

临床上多见于中年以上发病，男性多于女性，导致机械性伸膝和屈膝受限，疼痛较轻，紧张膨胀感明显。初期症状不明显，仅于膝后稍感不适，行走时有胀感。晚期可伴有关节退行性变、积液，股四头肌萎缩，胫神经或腓神经的放射性疼痛觉症状不多。囊肿长大到一定程度则膝关节屈伸活动受限。老年人多表现为膝关节无力、软弱，关节后部疼痛等。囊肿较大时可妨碍膝关节的伸屈活动，甚至可影响腘窝的静脉回流，出现局部或膝关节以下部位水肿。查体：膝关节后方肿块，大小不等，多位于腘窝内侧，呈圆形或椭圆形，囊性、有张力、光滑，囊肿边界触不清，有压痛，膝关节伸直时肿块增大凸起明显，张力增加，半屈时肿块可上下、左右推移，有饱满波动感（图10-15-2）。超声检查可以明确诊断。

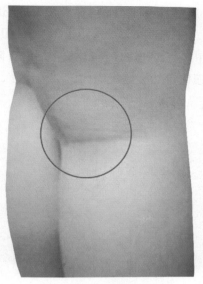

图10-15-2　腘窝囊肿外形

三、超声影像学表现

在腘窝部位超声可见无回声囊肿，形状不规则，一般为圆形或者椭圆形，其发出部位在腓肠肌内侧头与半膜肌之间（图10-15-3）。如果囊肿破裂，可见液体流注至腓肠肌与比目鱼肌之间。较大囊肿可以压迫静脉，引起静脉血栓，因此超声检查时要注意检查小腿的深静脉。

半膜肌　　　　　腘窝囊肿

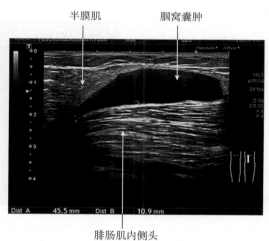

腓肠肌内侧头

图10-15-3　腘窝部囊肿

四、针刀治疗方法

（一）适应证

明确腘窝囊肿诊断，有临床症状，需要手术者，穿刺局部皮肤无感染，无凝血机制障碍。

（二）操作步骤

患者俯卧位，进刀点选在远端，方向顺腓肠肌内侧头与半膜肌之间斜向外上（图10-15-4）。一般选用10MHz超声探头，穿刺区域常规消毒，探头涂抹耦合剂后装入无菌手套碘伏消毒或使用无菌耦合剂。将探头置于患者皮肤表面，找到囊肿，观察囊肿周围组织，避开血管、神经，用一次性5mL注射器抽吸2%利多卡因3mL自进刀点至囊肿进行分层注射麻醉，囊内也要注射适量麻药，根据囊肿大小选用Ⅰ型2号针刀按照定点进行穿刺（图10-15-5），超声直视下进入囊肿内，对内壁由内向外从不同的方向、角度进行反复切割（图10-15-6），直至囊肿消失，液体自然流到组织内，结束治疗，无菌辅料覆盖，弹力绷带加压包扎，术毕。

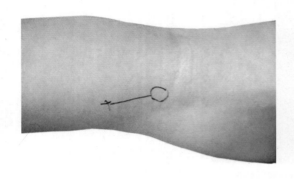

图10-15-4　俯卧位与穿刺点、穿刺路线

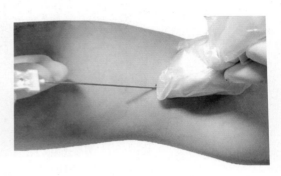

图10-15-5　操作图

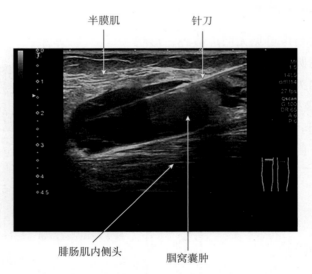

图10-15-6　超声引导下针刀切割治疗

五、治疗效果

肿物消失，超声显示无囊肿（图10-15-7）。

半膜肌　腘窝囊肿消失

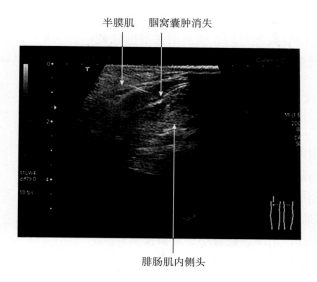

腓肠肌内侧头

图10-15-7　腘窝囊肿切割后，超声显示囊肿消失

六、注意问题

1.针刀在囊内由内向外进行切割，确保内壁被充分破坏。液体不需要特殊处理，自然流注至软组织内吸收。

2.因为腘窝囊肿与关节腔相同，复发概率相对较高，治疗前要和患者沟通说明。

3.治疗后用弹力绷带加压包扎，使囊壁充分粘连闭塞，以减少复发。

第十六节　针刀辅助固定治疗桡骨小头骨折

关节内骨折复位，一直是中西医常规治疗方法中棘手的问题。通常骨科都是采用金属内固定和骨片摘除法进行治疗，虽然骨折愈合，但手术治疗对关节周围的软组织必须进行切开，缝合后的瘢痕组织或骨质缺损大多数影响关节的功能，造成关节功能障碍。中医用正骨手法进行闭合性的复位，骨折片的背面大多朝向关节腔，手法的作用力很难左右骨折片的移动，更难做到解剖对位，而最终造成关节功能障碍，无法挽回。

采用超声可视化精准针刀治疗对关节内骨折进行复位，特别是微小骨折，可以观察到周围软组织情况；对骨折情况有了精确了解和定位之后，再将针刀刺入骨折片背面的中间或一侧的皮下，让骨折片按治疗目的移动；当骨折片基本解剖对位时，针刀维持复位位置，再用克氏针进行经皮固定，达到治疗目的。

桡骨小头骨折包括桡骨头和桡骨颈的骨折，成人和儿童均可发生。桡骨小头主管肘关节的旋转功能，如果复位不良，会导致肘关节旋转功能障碍。

一、局部解剖

桡骨头关节面与肱骨头相对应，组成肘关节的肱桡关节。桡骨颈还与尺骨相关节组成上尺桡关节（图10-16-1）。

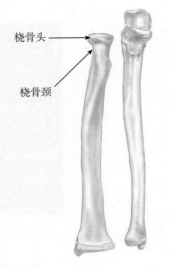

桡骨头 →

桡骨颈

二、病因和病理

桡骨头骨折多由间接暴力引起。跌倒时手掌着地，肘伸直，前臂处于旋前位，暴力沿桡骨干向上传导，引起肘部过度外翻，与肱骨头撞击，导致骨折，严重者可以合并肘关节脱位、韧带损伤等。

根据暴力大小和移位情况，桡骨小头骨折按照Mason分型法可分为4型（图10-16-2）。

图10-16-1　桡骨小头解剖示意图

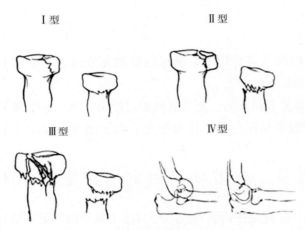

Ⅰ型　　Ⅱ型

Ⅲ型　　Ⅳ型

图10-16-2　桡骨小头骨折Mason分型

三、临床表现

肘关节外侧肿胀，疼痛，前臂旋转受限，旋后位尤为明显。查体：局部压痛，可及骨擦音，活动受限。X线检查或者CT扫描可明确诊断（图10-16-3A、B）。图10-16-3A肘关节正位X线片显示桡骨小头MasonⅡ骨折；图10-16-3B肘关节CT显示桡骨小头塌陷型超过2mm。

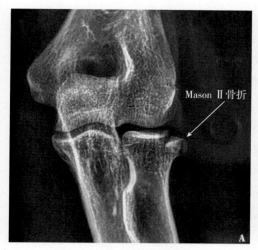

图10-16-3A　肘关节正位X线片

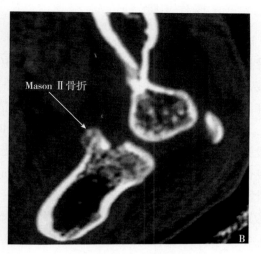

图10-16-3B　肘关节CT

四、超声影像学表现

超声显示桡骨小头骨折块，以及骨折块移位，周围有血肿形成（图10-16-4）。

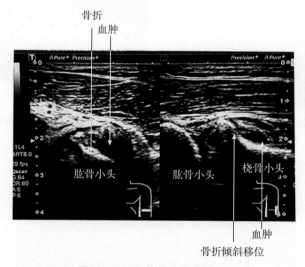

图10-16-4　桡骨小头骨折

五、针刀治疗方法

（一）适应证

选择塌陷、倾斜骨折类型，能够配合治疗者。粉碎性骨折，合并关节脱位的患者不适宜此法治疗。

（二）操作步骤

明确适应证后，患者卧位，上肢伸肘30°，前臂旋前位置于手术床。穿刺点选在距离骨折2~3cm处，穿刺线向近端骨折块（图10-16-5）。一般选用10MHz超声探头，穿刺区域常规消毒，探头涂抹耦合剂后装入无菌手套碘伏消毒。将探头置于患者皮肤表面，首先仔细观察桡骨头的骨折移位和周围软组织情况，用一次性5mL注射器抽吸2%利多卡因5mL，超声引导下经皮分层麻醉，骨折断端和关节囊麻醉药应充分，应用Ⅰ型2号针刀按照设计点进行穿刺（图10-16-6），超声直视下复位骨折块，观察复位满意后针刀固定维持复位（图10-16-7），经皮应用2枚直径1mm克氏针对骨折块进行固定，观察克氏针穿出桡骨头的长短（在软组织内扫查寻找），固定牢固后退出针刀，剪短多余的克氏针，将其折弯置于皮外，活动肘关节，超声观察骨折块的稳定情况，结束治疗，无菌辅料包扎，术毕。4~6周拔出克氏针，并开始功能练习。

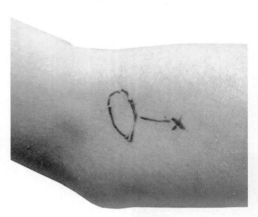

图10-16-5　卧位、穿刺点及路线

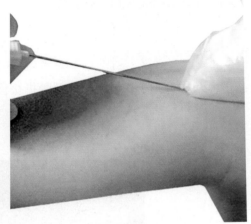

图10-16-6　操作图

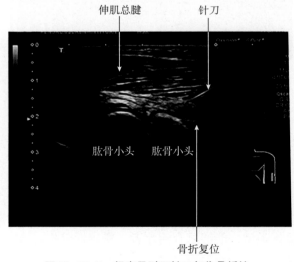

图10-16-7　超声导引下针刀复位骨折块

六、治疗效果

　　手术后即刻拍片可显示骨折解剖复位，克氏针固定满意（图10-16-8）；4～6周拔出克氏针，术区只留有2个微小针眼（图10-16-9）；复诊骨折愈合（图10-16-10），功能正常。

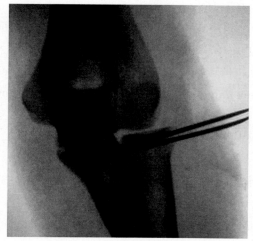

图10-16-8　术后X线检查显示骨折解剖复位

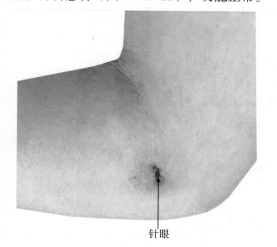

图10-16-9　术后的针眼

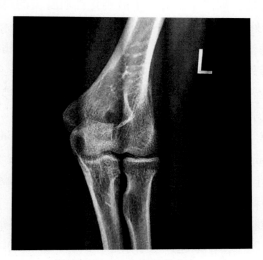

图10-16-10　复诊骨折愈合

七、注意问题

　　1.体位要自然舒适，以利于手术的进行。

　　2.局部麻醉要将关节囊内的骨折块周围进行浸润麻醉，确保手术无痛。

　　3.针刀复位时要在超声引导下进行，复位满意后针刀不动，由助手把持。

　　4.进行克氏针固定时要做交叉固定；打入克氏针时超声要观察克氏针是否穿出，并检测其穿出长度，确保不传入关节内。

参考文献

［1］俞风雷，李瑛，丁鹏东，等．彩色多普勒超声在四肢肌腱闭合性损伤诊断中的应用价值［J］．宁夏医学杂志，2015，37（2）:167–168.

［2］李雯，齐杰，刘艳杰，等．彩色多普勒超声在手屈指肌腱损伤急诊手术中的应用［J］．中国介入影像与治疗学，2010，7（2）：167–170.

［3］Yoo JC，Koh KH，ParkWH，etal. Theoutcome of ultrasound–guidedneedledecompression and steroid in jection in calcific tendinitis［J］. Joural of shoulder and elbow surgery，2010，19（4）：596–600

［4］胡麦果．超声引导下治疗肌腱炎的临床应用进展［J］.中国介入影像与治疗学，2013，10（3）：179–182.

［5］王萍．高频超声在断裂修复术后随访中的应用［J］．江苏医药，2013，39（23）：2901－2902.

［6］Mishra A，Pavelko T．Trestment of chronic elbow tendinosis with buffered platelet–rich plasma［J］.American Journal of sports Medicine，2006，34（11）：1774–1778.

［7］宓士军，马秀清，周广军，等．下肢钙化性肌腱炎的超声诊断和导引下捣碎抽吸治疗［J］．中国矫形外科杂志，2011，19（1）：74–76.

［8］宓士军，马秀清，周广军，等．钙化性冈上肌腱炎的超声诊断与导引下经皮抽吸封闭治疗［J］.中华手外科杂志，2010，26（1）：62–63.

［9］朱家安，蒋业清，胡一宙，等．超声引导下针刺治疗钙化性冈上肌腱炎的长期疗效观察［J］．上海医学影像，2008，17（4）：286–287.

［10］Hofstee D J，Gosens T，Bonnet M，etal.Calcifications in the cuff：Take it or leave it.［J］British Journal of sports Medicine，2007，41（10）：832–835.

［11］周广军，宓士军，马秀清，等．手指屈指肌腱狭窄性腱鞘炎的超声诊断与导引下治疗［J］．中华手外科杂志，2009，25：316–317.

［12］任新平，詹维伟，周萍，等．实时超声弹性成像及灰阶超声检查在甲状腺占位性病变诊断的对比研究［J］．中国超声医学杂志，2009，25（2）：128–132.

［13］柳俊，詹维伟，周明炀，等．实时虚拟超声引导下冈上肌腱超声弹性成像［J］.中国医学影像技术，2011，27（8）：1668–1671.

［14］蔡文佳，何文，金占强，等．新型实时剪切波弹性成像诊断甲状腺疾病［J］.中国医学影像技术，2016，32（5）：651–654.

［15］何文，金占强．超声新技术在浅表器官中的应用［J］.中国医学影像技术，2016，32（5）：643–645.

［16］朱汉章．小针刀疗法［M］．北京：中国中医药出版社，1992：84.

［17］杨克勤．脊椎疾患的临床与研究［M］．北京：北京出版社，1993：524.

［18］庞继光. 针刀医学临床规范治疗手册［M］. 北京：中国中医药出版社，1998：16.

［19］王金锐，刘吉斌. 肌肉骨骼系统超声影像学［M］. 北京：科学技术文献出版社，2007：121.

［20］王月香. 肌骨超声必读［M］. 北京：科学技术出版社，2017：258-259.

［21］朱汉章. 针刀医学［M］. 北京：中国中医药出版社，2005：505-508.

［22］庞继光. 针刀医学基础与临床［M］. 深圳：海天出版社，2006：271-274.